ENDOCRINOLOGIE

DIABÉTOLOGIE-NUTRITION

LES DOSSIERS DE l'iECN

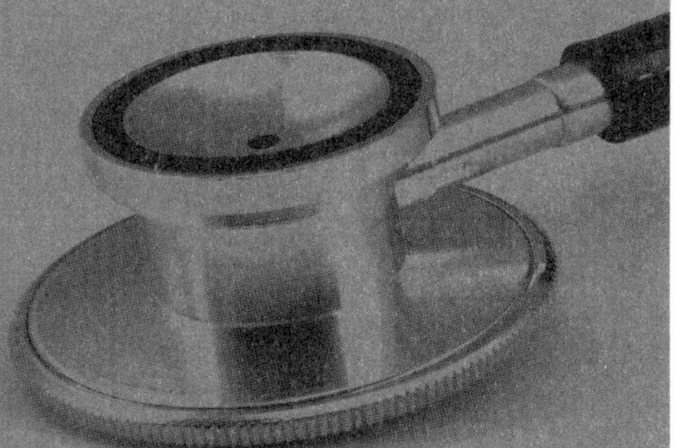

Collection dirigée par le Dr Joe-Elie Salem

ENDOCRINOLOGIE

DIABÉTOLOGIE - NUTRITION

- Dossiers format iECN (QRM, QRU)
- Tous les items du nouveau programme de la spécialité
- Commentaires et rappels de cours de spécialistes
- En accord avec les recommandations et conférences de consensus

Images en couleur à télécharger

Sophie Lamothe et Clotilde Saïe

Internes des hôpitaux de Paris en endocrinologie, diabétologie et maladies métaboliques

ellipses

ISBN 9782340-009431

32, rue Bargue 75740 Paris cedex 15

www.editions-ellipses.fr

Préface

Ces ouvrages ont été conçus pour aider les étudiants de DFGSM à préparer le nouvel iECN qui sera mis en application à partir de 2016. La majorité des cas cliniques traités dans ces ouvrages et les examens paracliniques s'y attachant, représentent des cas réels. Ces dossiers cliniques ont été rédigés par des spécialistes de la discipline, informés précisément des détails de la réforme de l'iECN et préparant le plus souvent des cas pour leur banque locale SIDES. Une attention particulière a été attribuée à l'iconographie.

Les questions sont indépendantes les unes des autres pour permettre à l'étudiant d'y répondre sans avoir à relire ce qui précède ou lire ce qui suit. Faites bien attention à faire les questions les unes après les autres en cachant la question suivante. Éventuellement, prenez quelques notes des données de l'énoncé initial, pour ne pas avoir besoin de revenir dessus. Afin de ne pas vous livrer le diagnostic d'emblée lors de la lecture de l'énoncé, les iconos sont dans un cahier séparé en désordre ou disponible en couleur sur le site d'Ellipses à partir de Flashcode. N'hésitez pas à la consulter au fil de l'eau, lorsque vous ferez vos cas !

La raison d'être de cet ouvrage a été d'offrir aux étudiants préparant l'iECN, le moyen de s'entraîner à l'aide de Questions à Réponse Unique (QRU), Questions à Réponses Multiples (QRM) et marginalement de Questions à Réponse Ouverte et Courte (QROC, un seul mot autorisé, modalité de question toujours discutée pour l'iECN) au traitement de dossiers cliniques de chaque spécialité.

Les réponses aux questions s'appuient sur des conférences de consensus récentes et les recommandations d'experts issues de la Haute Autorité de Santé et des sociétés savantes françaises et européennes de chaque spécialité.

Bon courage à vous tous !

Notice aux étudiants

Ce livre vous présente des cas cliniques d'endocrinologie et de diabétologie.

Sur le fond, nous nous sommes beaucoup appuyées sur le collège d'endocrinologie afin de ne pas sortir du programme.

Le diabète est très « tombable » et d'ailleurs souvent tombé... Nous avons mis l'accent sur les nouvelles recommandations.

Pour l'endocrinologie, le but était aussi de vous faire comprendre et retenir quelques messages clefs. L'avantage (ou l'inconvénient) de cette discipline est qu'on peut retrouver beaucoup de choses en réfléchissant notamment à qui sécrète quoi.

Sur la forme, nous avons essayé de coller aux nouvelles règles du concours. Donc, comme sur l'ordinateur, certaines réponses sont données juste après...

Alors, même s'il s'agit d'un livre, NE LISEZ PAS TOUT LE CAS.

Cachez les questions une à une et répondez-y progressivement.

Bon courage et ne vous en faites pas c'est mieux après !

Remerciements

À Margot et Clémence pour avoir été de si bonnes co-internes,
À Suzanne pour avoir rejoint notre groupe,
Et à Julie et Hortense, des chefs de cliniques au top !

Remerciements de Sophie
À papa et Mass
À Samuel
À Sabah

Remerciements de Clotilde
À mon grand-père, pour m'avoir transmis une grande partie de sa vision de la médecine,
À mes parents et à ma sœur, pour m'avoir si bien fait grandir loin d'elle,
À mes copines, Audrey, Caroline, Clémentine, Élisa, pour leur soutien indéfectible et inestimable pendant toutes ses années,
À ma famille élargie mais tellement présente et aimante (Tatie, Tonton, Sarah, Alou, Jacqueline, Maryse, Yaëlle et la petite famille),
À mes amis de fac, parce qu'ensemble c'était quand même mieux, et que ça va continuer.
Et à Jean-Loup en particulier, parce qu'il n'y aurait pas eu ce livre sinon,
À Jules,
MERCI !

Sommaire

Dossiers avec les items principaux

Dossier 1 — *Joyeux anniversaire !*

Énoncé

M. G, 60 ans, vient vous consulter car, à l'occasion de son anniversaire, il a décidé de se faire dépister pour le diabète. En effet, son père était diabétique et cela l'inquiète.

Il pèse 95 kg pour 1,80 m (BMI : 29,7). Il ne présente pas d'antécédent, ni de symptomatologie particulière. Il ne fume pas et consomme de l'alcool de façon modérée.

1 **Quel examen demandez-vous pour dépister ce diabète ?**

a. Glycémie veineuse à jeun
b. Glycémie capillaire à n'importe quel moment
c. Hb1ac
d. Anticorps anti-insuline
e. BU

2 **Pour quel(s) résultat(s) poserez-vous le diagnostic de diabète ?**

a. Une glycémie capillaire supérieure à jeun à 1,26 g/L
b. Deux glycémies artérielles supérieures à jeun à 1,32 g/L
c. Deux glycémies veineuses supérieures à jeun à 1,51 g/L
d. Une glycémie capillaire supérieure à jeun à 1,51 g/L
e. Deux glycémies veineuses supérieures à jeun à 1,26 g/L

3 **M. G revient en consultation avec une glycémie veineuse à 1,51 g/L et une à 1,37 g/L. Vous posez le diagnostic de diabète de type 2. Vous complétez votre bilan initial avec :**

a. Une épreuve d'effort
b. ECG
c. Bilan lipidique
d. Créatinémie
e. Microalbuminurie

4 **Quel est votre objectif d'Hb1ac chez ce patient ?**

a. Inférieur à 6 %
b. Inférieur à 6,5 %
c. Inférieur à 7 %
d. Inférieur à 7,5 %
e. Inférieur à 8 %

Le patient vous rapporte ces examens :
Créatinémie : 60 µmol/L, Hb1ac : 8,5 %, Microalbuminurie négative

ECG : rythme sinusal, régulier, pas de trouble de la conduction ou de la repolarisation

5 **Quel traitement débutez-vous ?**

a. Règles hygiéno-diététiques
b. Metformine
c. Sulfamide hypoglycémiant
d. Incrétines (type inhibiteur des dpp4)
e. Insuline bed time

6 **Vous débutez un traitement par règles hygiéno-diététiques. Quels conseils donnez-vous à M. G ?**

a. Manger 5 fruits par jour
b. Manger 5 fruits et légumes par jour
c. Pratiquer une heure de sport intensif tous les jours
d. Pratiquer 45 minutes d'activité physique 3 fois par semaine
e. Limiter les boissons sucrées

7 **Dans combien de temps souhaitez-vous revoir le patient ?**

a. 1 mois
b. 2 mois
c. 3 mois
d. 4 mois
e. 6 mois

8 **Il revient en consultation après 3 mois. Son Hb1ac est 7,5 %. Quel traitement médicamenteux débutez-vous ?**

a. Aucun
b. Metformine
c. Sulfamide hypoglycémiant
d. Incrétines (type inhibiteur des dpp4)
e. Insuline bed time

9 **Vous débutez la metformine. À quelle classe appartient ce traitement ?**

a. Insulinosécréteur
b. Insulinosensiblisateur
c. Glinides
d. Incrétines
e. Aucune de ces classes

10 **Citez les principales contre-indications de la metformine.**

a. Insuffisance cardiaque
b. Insuffisance respiratoire
c. Allergie aux sulfamides
d. Insuffisance hépatique
e. Insuffisance rénale

11 **Quel est l'effet secondaire le plus fréquent de la metformine ?**

a. Acidose lactique
b. Coma hyperosmolaire
c. Hypoglycémie
d. Troubles digestifs
e. Crampes

12 **Le patient revient vous voir 6 mois après. Son Hb1ac est de 8 %. Que lui proposez-vous ?**

a. Pas de modification
b. Insuline bed time
c. Glinides
d. Sulfamides hypoglycémiants
e. Insuline basal-bolus

13 **Quelles sont les contre-indications des sulfamides ?**

a. Insuffisance rénale
b. Insuffisance respiratoire
c. Insuffisance cardiaque
d. Insuffisance hépato-cellulaire
e. Allergie

14 **Quels sont les effets indésirables des sulfamides ?**

a. Hypoglycémies
b. Diarrhées
c. Interactions médicamenteuses
d. Acidose lactique
e. Prurit

15 **Quel est votre objectif d'Hb1ac actuellement chez M. G ?**

a. Inférieur à 6 %
b. Inférieur à 6,5 %
c. Inférieur à 7 %
d. Inférieur à 7,5 %
e. Inférieur à 8 %

■ Question 1 (5 points)

Réponse : A. Deux glycémies veineuses à jeun.

Commentaire Pour le moment, seul cet examen est recommandé pour le diagnostic de diabète (on ne réalise pas d'HGPO pour le dépistage).

■ Question 2 (10 points)

Réponse : E

Commentaire

Recommandation HAS : le diabète de type 2 est défini par :

- une glycémie supérieure à 1,26 g/l (7,0 mmol/l) après un jeûne de 8 heures et vérifiée à deux reprises ;
- ou la présence de symptômes de diabète (polyurie, polydipsie, amaigrissement) associée à une glycémie (sur plasma veineux) supérieure ou égale à 2 g/l (11,1 mmol/l) ;
- ou une glycémie (sur plasma veineux) supérieure ou égale à 2 g/l (11,1 mmol/l) 2 heures après une charge orale de 75 g de glucose (critères proposés par l'Organisation mondiale de la santé).

■ Question 3 (10 points)

Réponses : B, C, D, E

Réponse inadmissible : A

Commentaire Le bilan initial consiste à :

- dépister les facteurs de risque cardio-vasculaire associés : bilan lipidique, tabac, HTA, antécédents familiaux
- Dépister les complications
  - Microangiopathique : néphropathie (créatinurie, microalbuminurie), neuropathie (monofilament), rétinopathie (fond d'œil, rétinographe)
  - Macroangiopathique : signes cliniques et ECG

L'épreuve d'effort n'est pas recommandée en première intention, surtout chez un patient sans autre antécédent.

L'Hb1ac servira pour le suivi.

■ Question 4 (5 points)

Réponse : B

Commentaire Ce patient répond aux critères des dernières recommandations pour une Hb1ac à 6,5 % (et non à 7 % pour la plupart des autres situations) :

Recommandation HAS : Objectif à 6,5 % pour les patients diabétiques de type 2 :

- dont le diabète est nouvellement diagnostiqué ;
- ET dont l'espérance de vie est supérieure à 15 ans ;
- ET sans antécédent cardio-vasculaire

■ Question 5 (5 points)

Réponse : A

Question 6 (5 points)
Réponses : B, D, E

Commentaire Les fruits sont très sucrés et donc à limiter à 3 par jour. Et limiter aussi les apports de sucres autres : alcool (bière et cidres), jus de fruit, pâtisserie.

Question 7 (5 points)
Réponse : C

Commentaire Il s'agit du même temps pour permettre une modification de l'hémoglobine glyquée (en effet il s'agit du temps de renouvellement des hématies).

Question 8 (10 points)
Réponse : B

Question 9 (5 points)
Réponse : B

Commentaire La metformine sensibilise les cellules à l'insuline. Elle ne peut donc PAS donner d'hypoglycémies.

Question 10 (10 points)
Réponses : A, B, D, E
Insuffisance rénale
Insuffisance hépato-cellulaire
Insuffisance cardiaque
Insuffisance respiratoire

Commentaire La complication grave de la metformine est l'acidose lactique.
L'acidose lactique est due à une accumulation de lactates. Il faut donc éviter les situations ou les lactates s'accumulent :

- Excès de production : insuffisance cardiaque et insuffisance respiratoire
- Défaut d'élimination : insuffisance rénale et insuffisance hépato-cellulaire

Question 11 (5 points)
Réponse : D

Commentaire L'acidose lactique est très rare. Les troubles digestifs sont beaucoup plus fréquents : gaz ou diarrhées. Ils peuvent être diminués en prenant la metformine durant les repas.
Et encore une fois : La metformine ne donne JAMAIS d'hypoglycémies.

Question 12 (5 points)
Réponse : D

Commentaire Les recommandations de l'HAS privilégient les sulfamides en 2e intention en l'absence de contre-indication. Exemple : glimépiride (Amarel ©) ou gliclazide (Diamicron©).

Question 13 (10 points)
Réponses : A, D, E

Commentaire Le risque des sulfamides est l'hypoglycémie. Il faut éviter les situations où le médicament s'accumule, type insuffisance rénale ou hépatique.

■ **Question 14** (5 points)
Réponses : A, C

Commentaire Les sulfamides sont des insulinosécréteurs : ils font sécréter de l'insuline même en absence d'hyperglycémies. Ils sont donc pourvoyeurs d'hypoglycémies.

■ **Question 15** (5 points)
Réponse : C

ITEMS TRAITÉS

N° 4. Évaluation des examens complémentaires dans la démarche médicale : prescriptions utiles et inutiles
N° 129. Facteurs de risque cardio-vasculaire et prévention
N° 171. Recherche d'un terrain à risque et adaptation thérapeutique. Interactions médicamenteuses
N° 206. Hypoglycémie
N° 233. Diabète sucré de type 1 et 2 de l'enfant et de l'adulte. Complications

RECOMMANDATIONS ET CONFÉRENCES DE CONSENSUS

HAS : Stratégie médicamenteuse du contrôle glycémique du diabète de type 2, janvier 2013.
http://www.has-sante.fr/portail/jcms/c_1022476/strategie-medicamenteuse-du-controle-glycemique-du-diabete-de-type-2
HAS : ACTES ET PRESTATIONS, AFFECTION DE LONGUE DURÉE, Diabète de type 1 et diabète de type 2, 2006, actualisation mars 2014
http://www.has-sante.fr/portail/jcms/c_419389/fr/ald-n8-diabete-de-type-2
HAS : Guide parcours de soins Diabète de type 2 de l'adulte - Guide maladie chronique - Avril 2014

ANNALES

1995 - concours nord - QCM1
1995 - concours nord - QCM2
1995 - concours sud - QCM1
1996- concours nord - QCM1
1996 - concours nord - CCQM
1996 - concours sud - QCM2
1996 - concours sud - CCQM
1997 - concours sud - CCQM
1998 - concours nord - QCM 1
1998 - concours sud - QCM 2
1999 - concours nord - QCM2
1999 - concours sud - QCM2
1999 - concours sud - dossier
2000 - concours nord - QCM1
2000 - concours sud - QCM1
2001 - concours nord - QCM1
2001 - concours sud - QCM1
2001 - concours sud - dossier
2002 - concours nord - QCM1
2003 - concours nord - QCM1
2003 - concours sud - QCM2
2003 - concours sud - dossier
2004 - dossier 2
2006 - dossier 4
2007- dossier 1
2013 - dossier 2

Dossier 2

Crazy eyes

Énoncé

Vous voyez en consultation pour la 1re fois Mme S, 29 ans, qui est adressée par son médecin traitant pour anomalie du bilan thyroïdien.

TSH = < 0,01 mUI/l (N : 0,2 – 4), T4 = 50 pmol/l (N = 11-25), Hb = 11 g/dl, GB = 10 200/mm³, plaquettes = 235 000/mm³.

1 **Quel est votre diagnostic ?**

a. Hyperthyroïdie centrale
b. Hyperthyroïdie périphérique
c. Hypothyroïdie centrale
d. Hypothyroïdie périphérique
e. Bilan thyroïdien normal

2 **Quelles peuvent être les différentes étiologies ?**

a. Maladie de Basedow
b. Thyroïdite de De Quervain
c. Adénome thyroïdien toxique
d. Surcharge en iode
e. Adénome thyréotrope

Vous interrogez la patiente qui se plaint d'une insomnie, de palpitations et d'une perte de 4 kg depuis 3 semaines.
L'examen clinique retrouve une fréquence cardiaque à 110/min, une pression artérielle à 125/75 mmHg, des tremblements des extrémités, une absence de goitre et une absence d'exophtalmie.
Vous décidez de la revoir dans 48 h avec un bilan biologique plus complet.

3 **A. Que prescrivez-vous ?**

a. Anticorps anti-thyroperoxydase
b. Anticorps anti-récepteurs de la TSH
c. Anticorps anti-thyroglobuline
d. CRP
e. Contrôle TSH

B. Vers quelle étiologie vous orienterez une CRP élevée ?

a. Maladie de Basedow
b. Thyroïdite de De Quervain
c. Adénome thyroïdien toxique
d. Surcharge en iode
e. Adénome thyréotrope

4 **La patiente se dit très gênée par ses symptômes et souhaiterait être soulagée d'ici votre prochaine consultation.**

a. Somnifères
b. Bêta-bloquant cardio-sélectif
c. Bêta-bloquant non cardio-sélectif
d. L-thyroxine (Lévothyrox®)
e. Cortancyl à faible dose

La patiente revient vous voir 48 h après avec ce bilan :
Hb = 11,3 g/dl, GB = 10 000/mm³, CRP = 3, Anticorps antirécepteur de la TSH (TRAK) = 60 UI/l (N < à 15 UI/l), bêta HCG négatifs.
Vous posez le diagnostic de maladie de Basedow. Les tremblements ont légèrement diminué mais elle se plaint toujours de palpitations et l'examen clinique retrouve une exophtalmie. Vous demandez un avis ophtalmologique. À l'examen ophtalmique la paupière supérieure gauche suit mal et avec retard le mouvement du globe vers le bas et l'examen à la lampe à fente retrouve un œdème de la conjonctive bilatéral.

5 **A. Comment s'appelle le 1er signe retrouvé par l'ophtalmologue ?**

a. Nystagmus
b. Diplopie
c. Trouble de l'abduction
d. Asynergie occulo-palpébrale
e. Ptosis

B. Comment appelle-t-on un œdème de la conjonctive ? (1 mot)

....

6 **Devant la persistance des palpitations vous réalisez un ECG. Quel est votre diagnostic ?**

Voir photo dossier, page XIV

a. BAV 2 Mobitz 1
b. BAV 2 Mobitz 2
c. BAV 3
d. Flutter atrial
e. Fibrillation auriculaire

Vous décidez de traiter la patiente par anti-thyroïdien de synthèse, vous augmentez le Bêta-bloquant et vous lui prescrivez un collyre lubrifiant pour les yeux.

Vous l'informez du risque d'agranulocytose secondaire au Néomercazole®.

7 **Quelle est la définition d'une agranulocytose médicamenteuse ?**

a. Leucocytes < 4 000/mm^3
b. Leucocytes < 1 500/mm^3
c. Leucocytes < 500/mm^3
d. Neutrophiles < 1 500/mm^3
e. Neutrophiles < 500/mm^3

Vous suivez la patiente en consultation, au bout de 2 semaines, elle est asymptomatique. Après 18 mois de traitement, vous arrêtez le Néomercazole® et la patiente est perdue de vue. Vous la revoyez 2 ans après pour une rechute clinico-biologique. Elle vous explique qu'elle a un projet de grossesse à moyen terme.

8 **A. Que pouvez-vous lui proposer avant d'arrêter sa contraception ?**

a. Thyroïdectomie en euthyroïdie
b. Traitement radio actif par iode 123 en euthyroïdie
c. Traitement radio actif par iode 131 en euthyroïdie
d. Traitement par Néomercazole® à demi-dose
e. Traitement par Bêta-bloquant non cardio-selectifs seuls

B. sur quels arguments la chirurgie est-elle préférée ?

a. Patient jeune
b. Patient fumeur
c. Goitre volumineux
d. Goitre de petite taille
e. Présence de nodules

Elle choisit le traitement par thyroïdectomie après obtention d'une euthyroïdie. La patiente est opérée sans complications per opératoire. Le lendemain, vous récupérez son bilan :
Hb = 12,5 g/dl, GB = 11 500/mm^3, plaquette = 250 300/mm^3, CRP = 5 mg/l, sodium = 142 mmol/l, Potassium = 3,6 mmol/l, Chlorure = 100 mmol/l, Protéines = 74 g/l, trou anionique = 14 mmol/l, Calcium = 1,20 mmol/l, Urée = 8 mmol/l, Créatinine = 78 µmol/l, Albumine = 36 g/l, Phosphates = 1,23 mmol/l.

9 **A. Quel est votre diagnostic biologique sur ces seuls résultats, en dehors du contexte de la patiente ? (1 mot)**

....

B. Quelle est l'étiologie de cette anomalie biologique ?

a. Carence en vitamine D
b. Mutation du récepteur de la PTH
c. Mutation du récepteur du calcium
d. Hypoparathyroïdie post-chirugicale
e. Hypocalcémie hypercalciurique auto-immune

10 **Hb = 12,5 g/dl, GB = 11 500/mm³, plaquette = 250 300/mm³, CRP = 5 mg/l, sodium = 142 mmol/l, Potassium = 3,6 mmol/l, Chlorure = 100 mmol/l, Protéines = 74 g/l, trou anionique = 14 mmol/l, Calcium = 1,20 mmol/l, Urée = 8 mmol/l, Créatinine = 78 µmol/l, Albumine = 36 g/l, Phosphates = 1,23 mmol/l.**

Quelle est sa calcémie corrigée ?

a. 1 mmol/l
b. 1,1 mmol/l
c. 1,2 mmol/l
d. 1,3 mmol/l
e. 1,4 mmol/l

11 **Quel examen réalisez-vous en urgence ?**

a. PTH
b. Calcémie de contrôle
c. TSH
d. T4
e. ECG

Vous réalisez un ECG en urgence.

12 **Quel(s) signe(s) pouvez-vous retrouver sur l'ECG ?**

a. Sus-décalage du ST
b. Sous-décalage du ST
c. Allongement du QT
d. Raccourcissement du QT
e. Tachycardie

L'ECG est normal et vous corrigez l'hypocalcémie.
Finalement la patiente est sortante 5 jours après.

13 **Quel(s) traitement(s) figure(nt) sur son ordonnance de sortie ?**

a. L-Thyroxine (Levothyrox®)
b. Anti thyroïdien de synthèse (Néomercazole®)
c. Biphosphonates
d. Calcium
e. Phosphore

Question 1 (10 points)

Réponse : B

Commentaire (TSH centrale effondrée par la synthèse périphérique de T4 et T3).

Question 2 (10 points)

Réponses exactes : A, B, C, D

Réponse indispensable : A

Commentaire L'adénome thyroïdien non toxique ne sécrète pas d'hormone, le bilan est thyroïdien est normal.

La carence en iode entraîne une hypothyroïdie.

L'adénome thyréotrope est un adénome hypophysaire sécrétant de la TSH. Le bilan retrouve donc une élévation de la T4 et une TSH non freinée.

Question 3

A. Réponses exactes : B, D (5 points)

Réponse indispensable : B

Commentaire Les bêtas HCG sont demandés car le Néomercazole® est contre-indiqué en cas de grossesse

Les Ac anti-TPO et Thyroglobuline sont retrouvés dans les hypothyroïdies auto immunes. Ils peuvent être positifs dans les rares cas d'« Hashimotoxicose » qui correspond à la phase précoce de la thyroïdite de Hashimoto avec TRAK augmentés et Ac anti-TPO et Tg très augmentés qui évolue ensuite vers une hypothyroïdie définitive. Mais étant donné la rareté de ce diagnostic, ils ne doivent être demandés qu'en cas d'apparition d'une hypothyroïdie secondaire inexpliquée et non en 1re intention.

Il n'y a pas d'indication à contrôler le bilan thyroïdien les faux positifs sont très rares et la patiente présente les symptômes de thyrotoxicose.

B. Réponse : B (5 points)

Commentaire Il s'agit d'une destruction inflammatoire d'origine virale des thyréocytes qui s'accompagne d'un syndrome pseudo-grippal, parfois un goitre douloureux et d'un syndrome inflammatoire.

Question 4 (5 points)

Réponses exactes : A, C

Commentaire Les bêtabloquants, avec respect des contre-indications habituelles : ils agissent rapidement et permettent d'attendre l'effet des traitements spécifiques ; le propranolol (Avlocardyl®) est souvent choisi car il est non cardiosélectif (il réduit la tachycardie mais aussi les tremblements) et inhibe modérément la conversion de T4 en T3.

Question 5 - QROC

A. d (5 points)

B. Chemosis (5 points)

Question 6 (5 points)
Réponse exacte : D

Commentaire Flutter 4 :1

Question 7 (5 points)
Réponse exacte : E

Question 8

A. Réponse exacte : A, C (5 points)

Commentaire L'iode 123 est utilisé à but diagnostic et non thérapeutique
Réponse inacceptable : D

Commentaire Le Néomercazole® est contre-indiqué en cas de grossesse

B. Réponses exactes : B- C-E (5 points)

Question 9 - QROC

A. hypocalcémie (5 points)

B. D (5 points)

Commentaire L'atteinte de parathyroïdes situées en arrière de la thyroïde est une des complications post-thyroïdectomie à surveiller par une Ca + PTH dès le premier jour

Question 10 (5 points)
Réponse exacte : D

Commentaire calcémie corrigée = Ca + ([40-albumine]/40)

Question 11 (10 points)
Réponse exacte : E

Commentaire Cela permet de savoir en urgence s'il y a des conséquences cardiaques et de prévenir le réanimateur si c'est le cas. On supplémente après.

Question 12 (5 points)
Réponse exacte : C
Réponse inadmissible : E

Commentaire La tachycardie et l'aplatissement des ondes T correspondent aux signes d'hypercalcémie.

Question 13 (5 points)
Réponse exacte : A, D

Commentaire On ne supplémente pas en phosphore car l'hyperparathyroïdie entraîne une hypocalcémie et une hyperphosphatémie.

RÉFÉRENCES

HAS, février 2000, Hyperthyroïdie
Collège des enseignants en Endocrinologie, Diabète et Maladies métaboliques (2e édition, 2011)
Collège des enseignants d'ophtalmologie

ITEMS TRAITÉS

N° 246. Hyperthyroïdie
N° 319. Hyprcalcémie
N° 309. ECG troubles ioniques

ANNALES

Concours Nord et Sud, 1997
Concours Nord et Sud, 1998
Concours Nord et Sud, 1999
Concours Nord, 2000
Concours Nord et Sud, 2001
Concours Nord et Sud, 2002
Concours Nord et Sud, 2003

Dossier 3 *Vomissements acidulés*

Énoncé

Mme G., 52 ans, diabétique de type 1, est amenée aux urgences pour vomissements à répétition.

La patiente est diabétique depuis l'âge de 38 ans, traitée par insuline basal-bolus avec une notion de dernière HbA1c aux alentours de 9 %.

Aux urgences, ses constantes sont : FC = 97/min, PA = 148/77 mmHg, température = 38,2, glycémie capillaire = HI. La bandelette urinaire retrouve gly +++, cet +++, sang +, nitrites +, leuco ++.

À l'interrogatoire la patiente, somnolente, décrit des vomissements évoluant depuis 24 h et un syndrome polyuro polydipsique depuis 2-3 jours. L'examen clinique retrouve une patiente asthénique, une polypnée et une sensibilité à la percussion de la fosse lombaire droite.

Les gaz du sang retrouvent : pH = 6,82, HCO_3^- = 2,5 mmol/l, PO_2 = 130 mmHg, PCO_2 = 12mmHg, lactates = 1,8 mmol/l.

1 **Quel(s) type(s) de trouble(s) hydro-électrolytique entraînent les vomissements ?**

a. Acidose métabolique
b. Acidose respiratoire
c. Acidose mixte
d. Alcalose métabolique
e. Alcalose respiratoire

2 **Que montre le bilan biologique ?**

a. Acidose métabolique compensée
b. Acidose métabolique non compensée
c. Acidose respiratoire compensée
d. Acidose respiratoire non compensée
e. Acido-cétose diabétique

3 **Comment s'appelle la polypnée retrouvée chez la patiente ? (1 mot)**

....

Le bilan biologique est le suivant :
Ionogramme : Urée = 16 mmol/l, créatinine = 233 µmol/l, glycémie = 39,2 mmol/l, Sodium = 135 mmol/l, Potassium = 6,9 mmol/l, Chlore = 97 mmol/l, CO_2 total = 3,6 mmol/l, protides = 78 g/l
NFS : Leucocytes = 11 710.10^9/l, hémoglobine = 13,3 g/dl, plaquettes = 347.10^9/l

4 **Que recherchez-vous sur l'ECG ?**

a. Onde T ample et pointue
b. Onde T aplatie
c. BAV de type variable
d. Onde U
e. Fibrillation ventriculaire

La patiente est transférée en réanimation. Un traitement par hyperhydratation par NaCl 0,9 %, insulinothérapie IVSE et perfusion de bicarbonate 1,4 % est débutée.

5 **Quel(s) désordre(s) métabolique(s) peut entraîner ce traitement ?**

a. Hyperglycémie
b. Hypoglycémie
c. Hypercalcémie
d. Hypocalcémie
e. Hypokaliémie

6 **L'infirmière vous appelle parce que la glycémie capillaire est à 0,4 g/l. Que faites-vous ?**

a. Resucrage per os et arrêt de l'insuline
b. Resucrage IV et arrêt de l'insuline
c. Resucrage per os et poursuite de l'insuline
d. Resucrage IV et poursuite de l'insuline
e. Contrôle de la glycémie veineuse en urgence

7 **Quand faites-vous le relais de l'insuline IVSE pour l'insuline en sous-cutané ?**

a. Lorsque le pH > 7,42
b. Lorsque les bicarbonates sont > 22 mmol/l
c. Lorsque la glycémie < 2,5 g/l
d. Lorsque la glycosurie est négative
e. Lorsque la cétonurie est négative

8 **L'ECBU revient avec une leucocyturie > 10^6/ml et un bacille Gram négatif > 10^4/ml. Quel(s) peu(ven)t être le(s) germe(s) en cours d'identification ?**

a. Staphylocoque
b. Streptocoque
c. Klebsielle
d. Enterocoque
e. Listeria

9 **Quels sont les risques de complication des infections urinaires ?**

a. Âge > 75 ans
b. Sexe masculin
c. Insuffisance rénale chronique avec clairance < 30 ml/min
d. Diabète sous ADO
e. Diabète sous insuline

Vous débutez un traitement par une C3G type CLAFORAN 1 g toutes les 8 h. L'évolution de la patiente est favorable, la cétonurie se négative en 48 h, vous relayez l'insulinothérapie IV en SC et transférez la patiente en service de médecine.
Vous recevez l'antibiogramme de l'*E. Coli* présent dans les urines et vous relayez l'antibiothérapie par Augmentin 1gx3/j.
8 jours après, la patiente se plaint de diarrhées aqueuses. Elle est apyrétique et n'est pas douloureuse. Son bilan retrouve une urée = 8 mmol/l, créatinine = 108 µmol/l, glycémie = 11 mmol/l (2 g/l), potassium = 3,5 mmol/l, leucocytes = 8 655.10^9/l, hémoglobine = 14 g/l.

10 **Que suspectez-vous ?**

a. Diarrhée à *E. Coli*
b. Diarrhée à *C. Difficile*
c. Diarrhée à CMV
d. Décompensation cétosique du diabète
e. Décompensation acido-cétosique

11 **La recherche de toxine à *C. Difficile* revient positive.**
Quelle est votre conduite à tenir ?

a. Arrêt de l'Augmentin
b. Poursuite de l'Augmentin
c. Traitement par Metronidazole per os
d. Traitement par Metronidazole IV
e. Traitement par Vancomycine per os

12 **En cas de diarrhées glairo-sanglantes associées à un syndrome inflammatoire ou de la fièvre, qu'attendriez-vous à retrouver à la coloscopie ?**

a. Colite pseudo-membraneuse
b. Colite pseudo-épaissie
c. Colite cholériforme
d. Colite dysentérique
e. Ulcère

13 **Finalement votre patiente ne présente pas de signes de gravité pouvant faire évoquer une colite.**
Quand décidez-vous d'arrêter le traitement par Metronidazole® ?

a. Après 7 jours d'antibiothérapie
b. Après 1 mois d'antibiothérapie
c. À la négativation de *C. Difficile* dans les coprocultures
d. À l'absence de toxine de *C. Difficile* dans les coprocultures
e. À l'arrêt des diarrhées

■ **Question 1** (10 points)

Réponse exacte : D

Commentaire Les vomissements sont responsables d'une alcalose métabolique par perte de chlore et réabsorption de bicarbonate par le tubule collecteur rénal.

■ **Question 2** (10 points)

Réponses exactes : B et E

Réponse indispensable : E

Réponses inadmissibles : C et D

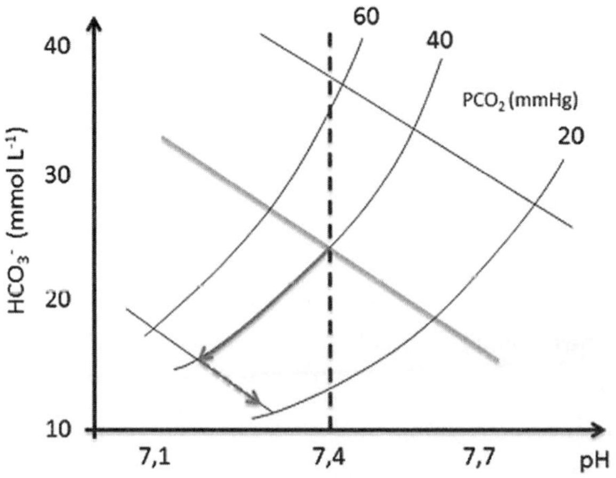

■ **Question 3** (5 points)

QROC : Küssmaul

Commentaire La dyspnée de Kussmaul est une polypnée superficielle due à la compensation respiratoire de l'acidose métabolique en quatre temps.

■ **Question 4** (10 points)

Réponses exactes : A, C, E

Commentaire

- Signes d'hypokaliémie = onde T aplatie, grande onde U, sous-décalage du ST, torsade de pointe
- Signes d'hypercalcémie = tachycardie, raccourcissement du QT, allongement du PR, tachycardie ventriculaire
- Signes d'hypocalcémie = allongement du QT, BAV

■ **Question 5** (10 points)

Réponses exactes : B, E

Question 6 (10 points)

Réponse exacte : D

Commentaire Devant une hypoglycémie sévère, le resucrage est une urgence. On ne recontrôle pas la glycémie en veineux, le risque étant la survenue d'une convulsion sur hypoglycémie. Le resucrage doit être réalisé en IV, le resucrage per os d'une patiente grave, somnolente avec des vomissements a pour risque la fausse route +/- compliquée d'une pneumopathie d'inhalation. L'injection de glucagon n'a pas d'intérêt étant donné son efficacité transitoire devant la poursuite de l'insulinothérapie.

Question 7 (10 points)

Réponse exacte : E

Question 8 (5 points)

Réponses exactes : C

Commentaire Parmi les BGN, on retrouve le groupe des entérobactéries avec l'*E. Coli*, la *Klebiselle*, le *Preoteus Mirabillis*, et aussi le *Pseudomonas aeruginosa*, l'*Acinetobacter*...

Parmi les **Cocci** Gram Plus : Staphylo**COQUES**, strept**COQUES**, pneumo**COQUES**, entéro**COQUES**

Parmi les Cocci Gram Moins : Méningocoques

Parmi les Bacilles Gram Plus : *Listeria*

Question 9 (5 points)

Réponses exactes : A, B, C

Commentaire **Infections urinaires à risque de complication**

Ce sont des IU survenant chez des patients ayant au moins un facteur de risque pouvant rendre l'infection plus grave et le traitement plus complexe.

Ces facteurs de risque de complication sont :

- toute anomalie organique ou fonctionnelle de l'arbre urinaire
- sexe masculin, du fait de la fréquence des anomalies anatomiques ou fonctionnelles sous-jacentes.
- grossesse
- sujet âgé : patient de plus de 65 ans avec > ou égal à 3 critères de fragilité (critères de Fried, cf. ci-dessous), ou patient de plus de 75 ans.
- immunodépression grave
- insuffisance rénale chronique sévère (clairance < 30 ml/min).

** Critères de Fried :*

- *perte de poids involontaire au cours de la dernière année*
- *vitesse de marche lente*
- *faible endurance*
- *faiblesse/fatigue*
- *activité physique réduite*

Le diabète, même insulino-requérant, n'est plus considéré comme un facteur de risque de complication ; bien que les IU soient plus fréquentes chez les patients diabétiques.

Question 10 (10 points)

Réponse exacte : B

Commentaire La survenue de diarrhées sous Augmentin ou à distance de la prise d'Augmentin doit en premier lieu faire suspecter une colite à *C. Difficile*.

Question 11 (5 points)

Réponse exacte : A, C

Commentaire La patiente présente une diarrhée à *C. Difficile* sans signes de gravité. Donc le traitement en 1re intention est le Metronidazole® (Flagyl), sans indication à une coloscopie.
Les facteurs de gravité potentiels d'une colite à *Clostridium difficile* :
hyperleucocytose sanguine > 15 G/L, créatininémie > 200 µmol/L sans insuffisance rénale chronique connue, hypoalbuminémie < 25 g/L. En cas d'un de ces facteurs de gravité, le traitement par Vancomycine per os est à utiliser en 1re intention.

Question 12 (5 points)

Réponse A : Colite pseudo-membraneuse

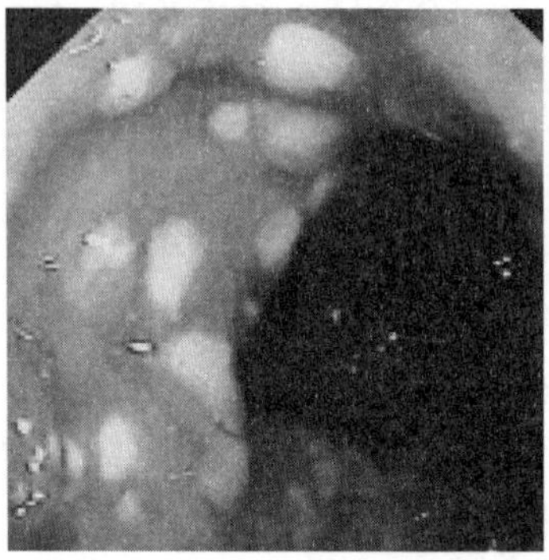

Question 13 (5 points)

Réponse exacte : E

Commentaire L'arrêt du traitement repose sur la clinique. Il n'est pas recommandé de faire une coproculture de contrôle pour confirmer l'efficacité d'un traitement car environ 30 % des patients restent positifs (toxines et/ou culture), malgré la guérison clinique.

ITEMS TRAITÉS

N° 345. Vomissements
N° 219. Désordres hydro électrolytiques
N° 93. Infection urinaire de l'adulte et de l'enfant
N° 302. Diarrhée aiguë infectieuse chez l'enfant et chez l'adulte
N° 206. Hypoglycémie
N° 233. Diabète sucré de type 1 et 2 de l'enfant et de l'adulte Complications

RÉFÉRENCES

Diagnostic et antibiothérapie des infections urinaires bactériennes communautaires de l'adulte, Recommandation de la SPILF, 2014
Collège des enseignants en Endocrinologie, Diabète et Maladies métaboliques (2e édition, 2011)
Infections à Clostridium difficile : recommandations pour le diagnostic et l'expertise des souches, novembre 2014
SNFGE, société nationale française de gastro-entérologie

ANNALES

Concours de l'internat :
1995 - concours nord et sud avec acido-céose
1996- concours nord et sud
1997 - concours nord et sud
1998 - concours nord et sud
1999 - concours nord et sud avec acido-céose
2000 - concours nord et sud
2001 - concours nord et sud avec acido-céose
2002 - concours nord et sud avec acido-céose
2003 - concours nord et sud
ECN :
2004-dossier 2
2006-dossier 4 et 5
2007-dossier 1
2013 - dossier 2

Dossier 4 *La surrénale perd la tête*

Énoncé

M. M, 28 ans, consulte pour prise en charge d'une hypertension artérielle dépistée en médecine du travail.

Il n'a pas d'antécédent particulier. Il est mécanicien sur une station pétrolière.

L'examen retrouve : poids : 78 kg, Taille : 1,74 m, IMC : 25,7 kg/m^2.

Auscultation cardio-pulmonaire normale. Examen neurologique et abdominal normal

PA : 185/115 mmHg, FC : 75/min

1 Que pouvez-vous faire ?

a. Réalisation d'automesure en ville
b. Réalisation d'un holter tensionnel
c. Nouvelle consultation dans 3 mois pour nouvelle mesure de la tension artérielle
d. Recommandation diététique et consultation de contrôle dans 3 mois
e. Vous confirmez le diagnostic d'HTA

2 Que recherchez-vous spécifiquement à l'interrogatoire ?

a. Somnolence diurne
b. Prise de médicaments
c. Prise de cocaïne
d. Prise d'héroïne
e. Prise d'amphétamines

3 Vous prescrivez un bilan que comprend-il ?

a. NFS
b. Ionogramme
c. Créatinémie
d. Bilan hépatique
e. Bilan lipidique

4 **Il revient deux jours plus tard avec son bilan.**

Natrémie : 139 mmol/L (N : 135-145) Kaliémie : 3,4 mmol/L (N : 3,5-4,5), créatinémie : 70 micromol/L, glycémie à jeun : 0,7 g/L, HDL : 0,45 g/L, LDL : 1,2 g/L

Recherchez-vous une hypertension artérielle secondaire ?

a. Oui
b. Non
c. Il manque les antécédents familiaux pour pouvoir répondre
d. Il manque l'origine ethnique pour pouvoir répondre
e. Il manque le retentissement vasculaire pour pouvoir répondre

5 **Vous décidez de rechercher une HTA secondaire pourquoi ?**

a. Sexe masculin
b. Âge du patient (28 ans)
c. Chiffres tensionnels du patient
d. Hypokaliémie
e. Normonatrémie

6 **M. M. rapporte des palpitations. Que recherchez-vous en faveur d'un phéochromocytome ?**

a. Sueurs
b. Élargissement des extrémités
c. Antécédent familial de cancer thyroïdien
d. Antécédent familial d'adénome hypophysaire
e. Céphalées

7 **Quel(s) examen(s) demandez-vous pour étayer votre suspicion ?**

a. Cortisol à 8 h
b. Aldostérone
c. Cathécolamines urinaires
d. Cortisol à 0 h
e. Rénine

8 **Les cathécolamines sont normales, le diagnostic de phéochromocytome est éliminé. M. M vous montre un nouveau bilan avec une persistance de l'hypokaliémie. Quelles sont les causes associant HTA et hypokaliémie ?**

a. Hyperthyroïdie
b. Sténose des artères rénales
c. Adénome de Conn
d. Acromégalie
e. Syndrome de Cushing

9 **M. M a pris un peu de poids récemment. Vous pensez à un syndrome de Cushing. Que demandez-vous ?**

a. Cortisol à 8 h
b. Cortisol à 0 h
c. Test au synacthène
d. Test de freinage minute
e. Cortisol libre urinaire des 24 h

10 **Ces examens sont normaux, il n'y a pas d'hypercorticisme. Quel(s) autre(s) examen(s) demandez-vous pour cette HTA avec hypokaliémie ?**

a. SDHEA
b. Scintigraphie au MIBI
c. ECG
d. Rénine
e. Aldostérone

11 **Si le bilan était :**

Aldostérone : 237 pmol/L (N : 10-120) rénine : 17 pg/mL (1,5-17), aldostérone : 250 pg/mL (30 à 146 pg/ml)

Quelle(s) pathologie(s) serai(en)t possible(s) ?

a. Adénome de Conn
b. Sténose de l'artère rénale
c. Hyperplasie bilatérale des surrénales
d. Tumeur à rénine
e. Résultats normaux

12 **Finalement, M. M vous tend ces résultats :**

Rénine : 0,17 pg/mL (1,5-17), aldostérone : 237 pmol/L (N : 10-120)

Qu'évoquez-vous ?

a. Adénome de Conn
b. Sténose de l'artère rénale
c. Hyperplasie bilatérale des surrénales
d. Tumeur à rénine
e. Résultats normaux

13 **Quelle imagerie demandez-vous ?**

a. Échographie rénale
b. Échographie des surrénales
c. Scintigraphie au MIBI
d. Scanner des surrénales
e. IRM des surrénales

14 **Voici l'imagerie. Quel est votre diagnostic ?**

Voir photo dossier, page XVI

a. Hyperplasie des surrénales
b. Corticosurrénalome
c. Adénome de Conn droit
d. Adénome de Conn gauche
e. Absence d'anomalie

15 **Vous proposez à M. M une chirurgie. Il se demande si celle-ci est vraiment nécessaire. Quelles sont les complications d'une hypertension artérielle non contrôlée ?**

a. Augmentation du risque d'AVC
b. Augmentation du risque de troubles cognitifs
c. Augmentation du risque de diabète
d. Augmentation du risque d'insuffisance rénale
e. L'HTA a été responsable de 7 à 8 millions de décès dans le monde en 2011.

Question 1 (10 points)

Réponse : E

Commentaire Le diagnostic d'HTA est posé car la PA est supérieure à 180/110 mmHg.
Si la PA est comprise entre 140/90 et 180/110, il est recommandé de réaliser des mesures en ville (automesure ou MAPA)

Question 2 (10 points)

Réponses : A, B, C, E

Commentaire Les causes d'hypertension artérielle secondaire sont à rechercher à l'interrogatoire.
Ce sont :
1. **Syndrome d'apnée du sommeil** (somnolence diurne et ronflements)
2. **Les causes toxiques** : cocaïne, amphétamines, réglisse (pas un vrai toxique…)
3. **Les causes iatrogènes** : corticothérapie, œstro-progestatif, etc.
4. **Les causes néphrologique** : néphropathie, polykystose rénale, sténose de l'artère rénale
5. **Les causes endocriniennes** : acromégalie, hyperthyroïdie, hypercorticisme, hyperaldostéronisme
6. **Coarctation de l'aorte**

L'heroïne est dérivée des opiacés, elle n'entraîne pas d'HTA.

Question 3 (5 points)

Réponses : B, C, E

Commentaire Devant toute HTA, même essentielle, même non compliqué, un bilan est recommandé par l'OMS (donc à savoir +++)
Recherche d'une étiologie secondaire : **ionogramme (kaliémie), créatinémie, protéinurie**
Évaluation du retentissement : **ECG, créatinémie**
Dépistage des autres facteurs de risque cardiovasculaire : **glycémie à jeun, bilan lipidique**

Question 4 (5 points)

Réponse : A

Question 5 (10 points)

Réponses : B, C, D

Commentaire **Bilan d'HTA secondaire à réaliser quand :**
- **Âge < 40 ans**
- **HTA sévère d'emblée**
- **Résistance à une trithérapie bien menée**
- **Existence de signes évocateurs d'une étiologie.**

Question 6 (5 points)

Réponses : A, C, E

Commentaire Le but du cas clinique est de vous faire explorer les différentes couches de la surrénale, qui synthétisent des hormones différentes : le cortisol, l'aldostérone, les cathécolamines.
Pour commencer, une boule synthétisant des cathécolamines sera un phéochromocytome.
La clinique la plus connue (mais pas la plus fréquente) est la triade de Ménard : céphalées, sueurs, palpitations.
Le phéochromocytome peut s'intégrer au sein de la NEM2 avec association au carcinome médullaire de la thyroïde.
L'adénome hypophysaire fait partie de la NEM1, il n'y a pas d'association avec le phéochromocytome.

Question 7 (5 points)

Réponse : C

Commentaire Le diagnostic repose sur le dosage des cathécolamines urinaires (noradrénaline et noradrénaline) mais également de leur produit de dégradation les dérivés méthoxyles (normétanéphrines et métanéphrines)

Question 8 (10 points)

Réponses : B, C, E

Commentaire Les causes associant HTA et hypokaliémie sont les situations où la pompe Na/K sous contrôle de l'aldostérone est stimulée de façon excessive entraînant une élimination du potassium (hypokaliémie) et une réabsorption du sodium (HTA).

Il peut s'agir

- stimulation directe de l'aldostérone
  - Hyperaldostéronisme primaire : adénome de Conn, hyperplasie bilatérale des surrénales
  - Hyperaldostéronisme secondaire : sténose des artères rénales, tumeur à rénine
- Effet mineralocorticoïde like des glucocorticoïdes en excès : syndrome de Cushing
- Bloc 11-bêta-hydroxylase : l'enzyme permettant la synthèse finale des corticoïdes est manquante, les précurseurs s'accumulent et s'orientent vers la voie de l'aldostérone.

Question 9 (5 points)

Réponses : B, D, E

Commentaire Diagnostic d'hypercorticisme =

- Tests statiques : cortisol à 0 h, cortisol libre urinaire des 24 h
- Tests dynamiques : freinage minute

Le cortisol à 8 h et le test au synacthène sont pour l'insuffisance surrénalienne.

Question 10 (5 points)

Réponse : D et E

Commentaire On explore la dernière couche !

À doser avec :

- Régime sodé normal
- Arrêt de la spironolactone depuis 6 semaines
- Arrêt bêta-bloquant, IEC, ARA2 depuis 15 jours.

Les positions debout et couché sont de moins en moins utilisées.

Question 11 (5 points)

Réponses : B, D

Commentaire L'aldostérone est augmentée, par rétro-contrôle la rénine devrait s'abaisser, mais ce n'est pas le cas. Elle est inadaptée, c'est donc de sa « faute » : hyperaldostéronisme secondaire à l'augmentation de rénine.

Les causes d'élévation de rénine sont :

- Déshydratation
- Hypovolémie
- Sténose de l'artère rénale (le rein croit qu'il est en hypovolémie)
- Tumeur à rénine (rare)

■ **Question 12** (10 points)

Réponses : A, C

Commentaire Aldostérone augmentée, rénine freinée.

C'est de la faute de l'aldostérone : hyperaldostéronisme primaire.

Synthèse soit par un adénome, soit par les deux surrénales (hyperplasie)

■ **Question 13** (5 points)

Réponse : D

Commentaire Le scanner est le meilleur examen pour l'étude des surrénales

■ **Question 14** (5 points)

Réponse : C

Commentaire La surrénale droite est porteuse d'une image hypodense bien limité compatible avec un adénome.

Les arguments pour un adénome surrénalien :

- **Densité < 10 UH**
- **Taille < 4 cm**
- **Wash out > 60 %**

Le caractère sécrétant ou non ne se voit par sur l'imagerie.

■ **Question 15** (5 points)

Réponses : A, B, D, E

La sécrétion surrénalienne en résumé

	Glucocorticoïdes	**Minéralocorticoïdes**	**Cathécolamines**
Zone de sécrétion	Fasciculée	Glomérulée	Médulosurrénale
Hormones sécrétées	Cortisol	Aldostérone	Adrénaline Noradrénaline
Stimulation par	ACTH	Rénine	Système sympathique
Pathologie si excès	Syndrome de Cushing ACTH indépendant	Hyperaldostéronisme	
Clinique	HTA Obésité androïde	HTA	HTA Sueurs, céphalées, palpitation
Biologie	Hypokaliémie Cortisol 0 h augmenté FLU augmenté Absence de freinage au freinage minute ACTH abaissé	Hypokaliémie Aldostérone augmentée Rénine diminuée	Cathécolamines et dérivés méthoxylés augmentés

ITEMS TRAITÉS

N° 221. Hypertension artérielle de l'adulte
N° 219. Facteurs de risque cardio-vasculaire et prévention
N° 265. Troubles de l'équilibre acido-basique et désordres hydro-électrolytiques
N° 76. Addiction au cannabis, à la cocaïne, aux amphétamines, aux opiacés, aux drogues de synthèse (voir item 319)

ANNALES

1995 - concours nord - QCM2
1996 - concours nord - QCM2
1997 - concours sud - CCQM
1998 - concours nord - dossier
2000 - concours sud - QCM1
2000 - concours sud - dossier
2001 - concours nord - QCM1
2001 - concours nord - QCM2
2001 - concours sud - dossier
2002 - concours nord - QCM2
2002 - concours sud - QCM1
2003 - concours nord - QCM2
2003 - concours sud - dossier
2004-dossier 2
2006-dossier 5
2013 - dossier 7

RECOMMANDATIONS

Prise en charge de l'hypertension artérielle de l'adulte, société française HTA 2014. (elle fait 3 pages, et on vous conseille de les lire au moins une fois)

Dossier 5

Le mal de tête qui prend la tête

Énoncé

M. M 50 ans consulte aux urgences pour une céphalée d'apparition brutale. Celle-ci est apparue il y a quelques heures brutalement ; elle est en casque et pulsatile.

Son seul antécédent est une cholecystéctomie pour des lithiases biliaires.

Il n'a jamais présenté de céphalées similaires.

Constante : PA : 17/7 mmHg, FC : 90 batt/min, température : 36,5 °C

L'examen clinique est normal : pas de raideur de nuque, pas de syndrome pyramidal, pas de syndrome vestibulaire, pas d'atteinte des paires crâniennes.

1 Quel examen demandez-vous en priorité pour avancer dans votre démarche étiologique ?

a. Une ponction lombaire
b. Une scintigraphie cérébrale
c. Une imagerie cérébrale
d. Un scanner thoracique
e. Une angiographie cérébrale

2 Vous aviez demandé une IRM, voici le résultat. Quelles propositions sont exactes ?

☛ *Voir photo dossier, page XVII*

a. Il s'agit d'une IRM cérébrale en séquence T1
b. Il s'agit d'une IRM cérébrale en séquence T2
c. A = sinus sphénoidal
d. A = Sinus caverneux
e. B = sinus sphénoïdal

3 Concernant cet adénome hypophysaire, quelles propositions sont justes ?

a. Il s'agit d'un micro-adénome
b. Le sinus caverneux gauche est envahi
c. Le chiasma optique est visible
d. Le chiasma optique est refoulé
e. L'adénome est hétérogène

4 **Quel est votre diagnostic ?**

a. Hémorragie méningée
b. Apoplexie hypophysaire
c. Adénome non nécrosé
d. Craniopharyngiome
e. AVC caverneux

5 **Vous avez opté pour une apoplexie d'un macro-adénome hypophysaire. Quel est l'examen biologique qui vous sera le plus utile ?**

a. IGF1
b. FSH
c. LH
d. Prolactine
e. NFS

6 **Le dosage de prolactine vous revient : Prolactine : 3 000 microg/L. Quel est le traitement que vous proposez ?**

a. Chirurgie en urgence
b. Chirurgie programmée
c. Agoniste dopaminergique
d. Remplissage par sérum physiologique
e. Corticothérapie

7 **Quel autre médicament y associez-vous de principe ? (1 mot)**

....

8 **Vous allez lui injecter de l'hydrocortisone. Cependant, vous souhaitez tout de même étayer votre suspicion d'insuffisance corticotrope. Quel dosage demandez-vous ?**

a. ACTH
b. Cortisolémie à 8 h
c. Cortisolémie à minuit
d. Cortisolémie en urgence
e. Cortisol libre urinaire des 24 h

M. M. est hospitalisé. Un traitement médicamenteux par agoniste dopaminergique a été débuté. Un bilan ophtalmologique est réalisé.

9 **Concernant ce champ visuel quelles propositions sont exactes ?**

Voir photo dossier, page III

a. Cet examen est normal
b. Scotome central
c. Quadranopsie bitemporale supérieure
d. Hémianopsie nasale bilatérale
e. Hémianopsie bitemporale

10 **Quelles propositions sont exactes ?**

a. Une hémianopsie bitemporale est causée par une atteinte du chiasma optique
b. Une hémianopsie bitemporale est causée par l'atteinte d'un nerf optique
c. L'atteinte du champ visuel fait partie du syndrome sécrétant
d. L'atteinte du champ visuel fait partie du syndrome tumoral
e. Un adénome hypophysaire peut entraîner des troubles oculomoteurs

11 **Vous interrogez M. M. à la recherche d'hypersecrétion associée. Quelles questions vous semblent pertinentes ?**

a. Augmentation de la pointure
b. Prurit
c. Amaigrissement
d. Brûlures mictionnelles
e. Palpitations

12 **Quel(s) dosage(s) demandez-vous afin d'évaluer l'axe thyréotrope ?**

a. TSH
b. T4
c. Anticorps anti-thyroperoxydase
d. Anticorps anti-thyroglobuline
e. Anticorps anti-recepteur de la TSH

13 **TSH : 1 mUi/L (N : 0,4-4), T4 : 3 ng/mL (N : 10-20). Quelle est la proposition exacte ?**

a. Pas d'anomalie
b. Insuffisance centrale
c. Insuffisance périphérique
d. Hyperthyroïdie centrale
e. Hyperthyroïdie périphérique

14 **Quels autres dosages vous semblent utiles ?**

a. FSH et LH
b. Calcitonine
c. Testostéronémie
d. Cathécolamines urinaires
e. Cathécolamines plasmatiques

15 **Voici le bilan que vous aviez demandé : FSH : 4 mUi/L (N : 3-7), LH : 3 mU/L (N : 3-7), testostéronémie normale, cortisol à 8 h : 10 ng/mL (N : 60-120). Quel est le nom du dernier axe hypophysaire que vous devez étudier ? (1 mot)**

....

Question 1 (10 points)

Réponse : C

Commentaire Devant toute céphalée brutale, une imagerie cérébrale est nécessaire.
IRM au mieux, TDM cérébral plus souvent plus accessible...

Question 2 (5 points)

Réponses : A, D, E

Commentaire Il faut savoir retrouver le sinus sphénoïdal, le chiasma optique et les deux sinus caverneux sur une IRM hypophysaire.

Question 3 (5 points)

Réponses : B, D, E

Commentaire Sur cette IRM, on retrouve un macro-adénome hypophysaire.

- Il envahit le sinus caverneux gauche (il entoure la carotide)
- Le chiasma optique est refoulé vers le haut (non visible)
- Il fait clairement plus de 1 cm donc macro-adénome. (Les microadénomes sont inférieurs à 1 cm)
- L'adénome est hétérogène avec des plages hyperT1. Cela traduit une nécrose de l'adénome hypophysaire.

Question 4 (5 points)

Réponse : B

Commentaire Il s'agit d'une nécrose de l'adénome. Ceci est confirmé par l'histoire clinique (céphalées brutales) et l'aspect hétérogène de l'adénome à l'IRM.
Un macro-adénome a une évolution lente.
Il peut être diagnostiqué :

- Soit à cause de symptômes d'évolution chronique (céphalées, troubles visuels, trouble de la libido)
- Soit de façon fortuite (examen pour une autre pathologie)
- Soit à l'occasion d'une apoplexie

L'apoplexie est une urgence. En cas de découverte dans une autre situation, la prise en charge peut être plus longue, il faut donc bien différencier ces 2 situations.

Question 5 (10 points)

Réponse : D

Commentaire **La prolactine est le seul examen qui change la prise en charge.**
En effet, les adénomes à prolactine sont les seuls à avoir un traitement médicamenteux et donc à pouvoir éviter la chirurgie. La dopamine permet d'inhiber la synthèse de prolactine. Les agonistes dopaminergiques (dostinex, norprolac) vont entraîner la diminution de l'adénome.
Pour tous les autres adénomes en cas de retentissement visuel, la solution est la chirurgie.
Donc devant tout adénome, surtout si apoplexie : **doser une prolactine avant d'appeler le chirurgien.**

Question 6 (10 points)

Réponse : C

Question 7 (10 points)
Réponse : Hémisuccinate d'hydrocortisone/hydrocortisone

Commentaire En cas d'apoplexie, la probabilité d'une insuffisance corticotrope est grande. Compte tenu du grand bénéfice à la traiter, et du faible risque à ne pas la traiter, de l'hydrocortisone doit toujours être introduite.
Ceci doit être fait avant les résultats du dosage du cortisol (il sera toujours temps de l'arrêter ensuite).

Question 8 (5 points)
Réponse : D

Commentaire Il ne faut pas attendre le résultat avant de traiter. On peut cependant prélever un tube en urgence qui permettra de donner le diagnostic. Sinon, il faudra juste le doser un matin à 8 h.
Par contre, il ne faut en aucun cas, attendre le lendemain matin, pour réaliser le dosage avant d'injecter l'hydrocortisone.

Question 9 (5 points)
Réponse : E

Commentaire Champ visuel de Goldman ~~ou statique~~.
Il est placé comme l'on voit.
On constate qu'il manque 2 hémichamps visuels : hémianopsie.
Ces 2 champs visuels sont du côté de l'os temporal : hémianopsie bi-temporale.

Question 10 (5 points)
Réponses : A, D, E

Commentaire une hémianopsie bitemporale est causée par l'atteinte du chiasma optique, c'est-à-dire là ou les fibres optiques hémidécussent (cf. schéma). Un macro-adénome qui comprime le chiasma, va entraîner une hémianopsie bitemporale.
Une atteinte du nerf optique donnera une atteinte d'un seul œil.
Une atteinte des nerfs oculomoteurs peut aussi se voir, plus rarement, si le macroadénome envahit un des sinus caverneux.
Le syndrome tumoral est lié à sa position intra-sellaire et à la compression des organes de voisinage. Il peut associer : céphalées, hémianopsie bitemporale, troubles oculomoteurs.

Question 11 (5 points)
Réponses : A, C, E

Commentaire Les adénomes hypophysaires sont liés à la présence d'un type de cellules de l'antéhypophyse en excès. Ces cellules peuvent être non sécrétantes (adénomes hypophysaires non sécrétant) ou sécrétant. La symptomatologie sera différente en fonction de la nature des cellules et bien sûr de l'hormone qui sécrète.
Axe lactotrope : galacthorée, troubles des cycles
Axe thyrétotrope : hyperthyroïdie (perte de poids, tachycardie, diarrhée, etc.)
Axe somatotrope : acromégalie (augmentation de la taille des pointures, dysmorphie etc.)
Axe corticotrope : maladie de Cushing
Axe gonadotrope : pas de symptôme connu

■ **Question 12** (5 points)
Réponses : A, B

Commentaire En plus du syndrome d'hypersécrétion, il peut y avoir des insuffisances qui sont également à rechercher. Chaque axe doit être étudié sur ces 2 versants.
Pour l'axe thyréotrope, les hormones statiques suffisent.

■ **Question 13** (5 points)
Réponse : B

Commentaire La T4 est abaissée, la TSH devrait donc augmenter pour corriger cet état. Cependant celle-ci reste normale. Elle est donc inadaptée, il y a une insuffisance thyréotrope.
L'insuffisance thyréotrope est un des rares cas ou le dosage de la T4 est également nécessaire.

■ **Question 14** (5 points)
Réponses : A, C

Commentaire Il faut poursuivre l'évaluation des différents axes, avec en premier lieu, dosage des hormones statiques (cf. tableau résumé)

■ **Question 15** (10 points)
Réponse : Somatotrope

En résumé : devant tout adénome hypophysaire, rechercher :
- **un syndrome tumoral** : céphalées, paralysie oculomotrice, trouble du champ visuel
- **un syndrome d'insuffisance** des 5 axes
- **un syndrome d'hypersécrétion** des 5 axes

	H. de base	**Insuffisance**	**Hypersécrétion**
Corticotrope	ACTH Cortisol	Insuffisance corticotrope	Maladie de Cushing
Thyréotrope	TSH T3-T4	Hypothyroïdie centrale	Hyperthyroïdie
Gonadotrope	FSH-LH Oestradiol -Testostérone	Hypogonadisme hypogonadotrope	
Somatotrope	GH IGF1	Insuffisance somatotrope	Acromégalie
Lacotrope	Prolactine	Absence de montée laiteuse	Galactorrhée

RECOMMANDATIONS

Polycopié national d'endocrinologie

ANNALES

1999 - concours sud - QCM2
2000 - concours nord - QCM2
2000 - concours sud - QCM1
2001 - concours nord - QCM2
2013 - dossier 9

ITEMS TRAITÉS

N° 98. Céphalée aiguë et chronique chez l'adulte et l'enfant
N° 242. Adénome hypophysaire

Dossier 6

Un bébé sucré

Énoncé

Vous voyez en consultation Mme V., 26 ans, elle vous annonce qu'elle est enceinte de 2 mois et souhaiterait être suivi pour sa grossesse dans votre service.

Dans ses antécédents, on note un épisode de pyélonéphrite il y a 2 ans. Elle ne prend aucun médicament. La patiente est G0P0.

L'examen clinique retrouve un poids de 78 kg pour une taille de 168 cm, soit un IMC = 27,6. La BU est négative et les constantes sont normales. L'examen clinique est sans particularité.

Vous réalisez l'échographie de datation qui conclue à une grossesse à 11+2 SA avec une clarté nucale normale et une longueur crânio-caudale à 60 mm.

1 Qu'est ce que la clarté nucale ?

a. Espace liquidien sous-cutané rétro-cervical de l'embryon
b. Distance entre la nuque et la paroi du placenta
c. Distance entre le vertex et les fesses de l'embryon
d. Se mesure entre 11 et 13 SA
e. Se mesure entre 14 et 18 SA

2 Que permet la mesure de la clarté nucale ?

a. Dépistage uniquement de la trisomie 21
b. Dépistage de la mucoviscidose
c. Dépistage du syndrome de l'X fragile
d. Diagnostic pré natal de la trisomie 21
e. Diagnostic pré natal su syndrome de l'X fragile

3 La patiente vous demande si vous pouvez dépister le diabète gestationnel chez elle. Quels sont les facteurs de risques devant lesquels il est recommandé de dépister un diabète gestationnel ?

a. Âge > 30 ans
b. Âge > 35 ans
c. IMC > 25
d. IMC > 30
e. Antécédents de macrosomie

4 **La patiente ne présente pas d'antécédent familial de diabète. Que lui répondez-vous ?**

a. Oui, il faut qu'elle réalise un test d'hyperglycémie provoquée orale (HGPO) au 1er semestre
b. Oui, il faut qu'elle réalise une glycémie à jeun au 1er ~~semestre~~ trimestre
c. Oui, il faut qu'elle réalise soit un test d'HGPO soit une glycémie à jeun au 1er trimestre
d. Oui, il faut qu'elle réalise un test d hyperglycémie provoquée orale (HGPO) entre 24 et 28 SA
e. Oui, il faut qu'elle réalise une glycémie à jeun entre 24 et 28 SA

5 **Vous revoyez la patiente une semaine plus tard. Son bilan retrouve une glycémie à jeun à 0,83 g/l. Que lui dites-vous ?**

a. Elle n'a pas de diabète gestationnel
b. Elle a un diabète gestationnel
c. Il faut refaire une glycémie à jeun entre 24 et 28 SA
d. Il faut refaire un test d'HGPO entre 24 et 28 SA
e. Il n'était pas recommandé de faire le dépistage chez elle

6 **Qu'auriez-vous dit si le bilan avait retrouvé une glycémie à jeun = 1, 32 g/l ?**

a. Elle a un diabète gestationnel car la glycémie à jeun > 0,92 g/l
b. Elle a très probablement un diabète sucré
c. Pas d'indication à refaire un test d'HGPO entre 24 et 28 SA
d. Il faut contrôler par un test d'HGPO entre 24 et 28 SA
e. Il faut contrôler par un test d'HGPO maintenant

7 **Vous suivez la patiente, la grossesse se déroule sans anomalie et vous lui faites réaliser un test d'HGPO à 24+5 SA. Qu'est ce que le test HGPO ?**

a. Une perfusion d'une ampoule de G 5 % avec une glycémie à t 0, à 60 min puis à 120 min
b. Une perfusion d'une ampoule de G 30 % avec une glycémie à t 0, à 60 min puis à 120 min
c. Une prise de 100 g de glucose per os, avec une glycémie à t 0, à 60 min puis à 120 min
d. Une prise de 75 g de glucose per os, avec une glycémie à t 0, à 60 min puis à 120 min
e. Une prise de 100 g de sucre per os, avec une glycémie à t 0, à 60 min puis à 120 min

Le test d'HGPO retrouve :
Glycémie à jeun = 0,85 g/l
Glycémie à 60 min = 1,75 g/l
Glycémie à 120 min = 1,63 g/l

8 **Que concluez-vous ?**

a. Il n'y a aucune valeur pathologique
b. Il y a 1 valeur pathologique
c. Il y a 2 valeurs pathologiques
d. On peut affirmer qu'il n'y a pas de diabète gestationnel
e. On peut affirmer qu'il y a un diabète gestationnel

Vous posez donc le diagnostic de diabète gestationnel et débutez un traitement par règles hygiéno-diététiques.

9 **La patiente vous demande quels sont les risques pour son bébé si son diabète n'est pas équilibré ? Quelle(s) est/sont la/les proposition(s) exacte(s) ?**

a. Hyperglycémie néonatale
b. Hypoglycémie néonatale
c. Anémie
d. Polyglobulie
e. Cardiopathie dilatée

Vous revoyez la patiente avec son échographie du 3e trimestre.
L'échographie retrouve une anomalie de liquide amniotique.

Voir photo dossier, page IX

10 **Comment s'appelle cette anomalie ? (1 mot)**

....

11 **Par ailleurs, le carnet de surveillance glycémique retrouve des chiffres de glycémies trop élevés. Vous décidez de débuter un traitement par insuline. La patiente vous demande si l'insuline passe la barrière placentaire. Parmi les propositions suivantes, quelles sont celles qui passent la barrière placentaire ?**

a. L'insuline
b. Le glucose
c. Les acides aminés
d. Les acides gras libres
e. L'héparine

Le reste de la grossesse se déroule sans anomalie.

12 **Quelles seront les mesures à prendre au moment de l'accouchement ?**

a. Voie basse possible
b. Césarienne obligatoire
c. Insulinothérapie chez la mère
d. Insulinothérapie chez l'enfant
e. Surveillance glycémique chez la mère et l'enfant

Mme V. accouche à 38 SA d'une petite fille de 3 560 g.

13 **Elle revient vous voir 3 mois après et vous demande quels sont les risques pour son enfant plus tard ? Que lui répondez-vous ?**

a. Sur-risque de diabète gestationnel
b. Sur-risque de diabète de type 1
c. Sur-risque de diabète de type 2
d. Sur-risque d'obésité
e. Aucune réponse

14 **Et pour elle, quels sont les risques ?**

a. Sur risque de diabète gestationnel
b. Sur risque de diabète de type 1
c. Sur risque de diabète de type 2
d. Sur risque d'obésité
e. Aucune réponse

- **Question 1** (5 points)
  Réponse exacte : A et D
  Réponse inadmissible : C

Commentaire C = longueur cranio-caudale
La majorité des embryons présente un décollement, formant un espace liquidien sous-cutané, écho graphiquement transonore, rétro-cervical appelé clarté nucale.
L'examen doit être fait entre la 11e et la 13e semaine d'aménorrhée. Le fœtus doit mesurer entre 45 et 84 mm de longueur crânio-caudale.

- **Question 2** (5 points)
  Réponse exacte : A

Commentaire Chez la femme jeune (< 38 ans), sont proposés pour le dépistage de la T21 :

- Mesure échographique de la clarté nucale fœtale entre 11 et 13 SA.
- Étude des marqueurs sériques maternels (14 et 18 semaines d'aménorrhée) et prochainement marqueurs du premier trimestre (10-13 semaines) pouvant être combinés avec la mesure de la nuque et l'âge maternel.
- La recherche de signes indirects à l'échographie morphologique faite entre 21 et 23 SA.

- **Question 3** (10 points)
  Réponse exacte : B, C, E

Commentaire Il est recommandé, en présence de facteurs de risque (âge maternel > = 35 ans, IMC ≥ 25, ATCD de diabète au 1er degré, ATCD personnel de Dg ou de macrosomie) de demander :

- Une glycémie à jeun au 1er trimestre avec un seuil fixé à 0,92 g/l
- Une HGPO avec 75 g de glucose entre 24 et 28 semaines avec 3 valeurs dont une seule pathologique permet de retenir le diagnostic de diabète gestationnel : T 0 ≥ 0,92 g/l, T 1 h ≥ 1,80 g/l, T 2 h ≥ 1,53 g/l

- **Question 4** (10 points)
  Réponse exacte : B

Commentaire On ne réalise le test HGPO entre 24 et 28 SA que si la GAJ du 1er trimestre est normale.

- **Question 5** (10 points)
  Réponse exacte : A, C

Commentaire Elle n'a pas de DG car sa glycémie à jeun est < 0,92 g/l mais on doit faire une HGPO au 6e mois pour dépister un DG du 2e trimestre puisque la patiente un facteur de risque : IMC > 25

- **Question 6** (5 points)
  Réponse exacte : B, C

Commentaire Le diabète est défini par 2 glycémies à jeun > 1,26 g/l et le diabète gestationnel est défini, au 1er trimestre, par une glycémie à jeun entre 0,92 g/l et1,26 g/l.
On ne peut pas parler de diabète gestationnel chez une patiente qui est déjà diabétique.

- **Question 7** (5 points)
  Réponse exacte : D

■ **Question 8** (10 points)

Réponse exacte : B et E

Commentaire Une HGPO avec 75 g de glucose entre 24 et 28 semaines avec 3 valeurs dont une seule pathologique permet de retenir le diagnostic de diabète gestationnel :
T 0 >= 0,92 g/l, T 1 h >= 1,80 g/l, T 2 h >= 1,53 g/l

■ **Question 9** (10 points)

Réponses exactes : B, D, E
Réponse inadmissible : A

Commentaire L'hyperglycémie maternelle, associée à l'excès d'acides aminés et d'acides gras libres, entraîne un hyperinsulinisme fœtal qui déclenche un hyperanabolisme fœtal avec les conséquences suivantes :

- Macrosomie (développée aux dépens des tissus insulinosensibles avec augmentation du périmètre abdominal alors que le diamètre bipariétal et la longueur fémorale restent normaux) ;
- Hypoxie tissulaire (d'où la production excessive d'érythropoïétine qui provoque une polyglobulie et une hyperbilirubinémie) ;
- Retard de la maturation pulmonaire (lié directement à l'hyperinsulinémie) ;
- Hypertrophie cardiaque septale.

À l'accouchement, le diabète prégestationnel est associé à une augmentation de la prématurité et des césariennes. On redoutera :

- Un traumatisme fœtal secondaire à la macrosomie (dystocie des épaules) ;
- Une hypoglycémie sévère du nouveau-né (enfant hyperinsulinique dont les enzymes de la glycogénolyse sont inhibées) ;
- Une hypocalcémie (carence brutale des apports maternels chez ces enfants en hyperanabolisme) ;
- Une hyperbilirubinémie/polyglobulie (secondaire à l'hypoxie) ;
- Une détresse respiratoire transitoire par retard de résorption du liquide amniotique ;
- Une maladie des membranes hyalines.

■ **Question 10 - QROC** (5 points)

Réponse : hydramnios

Commentaire Il s'agit d'une quantité de liquide amniotique trop importante souvent associé au diabète gestationnel.
La physiopathologie n'est pas bien connue.

■ **Question 11** (5 points)

Réponses exactes : B, C, D

Commentaire L'insuline ne passe la barrière placentaire : il n'y a aucun risque d'hypoglycémie fœtale

■ **Question 12** (5 points)

Réponses : A, E

■ **Question 13** (10 points)

Réponses : A, C, D

■ **Question 14** (5 points)
Réponses : A, C

RÉFÉRENCES

CNGOF (Collège national des gynécologues et obstétriciens français)
Recommandation sur le diabète gestationnel, décembre 2010
Collège des enseignants en Endocrinologie, Diabète et Maladies métaboliques (2e édition, 2011)
Évaluation des stratégies de dépistage de la Trisomie 21, HAS, 2007

ITEMS TRAITÉS

N° 17. Principales complications de la grossesse. Diabète gestationnel
N° 31. Problèmes posés par les maladies génétiques

ANNALES ECN

Concours de l'internat

1998 - concours nord - QCM 1
2001 - concours nord - QCM1
2001 - concours sud - QCM2
2002 - concours sud - QCM2
2003 - concours nord - dossier
2003 - concours sud - QCM2

Concours de l'ECN

2006-dossier 1

Dossier 7 *Le papillon de la comptable*

Énoncé

Mme M. 38 ans vient vous consulter car le médecin du travail aurait palpé un nodule thyroïdien.

Mme M. est comptable dans une compagnie d'assurances. Elle a deux enfants en bonne santé. Elle ne fume pas et ne boit pas.

Poids : 57 kg, Taille : 1,60 m.

1 **Quel(s) facteur(s) de risque allez-vous rechercher à l'interrogatoire ?**

a. Antécédents familiaux de cancer thyroïdien
b. Prise d'un traitement par corticoïdes
c. Antécédent personnel d'hyperparathyroïdie primaire
d. Antécédents familiaux de cancer colique
e. Antécédent personnel d'irradiation cervicale

2 **Quel(s) signes de gravité allez-vous rechercher à l'examen clinique ?**

a. Vitiligo
b. Palpitations
c. Adénopathies
d. Constipation
e. Dysphonie

3 **La patiente n'a pas d'antécédent particulier et l'examen clinique est sans anomalie. Elle ne prend aucun traitement. Elle se pose par contre des questions d'épidémiologie. Quelles propositions sont exactes ?**

a. Un nodule est palpable chez 5 % de la population générale
b. Un nodule peut être retrouvé jusqu'à 50 % des sujets lors d'échographie thyroïdienne systématique
c. 50 % des nodules thyroïdiens sont des cancers
d. 5 à 10 % des nodules thyroidiens sont des cancers
e. Un dépistage systématique des cancers thyroidiens est souhaitable en population générale.

4 **Quel(s) examen(s) complémentaire(s) demandez-vous ?**

a. TSH
b. Calcitonine
c. Échographie thyroïdienne
d. Cytoponction du nodule
e. Scintigraphie thyroïdienne

5 **Vous demandez une échographie et un dosage de la TSH. Quels sont les critères échographiques de malignité d'un nodule thyroïdien ?**

a. Vascularisation périphérique prédominante
b. Microcalcifications
c. Hypoéchogénicité du nodule
d. Plus épais que large
e. Présence d'adénopathies cervicales

6 **L'échographie vous répond nodule du lobe inférieur gauche de 4,5 cm, hypoéchogène, microcalcifié, présence d'adénopathies, TIRADS 4B. La TSH est à 2,5mUi/L (N : 0,4-4). Quel examen demandez-vous ? (1 mot)**

....

7 **Dans la foulée, la patiente avait réalisé une scintigraphie, qu'en pensez-vous ?**

☛ *Voir photo dossier, page IX*

a. Existence d'un nodule médiolobaire droit hyperfixant
b. Existence d'un nodule médiolobaire droit hypofixant
c. Existence d'un nodule inférolobaire gauche hyperfixant
d. Existence d'un nodule inférolobaire gauche hypofixant
e. Scintigraphie normale

8 **Vous avez demandé une cytoponction. Auriez-vous pu la réaliser si la patiente avait été sous asprine ?**

a. Oui sans arrêt
b. Oui avec arrêt sept jours auparavant
c. Oui avec relais par plavix
d. Oui avec relais par vitamine K
e. Non

9 **Le résultat de la cytoponction est « malin : aspect en faveur d'un carcinome papillaire ». Quel est le premier traitement à proposer à la patiente ?**

a. Traitement par de l'iode 123
b. Traitement par de l'iode 131
c. Traitement freinateur par levothyrox
d. Thyroidectomie totale
e. Aucun traitement n'est nécessaire

10 **La patiente est opérée d'une thyroïdectomie totale. L'anatomopathologie vous revient : « carcinome papillaire de 4,1 cm du lobe gauche, 3 ganglions atteints sur 10. pT3N1 ». Quelles propositions sont vraies ?**

a. Le cancer papillaire est un cancer différencié de la thyroïde
b. Le cancer papillaire et vésiculaire dérive des cellules vésiculaires de la thyroïde
c. Le cancer médullaire dérive des cellules C d'origine neuro-endocrine
d. Le cancer papillaire est à envahissement préférentiellement loco-régionale
e. Le cancer vésiculaire est à envahissement préférentiellement loco-régionale

11 **Pensez-vous qu'un traitement par iode 131 soit justifié chez Mme M. ?**

a. Oui car il s'agit d'un carcinome papillaire
b. Non car il s'agit d'un carcinome papillaire
c. Non car pT3
d. Non car N1
e. Oui car pT3

12 **Vous choisissez de le réaliser. Mme M. vous pose des questions sur une potentielle grossesse.**

a. Le traitement peut être donné si Mme M. est enceinte
b. Mme M. a une contre-indication à être enceinte au moins dans les 6 mois suivant la prise d'iode 131
c. Une contraception est nécessaire
d. Le traitement par iode 131 entraîne l'infertilité
e. Le traitement par iode 131 n'a aucun effet sur la fertilité

13 **Quels sont les examens utiles au suivi de Mme M. ?**

a. NFS
b. Calcitonine
c. Thyroglobuline
d. Échographie thyroïdienne
e. La palpation cervicale

14 **Quelles sont les propositions exactes concernant le cancer médullaire de la thyroïde ?**

a. Il s'agit du même type de cancer que les papillaires
b. Les patients peuvent présenter des diarrhées
c. Le marqueur tumoral est la calcitonine
d. Le marqueur tumoral est la thyroglobuline
e. Le traitement par iode 131 est utile

15 **Quelles sont les propositions exactes concernant le cancer anaplasique de la thyroïde ?**

a. Il s'agit d'un cancer bien différencié
b. Il s'agit d'un cancer de mauvais pronostic
c. Il s'agit d'une urgence thérapeutique
d. Le meilleur traitement est la chimiothérapie
e. Le meilleur traitement est la chirurgie

Question 1 (5 points)

Réponses : A, C, D, E

Commentaire Les facteurs de risque de cancer thyroïdiens devant un nodule sont :

- Âge jeune ou plus de 60 ans
- Antécédent de radiothérapie dans l'enfance
- Syndrome pourvoyeur de carcinome thyroïdien : polypose familiale, maladie de Cowden, de Mc Cune Albright, complexe de Carney
- Suspicion de CMT
  - NEM2a : association avec phéochromocytomes et hyperparathyroïdie
  - NEM2b : association avec phéochromocytome, neurogangliomatose, syndrome marfanoïde

Question 2 (5 points)

Réponses : B, C, E

Commentaire Les signes à rechercher à l'examen clinique sont

- Des signes de compressions locaux : dyspnée (compression de la trachée), dysphagie (compression œsophage), dysphonie (atteinte nerf récurrent)
- Des signes d'envahissements loco-régionaux : adénopathies
- Des signes de carcinome médullaire de la thyroïde : diarrhées, flush, palpitations (liées à la sécrétion de calcitonine)

Question 3 (10 points)

Réponses : A, B, D

Commentaire Les nodules thyroïdiens sont très fréquents dans la population générale. Les cancers sont beaucoup plus rares mais à ne pas rater... Tout l'enjeu est donc de limiter les examens sans louper des cancers. Pour cela, la séquence échographie puis en fonction cytoponction est utile. Il n'y a pas d'indication au dépistage systématique qui va retrouver beaucoup trop de nodules et entraîner des angoisses et des examens sans impact sur la survie.

Question 4 (10 points)

Réponses : A, C

Commentaire **Devant un nodule thyroïdien, les 2 examens à réaliser sont : TSH et échographie thyroïdienne.**

La TSH permet d'éliminer un nodule chaud.

L'échographie de caractériser le nodule : kyste toujours bénin, nodule solide, critères de malignité.

La scintigraphie n'a d'indication en cas de TSH abaissée (recherche de nodule chaud).

La cytoponction est fonction des critères échographiques et non systématique

La calcitonine est discutée. Pas de première intention en tout cas, mais parfois avant la chirurgie : en cas de CMT le geste chirurgical est différent.

La calcitonine est discutée, mais n'est pas recommandée en premier lieu devant un nodule (à réaliser en cas d'indication opératoire).

■ **Question 5** (5 points)

Réponses : B, C, D, E

Commentaire Les critères échographiques de malignité sont :

- Taille supérieure à 2 cm
- Hypoéchogénicité
- Bords irréguliers
- Vascularisation centrale prédominante
- Microcalcifications
- Présence d'adénopathies cervicales suspectes

En fonction de ces critères, les nodules sont classés selon le score TIRADS.

- TIRADS 2 et 3 : pas de malignité
- TIRADS 4 : suspect de malignité (intermédiaire)
- TIRADS 5 : très suspect

■ **Question 6** (10 points)

Réponse : Cytoponction

Commentaire Devant un nodule suspect de malignité, il faut réaliser une cytoponction thyroïdienne, afin de s'assurer de l'existence d'un cancer avant d'opérer.
Le but est d'éviter les thyroïdectomies inutiles.
Le score TIRADS permet la simplification des indications de cytoponction.
Pour simplifier :

- TIRADS 5 et 4 : cytoponctionné si supérieure à 1 cm (7 mm pour les TIRADS 5)
- TIRADS 3 : cytoponction si supérieur à 2 cm
- 2 et 1 : pas de cytoponction (risque inférieur à 1/400)

■ **Question 7** (5 points)

Réponse : D

Commentaire La scintigraphie montre une encoche au niveau inférieur gauche.

■ **Question 8** (5 points)

Réponse : Oui

Commentaire Les antiaggrégants ne contre-indiquent pas la réalisation de la cytoponction.
Les AVK ne contre-indiquent pas non plus, sous réserve d'un INR inférieur à 2,5 datant de 24 à 48 h.

■ **Question 9** (5 points)

Réponse : D

Commentaire Pour tous les cancers sauf l'anaplasique, le premier traitement est la chirurgie.
L'iode 123 est utilisé uniquement à visée diagnostique et non thérapeutique.

■ **Question 10** (10 points)

Réponses : A, B, C, D

Commentaire Il existe plusieurs types de cancers thyroïdiens.
Les cancers d'origine vésiculaires (cellules qui synthétisent la T3-T4) :

- Bien différenciés : de bon pronostic
  - papillaire : 60 %
  - vésiculaire : 15 %

- Peu différenciés : de mauvais pronostic :
  - vésiculaire peu différencié : 15 %
  - anaplasiques 5 %

Les cancers dérivés des cellules C (qui synthétisent la calcitonine) 5 %

- Les carcinomes médullaires de la thyroïde

Les autres 1 %

- Lymphome
- Métastases

Les cancers papillaires ont une dissémination lymphatique : ils vont surtout donner des adénopathies et avoir une atteinte loco-régionale.
Les cancers vésiculaires ont une dissémination sanguine : ils vont surtout entraîner des métastases à distance (poumons et os).

Question 11 (5 points)

Réponses : A, E

Commentaire Le traitement des cancers papillaires et vésiculaires :

- Chirurgie pour tout le monde
- Pour les microcancers papillaires (c'est-à-dire inférieur à 1 cm (pT1a) : pas d'indication à l'iode 131
- Pour tous les autres : **traitement chirurgical par thyroïdectomie totale + traitement par iode 131.**

Question 12 (5 points)

Réponses : B, C, E

Commentaire Le traitement par iode 131 contre-indique une grossesse dans les 6 mois qui suivent au moins (jusqu'à un an dans les cancers pour certains).
Une contraception est indispensable.
Il n'y a pas d'effet sur la fertilité au long terme par contre.

Question 13 (5 points)

Réponses : C, D, E

Commentaire Le suivi à long terme va reposer sur :

- Palpation clinique : réapparition d'adénopathie
- Le dosage de thyroglobuline : doit être indosable car toutes les cellules thyroïdiennes ont du être retirées par la chirurgie ou détruite par l'iode radioactif.
- L'échographie cervicale : recherche de récidive locale ou d'adénopathies.

Dans certains cas, une scintigraphie à l'iode 131 peut être associée.

Question 14 (10 points)

Réponses : B, C

Commentaire Le CMT dévie de cellules différentes (les cellules C). Il s'agit d'une tumeur neuro-endocrine.
Cliniquement : il peut exister des diarrhées, palpitations ou flushs. Il peut s'inscrire dans un contexte de NEM2.
Biologiquement : le marqueur tumoral est la calcitonine
Sur le plan thérapeutique, le traitement est également la chirurgie. Par contre, il n'y a pas d'indication à l'iode 131 : ce sont des cellules différentes qui n'ont pas le transporteur de l'iode.

- **Question 15** (5 points)

Réponses : B, C, D

Commentaire Le cancer anaplasique est un cancer dérivé des cellules vésiculaires mais PEU différenciées.

Cliniquement : il atteint principalement les personnes âgées. Les symptômes compressifs sont au premier plan.

Sur le plan thérapeutique, il s'agit d'une urgence. Le premier traitement à mettre en place est la chimiothérapie.

ANNALES

1995 - concours nord - Dossier
1996 - concours sud - QCM1
1997 - concours sud - QCM2
2000 - concours nord - QCM1
2001 - concours nord - QCM2
2001 - concours nord - dossier
2001 - concours sud - QCM1
2002 - concours nord - QCM1
2003 - concours nord - QCM1
2003 - concours nord - dossier
2003 - concours sud - QCM2

ITEMS TRAITÉS

N° 239. Goitre, nodules thyroïdiens et cancers thyroïdiens
N° 287. Épidémiologie, facteurs de risque, prévention et dépistage des cancers

RECOMMANDATIONS

Prise en charge des nodules thyroïdiens Société Française d'Endocrinologie, juin 2011
Polycopié national d'endocrinologie

Dossier 8 — *Une nuque noire*

Énoncé

Mme O., 38 ans, consulte pour la 1re fois dans le service de nutrition parce qu'elle veut perdre du poids. À l'interrogatoire, elle vous explique qu'elle est en surpoids depuis le collège, elle a essayé plusieurs types de régimes sans grands résultats, elle ne prend pas de médicaments et ne présente pas de trouble du comportement alimentaire. Elle s'est décidée à consulter car depuis quelques mois elle se sent beaucoup plus fatiguée.

L'examen clinique retrouve une pression artérielle = 132/80 mmHg, une fréquence cardiaque = 82/min. Poids = 102 kg, taille = 168 cm, IMC = 36, tour de taille = 105 cm.

1 **L'examen de la nuque montre ceci. Quel est ce signe clinique ?**

Voir photo dossier, page XIII

a. Xanthome des plis
b. Acanthosis nigricans
c. Mélanodermie
d. Vergeture
e. Mycose

2 **Que vous confirme la présence d'acanthosis nigricans chez cette patiente ?**

a. Hypertriglycéridémie
b. Intolérance au glucose
c. Diabète de type 2
d. Dyslipidémie de type 2
e. Insulinorésistance

3 **Quelle est la classe d'obésité de la patiente ? Poids = 102 kg, taille = 168 cm, IMC = 36**

a. Obésité légère
b. Obésité modérée
c. Obésité sévère
d. Obésité morbide
e. Super-obésité

4 **Quelles peuvent être la(les) cause(s) d'une obésité secondaire ?**

a. Syndrome de Cushing
b. Insuffisance surrénalienne
c. Hyperthyroïdie
d. Phéochromocytome
e. Hyperprolactinémie

5 **Quels médicaments peuvent être responsables d'une prise de poids importante ?**

a. Corticoïdes
b. Neuroleptiques
c. Bêta-bloquant
d. Metformine
e. Statine

La patiente ne présente pas de signes d'obésité secondaire et ne prend pas de médicament. Vous proposez à la patiente un projet thérapeutique personnalisé avec un suivi diététique et vous la revoyez 1 mois après avec un bilan biologique.
Elle a perdu 800 g. PA = 135/80 mmHg, FC = 75/min, saturation = 98 %.
Son bilan retrouve : glycémie à jeun = 1,30 g/l, Cholestérol total = 2,30 g/l, HDL cholestérol = 0,60 g/l, LDL cholestérol = 1,40 g/l, Triglycérides = 1,80 g/l, acide urique = 90 mg/l, TSH = 1 mUI/l (N = 0,2-4), créatinine = 85 µmol/l, ASAT = 25UI/l (N = 10-30), ALAT = 38 UI/l (N = 11-40), GGT = 25 UI/l (N < 30), PAL = 100 UI/l (N = 32-104).

6 **Que pouvez-vous conclure à la vue de ce bilan ?**

a. La patiente est diabétique de type 1
b. La patiente est diabétique de type 2
c. La patiente est diabétique
d. Il faut une 2e glycémie à jeun supérieure à 1,27 g/l pour confirmer le diabète
e. La patiente à un syndrome métabolique

7 **Quels critères font partie de la définition du syndrome métabolique ?**

a. Glycémie à jeun
b. Hba1C
c. HDL Cholestérol
d. LDL Cholestérol
e. Triglycérides

8 **Quel(s) critères(s) non biologique appartien(n)t au syndrome métabolique ?**

a. Tabagisme
b. Sédentarité
c. Tour de taille
d. Antécédents familiaux d'infarctus du myocarde
e. Consommation d'alcool

La patiente se plaint d'une fatigue importante. L'interrogatoire retrouve des ronflements. Vous suspectez un syndrome d'apnée du sommeil.

9 **Quels autres signes recherchez-vous en faveur d'un SAHOS (syndrome d'apnées-hypopnées obstructives du sommeil) ?**

a. Pollakiurie
b. Nycthurie
c. Dysurie
d. Céphalées en début de journée
e. Céphalée en fin de journée

Vous lui faites réaliser une polysomnographie.

10 **En cas de SAHOS sévère, quel est le traitement de 1re intention associé aux règles hygièno-diététiques ?**

a. Ventilation en Pression Négative Continue
b. Ventilation en Pression Positive Continue
c. Ventilation en Pression Positive Intermittente
d. Ventilation en Pression Négative Intermittente
e. Orthèse mandibulaire

11 **Quelles sont les indications à débuter un traitement par Pression Positive Continue ?**

a. Index Apnée-Hypopnée = 5-15
b. Index Apnée-Hypopnée = 30-15
c. Index Apnée-Hypopnée > 30
d. IAH compris entre 15 et 30 et en présence d'un sommeil de mauvaise qualité (au moins 10 micro-éveils par heure de sommeil)
e. IAH compris entre 15 et 30 et en présence d'une maladie cardiovasculaire grave associée

12 **Quel est le traitement alternatif en cas de refus ou d'intolérance à la PPC ?**

a. Chirurgie reconstructrice du palais
b. Chirurgie reconstructrice de la luette
c. Prothèse dentaire
d. Orthèse de recul mandibulaire
e. Orthèse d'avancée mandibulaire

13 **3 mois après votre 1re consultation, la patiente revient vous voir. Elle a pris 5,3 kg et pèse désormais 106,5 kg. Son IMC est à 37,7. Elle souhaite savoir si la chirurgie bariatrique peut être envisagée chez elle. Son traitement ne comporte que de la METFORMINE que vous aviez introduite à la 2e consultation.**

La patiente présente une contre-indication, laquelle ?

a. Son IMC est inférieur à 40
b. La patiente n'a pas réussi à maintenir un poids stable pendant les 3 mois
c. La patiente a été prise en charge depuis moins de 6 mois
d. La patiente est diabétique
e. La patiente présente moins de 3 autres comorbidités

14 **6 mois plus tard, après réunion de concertation pluridisciplinaire, la patiente est opérée d'un bypass gastrique, sans complication immédiate.**

Vous la revoyez 3 semaines plus tard. La patiente décrit des sensations de malaises associés à une hypersudation environ 20-30 minutes après les repas.

Que suspectez-vous ?

a. Dumping syndrome
b. Hypoglycémie fonctionnelle
c. Hypoglycémie iatrogène à la Metformine
d. Syndrome subocclusif
e. Insulinome

Question 1 (10 points)
Réponse exacte : B

Question 2 (5 points)
Réponse exacte : E
Inadmissible : diabète de type 2

Commentaire

- La définition du diabète est soit 2 GAJ > 1,26 g/l ou 1 glycémie > 2 g à n'importe quel moment de la journée associée à un syndrome cardinal.
- L'intolérance au glucose est définie par une glycémie = 1,4-1,9 g/l après un test HGPO

Question 3 (10 points)
Réponse exacte : C

Commentaire

- L'obésité légère n'existe pas
- Obésité modérée : IMC entre 30-34,9, obésité sévère : IMC entre 35-39,9, obésité morbide : IMC entre 40 – 49,9, super-obésité : IMC > 50

Question 4 (10 points)
Réponse : A

Commentaire L'hypothyroïdie fait prendre aux alentours de 5 kg.

Question 5 (10 points)
Réponses A, B

Question 6 (5 points)
Réponse exacte : D, E

Commentaire

Le syndrome métabolique est défini par un tour de taille > 80 cm chez la femme et > 94 cm chez les hommes, et au moins 2 des facteurs suivants :

- TG > 1,50 g/l ou traitement
- HDL-C < 0,40 g/l (H)/ < 0,50 g/l (F) ou traitement
- PAS > 130 mmHg ou PAD > 85 mmHg ou traitement
- Glycémie veineuse à jeun > 1 g/l ou diabète de type 2

Question 7 (5 points)
Réponse exacte : A, C, E

Question 8 (5 points)
Réponses exactes : C

Question 9 (5 points)
Réponses : B, D

Question 10 (10 points)
Réponse : B. Ventilation en Pression Positive Continue

Question 11 (10 points)

Réponse exacte : C, D, E

Commentaire La HAS recommande de traiter les patients dont le SAHOS est modéré ou sévère, c'est-à-dire avec un IAH qui dépasse 15 et qui présente au moins trois des symptômes suivants : somnolence diurne, ronflements sévères et quotidiens, sensation d'étouffement ou de suffocation pendant le sommeil, fatigue diurne, nycturie, céphalées matinales. Le choix du dispositif médical (PPC ou OAM) dépend de la sévérité des symptômes.

- La PPC est recommandée en première intention lorsque l'IAH est supérieur à 30, et lorsque l'IAH est compris entre 15 et 30, en présence d'un sommeil de mauvaise qualité (au moins 10 micro-éveils par heure de sommeil) ou d'une maladie cardiovasculaire grave associée (hypertension artérielle résistante, fibrillation auriculaire récidivante, insuffisance ventriculaire gauche sévère ou maladie coronaire mal contrôlée, antécédent d'accident vasculaire cérébral). Dans toutes ces situations, l'OAM est une alternative en cas de refus ou d'intolérance à la PPC.
- L'OAM est recommandée en première intention lorsque l'IAH est compris entre 15 et 30 en l'absence de maladie cardiovasculaire grave associée. Dans ce cas, l'OAM est en effet plus efficiente que le dispositif de PPC.
- Les mesures hygiéno-diététiques sont recommandées, quelle que soit la gravité du syndrome, dans tous les cas.

Question 12 (5 points)

Réponse E : orthèse d'avancée mandibulaires (OAM)

Question 13 (5 points)

Réponse exacte : C

Inadmissible : D : un des objectifs de la chirurgie bariatrique est de traiter le diabète de type 2

Commentaire La chirurgie bariatrique peut être envisagée chez des patients adultes réunissant l'ensemble des conditions suivantes :

- Patients avec un IMC ≥ 40 kg/m^2 ou bien avec un IMC ≥ 35 kg/m^2 associé à au moins une comorbidité susceptible d'être améliorée après la chirurgie (notamment hypertension artérielle, syndrome d'apnées hypopnées obstructives du sommeil (SAHOS) et autres troubles respiratoires sévères, désordres métaboliques sévères, en particulier diabète de type 2, maladies ostéo-articulaires invalidantes, stéatohépatite non alcoolique)
- En deuxième intention après échec d'un traitement médical, nutritionnel, diététique et psychothérapeutique bien conduit pendant 6-12 mois
- En l'absence de perte de poids suffisante ou en l'absence de maintien de la perte de poids
- Patients bien informés au préalable, ayant bénéficié d'une évaluation et d'une prise en charge préopératoires pluridisciplinaires
- Patients ayant compris et accepté la nécessité d'un suivi médical et chirurgical à long terme
- Risque opératoire acceptable

Question 14 (5 points)

réponse exacte : A

Inadmissible : C

Commentaire Le dumping syndrome s'explique en partie par l'inondation brutale du jejunum par les aliments hyperosmolaires. Cela crée un déplacement des liquides intravasculaires vers la lumière intestinale, responsable d'une hypovolémie et d'une hypotension.

L'hypoglycémie fonctionnelle est plus tardive. Elle est due à un excès d'apport en glucides d'absorption rapide et entraînant une sécrétion importante d'insuline. Mais elle survient 3 -4 h après le repas.
La metformine n'entraîne JAMAIS d'hypoglycémie.

RÉFÉRENCE

HAS -Surpoids et obésité de l'adulte : prise en charge médicale de premier recours - Recommandation pour la pratique clinique - Septembre 2011
HAS - Obésité : prise en charge chirurgicale chez l'adulte - Recommandation pour la pratique clinique – Décembre 2009
Collège des enseignants en Endocrinologie, Diabète et Maladies métaboliques (2e édition, 2011)
Collège des enseignants de Pneumologie

ITEMS TRAITÉS

N° 267. obésité de l'enfant et de l'adulte
N° 129. facteurs de risques cardio-vasculaires
N° 206. hypoglycémie
N° 233. diabètes
N° 43. trouble du sommeil

ANNALES

ITEM 233 Diabète : ECN 2013, dossier 2, ECN 2077, dossier 1, ECN 2006, dossier 4 et 5, ECN 2004, dossier 2, concours sud et nord, 2003, concours sud et nord 2002, concours sud et nord 2001, concours sud et nord 2000, concours sud et nord 1999, concours sud et nord 1998, concours sud et nord 1997, concours sud et nord 1996, concours sud et nord 1995
ITEM 206 Hypoglycémie : ECN 2008, dossier 2, ECN 2005, dossier 8, concours sud 2002, concours nord 2001, concours nord 1997, concours nord 1996
ITEM 267 Obésité : concours sud, 2003, concours nord 2002, concours sud et nord 1997

Dossier 9 — *Au fond des yeux*

Énoncé

M. P., 77 ans est amené par les pompiers aux urgences car il a été retrouvé au sol de sa salle de bain par son infirmière sans pouvoir se relever seul.

M. P. est diabétique de type 2 depuis environ 15 ans, il est aussi traité pour une HTA, une arythmie et on lui a posé un stent dans la coronaire droite il y a 2 ans.

Son ordonnance comprend : METFORMINE 1 g : 1 cp x 3/j, AMAREL 2 mg, COTAREG 160/25 mg, CRESTOR 5 mg, CARDENSIEL 2,5 mg, KARDEGIC 75 mg, COUMADINE 5 mg : 1cp le soir, PARACÉTAMOL 1 g X3/j si besoin, IMOVANE ½ cp au coucher.

Il se souvient avoir voulu se lever cette nuit pour aller aux toilettes, être tombé et avoir été retrouvé par son infirmière, mais il ne se souvient pas combien de temps il est resté au sol.

Les constantes prises à l'IAO sont : PA = 110/81 mmHg, FC = 77, saturation 100 %, T° 37,1, glycémie = 2,2 g/l. Il pèse 83 kg pour 1,80 m. Le patient se plaint d'une douleur à la cuisse gauche.

1 Quel(s) signe(s) vous ferai(en)t évoquer une fracture de l'extrémité supérieure du fémur gauche ?

a. Rotation interne de la jambe gauche
b. Rotation externe de la jambe gauche
c. Flessum de la hanche
d. Flessum du genou
e. Adduction de la jambe gauche

L'examen clinique ne retrouve pas de signes en faveur d'une fracture de l'extrémité du fémur. La douleur de la cuisse semble être en rapport avec un volumineux hématome. Le reste de l'examen est sans particularité en dehors d'une ecchymose de la joue gauche et une arythmie sans signes de décompensation cardiaque.
L'ECG retrouve une FA sans autres anomalies.
Vous récupérez le bilan : leucocytes = 8 500.10^9/l, hémoglobine = 13 g/dl, plaquettes = 350 000.10^9/l, urée = 14,3 mmol/l, créatinine = 182 µmol/l, glycémie = 12 mmol/l, sodium = 148 mmol/l, potassium = 5,8 mmol/l, ASAT = 25 UI/l, ALAT = 18 UI/l, bilirubine = 5 µmol/l, GGT = 36 UI/l, CPK = 330 UI/l (10-200), INR = 5,3.

2 Que vous montre ce bilan ?

a. Insuffisance rénale aiguë
b. Insuffisance rénale chronique
c. Hyperglycémie
d. Hypoglycémie
e. Déshydratation intracellulaire

3 **Vous récupérez le bilan : leucocytes = 8 500.10^9/l, hémoglobine = 13 g/dl, plaquettes = 350 000.10^9/l, urée = 14,3 mmol/l, créatinine =182 µmol/l, glycémie = 12 mmol/l, sodium = 148 mmol/l, potassium = 5,8 mmol/l, ASAT = 25 UI/l, ALAT = 18 UI/l, bilirubine = 5 µmol/l, GGT = 36 UI/l, CPK = 330 UI/l (10-200), INR = 5,3.**

Que faites-vous devant le surdosage en AVK ?

a. Pas de saut de prise
b. Saut d'une prise
c. Arrêt du traitement définitif
d. 1 à 2 mg de vitamine K
e. 5 mg de vitamine K

Vous retrouvez dans ses affaires sa prise de sang d'il y a 1 mois où la créatinine était alors à 130 µmol/l avec un DFG = 49 ml/min.

4 **Quel était son stade d'insuffisance rénale ?**

a. Stade 1
b. Stade 2
c. Stade 3
d. Stade 4
e. Stade 5

Le patient présente donc une insuffisance rénale aiguë. L'échographie rénale élimine une dilatation des cavités pyélocalicielles.

5 **Quel (s) type (s) d'insuffisance rénale aiguë est/sont possible(s) ?**

a. Organique
b. Fonctionnelle
c. Vasculaire
d. Glomérulaire
e. Tubulaire

Devant cette insuffisance rénale aiguë avec une part fonctionnelle, vous réhydratez le patient avec 1L de NaCl 0,9 % sur 12 h.
Vous terminez le bilan des complications de la chute avec une imagerie cérébrale :

Voir photo dossier, page II

6 **Que pouvez-vous dire sur cette imagerie ?**

a. Scanner cérébral
b. IRM cérébrale
c. Normale
d. Hématome sous-dural
e. Hématome extra-dural

Devant cet hématome sous-dural gauche, vous appelez le neurochirurgien qui vous dit qu'il n'y a pas d'indication opératoire.
Vous hospitalisez le patient en service de médecine.
Le lendemain la créatinine est redescendue à 158 mmol/l, le potassium est à 4,8 mmol/l, l'INR est à 4 mais la glycémie reste élevée à plus de 2 g/l.

7 Parmi les médicaments du patient, lesquels ont été suspendus ?

a. METFORMINE
b. AMAREL
c. COTAREG
d. CRESTOR
e. KARDEGIC

8 Quel(s) type(s) de médicament(s) pouvez-vous prescrire pour corriger la glycémie ?

a. Metformine
b. Sulfamides
c. Insuline
d. Glinides
e. Aucun

Vous interrogez le patient sur son dernier fond d'œil. Il vous dit que le dernier remonte à environ 5 ans. Vous récupérez le compte rendu qui décrit des micro-anevrysmes associés à des hémorragies en flammèche.

9 Quel était le stade de sa rétinopathie au vu de ce compte rendu ?

a. Pas de rétinopathie
b. Pré-proliférante minime
c. Pré-proliférante modérée
d. Pré-proliférante sévère
e. Proliférante

10 À quelle fréquence est-il recommandé de faire un dépistage de la rétinopathie diabétique chez un diabétique de type 2 ?

a. Tous les 3 mois
b. Tous les 6 mois
c. Tous les ans
d. Tous les 3 ans
e. Tous les 5 ans

11 **Le patient présentait donc une rétinopathie modérée il y a 5 ans. Vous l'adressez en ophtalmologie pour un nouveau contrôle. Quels signes témoigneraient d'une aggravation de sa rétinopathie ?**

a. Anomalie microvasculaire intra-rétinine
b. Néovaisseaux
c. Nodules cotonneux
d. Exsudats secs
e. Hémorragies rétiniennes étendues

Le fond d'œil retrouve une rétinopathie pré-proliférante pour laquelle l'ophtalmologue lui a donné un nouveau rendez-vous dans 2 semaines pour discuter d'une photocoagulaton pan rétinienne.
Au bout d'une semaine, le patient va mieux, les traitements ont été réintroduits et il rentre à domicile.
2 ans plus tard, le patient consulte aux urgences ophtalmiques pour une baisse brutale de l'acuité visuelle. À l'examen son œil est blanc et indolore.

12 **Quels sont les diagnostics possibles ?**

a. Glaucome aigu à angle fermé
b. Occlusion de l'artère centrale de la rétine
c. Occlusion de la veine centrale de la rétine
d. Uvéite aiguë
e. Décollement de la rétine

13 **Le patient avoue ne pas avoir revu l'ophtalmologie depuis sa dernière hospitalisation. Le patent décrit des myodesopsies. Le fond d'œil est impossible avec un aspect de « pluie de suie ».**

Quel est votre diagnostic ? (2 mots)

....

14 **Le patient revoit son ophtalmologue 3 mois plus tard pour contrôler la résorption de son hémorragie intravitréenne. L'examen retrouve la persistance de l'hémorragie.**

Quel (s) traitement (s) peut-on proposer au patient ?

a. Vitrectomie
b. Photocoagulation pan rétinienne
c. Injection intravitréenne d'anti-VEGF
d. Injection intravitréenne de corticoïdes
e. Phakoémulsification

■ Question 1 (5 points)

Réponses exactes : B, E

Commentaire Devant une fracture de l'extrémité supérieure du fémur l'inspection retrouve la triade raccourcissement-adduction-rotation externe.

■ Question 2 (5 points)

Réponses exactes : C, E

Commentaire On ne peut pas statuer de l'ancienneté de l'insuffisance rénale sur ce bilan seul. Une glycémie supérieure à 11 mmol/l (2 g/l) quelque sot le moment de la journée est une hyperglycémie. L'anémie chez l'homme est une hémoglobine < 13 g/dl (et < 12 chez la femme).

■ Question 3 (10 points)

Réponse exacte : B

INR mesuré	Mesures correctrices recommandées en fonction de l'INR mesuré et de l'INR cible INR cible 2,5 (fenêtre entre 2 et 3)	INR cible ≥ 3 (fenêtre 2,5 - 3,5 ou 3 -4,5)
INR < 4	• Pas de saut de prise • Pas d'apport de vitamine K	
4 ≤ INR < 6	• Saut d'une prise • Pas d'apport de vitamine K	• Pas de saut de prise • Pas d'apport de vitamine K
6 ≤ INR < 10	• Arrêt du traitement • 1 à 2 mg de vitamine K par voie orale (1/2 à 1 ampoule buvable forme pédiatrique) (grade A)	• Saut d'une prise • Un avis spécialisé est recommandé (ex. cardiologue en cas de prothèse valvulaire mécanique) pour discuter un traitement éventuel par 1 à 2 mg de vitamine K par voie orale (1/2 à 1 ampoule buvable forme pédiatrique)
INR ≥ 10	• Arrêt du traitement • 5 mg de vitamine K par voie orale (1/2 ampoule buvable forme adulte) (grade A)	• Un avis spécialisé sans délai ou une hospitalisation est recommandé

■ Question 4 (5 points)

Réponse exacte : C

Stades	Définition	DFG (ml/min/1,73 m²)
1	Maladie rénale chronique avec DFG normal ou augmenté	≥ 90
2	Maladie rénale chronique avec DFG légèrement diminué	Entre 60 et 89
3	Insuffisance rénale modérée	Stade 3A : entre 45 et 69 Stade 3B : entre 30 et 44
4	Insuffisance rénale sévère	Entre 15 et 29
5	Insuffisance rénale terminale	< 15

■ Question 5 (10 points)

Réponses exactes : A, B, E

Commentaire L'insuffisance rénale aiguë est d'une part fonctionnelle sur la déshydratation et la prise d'ARA2 et d'autre part organique sur nécrose tubulaire aiguë secondaire à la rhabdomyolyse (CPK augmentés).

■ Question 6 (5 points)

Réponses exactes : A, D

Commentaire Hématome sous-dural frontal gauche

- **Question 7** (10 points)
Réponses exactes : A, B, C

Commentaire Devant tout épisode aigu grave, les ADO doivent être arrêtés et remplacés par de l'insuline.
Devant un épisode d'IRA, les ARA2 (ici le tareg) et les IEC doivent être arrêtés et remplacés soit par des inhibiteurs calciques soit des anti-HTA centraux.
La coumadine doit être arrêtée car l'INR est > 3.

- **Question 8** (10 points)
Réponses exactes : C, D

- **Question 9** (10 points)
Réponse C : modérée

- **Question 10** (5 points)
Réponse exacte : C

- **Question 11** (5 points)
Réponses exactes : A, B, E

- **Question 12** (5 points)
Réponses exactes : B, C, E

Commentaire Le GAFA et l'uvéite se traduisent par un œil rouge et douloureux

- **Question 13** (10 points)
QROC : hémorragie intravitréenne

- **Question 14** (5 points)
Réponse exacte : A

RÉFÉRENCES

Prise en charge des surdosages en antivitamines K, des situations à risque hémorragique et des accidents hémorragiques chez les patients traités par antivitamines K en ville et en milieu hospitalier, Avril 2008, HAS
Stratégie médicamenteuse du contrôle glycémique du diabète de type 2, janvier 2013, HAS
Dépistage de la rétinopathie diabétique par lecture différée de photographies du fond d'œil, décembre 2010, HAS

ITEMS TRAITÉS

N° 187. Anomalie de la vision d'apparition brutale
N° 233. Diabète sucré de type 1 et 2 de l'enfant et de l'adulte. Complications
N° 239. Fracture de l'extrémité supérieure du fémur chez l'adulte
N° 252. Insuffisance rénale aiguë
N° 253. Insuffisance rénale chronique

ANNALES

Concours de l'internat :
1995 - concours nord et sud
1996- concours nord et sud
1997 - concours nord et sud avec rétinopathie
1998 - concours nord et sud avec rétinopathie
1999 - concours nord et sud avec rétinopathie
2000 - concours nord et sud avec rétinopathie
2001 - concours nord et sud avec rétinopathie
2002 - concours nord et sud avec rétinopathie
2003 - concours nord et sud avec rétinopathie
ECN :
2004-dossier 2
2006-dossier 4 et 5
2007-dossier 1
2013 - dossier 2

Dossier 10

Une appendicite en endocrino

Énoncé

Mlle F, 24 ans, consulte aux urgences pour douleurs abdominales.

Les douleurs ont commencé cet après-midi, mais elle se plaint d'une asthénie depuis 3 semaines.

Elle n'a pas d'antécédent particulier.

L'examen clinique ne retrouve pas d'autre anomalie qu'une tachycardie régulière. PA : 90/60 mmHg, FC : 110/minute, température : 36,8 °C

Son médecin généraliste lui a prescrit un bilan biologique, qu'elle vous tend.

1 **Qu'espérez-vous voir dessus ?**

a. Leucocytes
b. TP TCA
c. BHCG
d. ASAT, ALAT
e. D-dimère

2 **Le bilan retrouve :**

Na : 133 mmol/L (N : 135-145), K+ : 5,7 mmol/L (N : 3,5-5), créatinémie : 90 micromol/L, Hb : 12 g/dL, leucocytes : 4 000/mL, plaquettes : 340 000/mL

Quel diagnostic évoquez-vous (3 mots) ?

....

3 **Vous suspectez une insuffisance surrénale aiguë. Que faites-vous ?**

a. Dosage du cortisol immédiatement et attente du résultat pour traiter
b. Dosage du cortisol à 8 h et attente du résultat pour traiter
c. Dosage du cortisol à 0 h et attente du résultat pour traiter
d. Dosage du cortisol immédiatement et traitement sans attendre les résultats
e. Retour à domicile avec traitement symptomatique

4 **Vous optez pour le traitement. Que faites-vous ?**

a. Réhydratation par sérum physiologique
b. Réhydratation par sérum glucosé uniquement
c. Supplémentation par hydrocortisone à haute dose
d. Supplémentation par fludrocortisone à haute dose
e. Supplémentation potassique

5 **La patiente va mieux, elle est transférée dans le service d'endocrinologie. L'externe se pose des questions, quelles affirmations sont vraies ?**

a. Il s'agit forcément d'une insuffisance surrénale périphérique
b. Il s'agit forcément d'une insuffisance surrénale centrale (ou corticotrope)
c. Il s'agit forcément d'une insuffisance surrénale périphérique car il existait une hyperkaliémie
d. Il s'agit forcément d'une insuffisance surrénale centrale car il existait une hyperkaliémie
e. L'insuffisance surrénale centrale et l'insuffisance surrénale périphérique sont possibles

6 **Vous pensez à une étiologie surrénalienne. Quelles étiologies sont possibles ?**

a. Rétraction auto-immune
b. Lymphome
c. Adénome de Conn
d. Hémorragie des surrénales
e. Tuberculose

7 **Quel bilan demandez-vous ?**

a. Anticorps anti-21 hydroxylase
b. ACE
c. Sérologie VIH
d. Scanner surrénalien
e. IRM surénalienne

8 **Les premiers résultats sont : Sérologie VIH négatif, NFS normale, TP : 95 %, TCA normal, anticorps anti-21-hydroxylase : positif. Que vous attendez-vous à retrouver sur le scanner ?**

a. Calcification surrénalienne
b. Métastases surrénaliennes
c. Ectopie surrénalienne
d. Splénose
e. Atrophie surrénalienne

9 **Il existe effectivement une atrophie surrénalienne. Quel est votre diagnostic ?**

a. Rétraction auto-immune des surrénales
b. Lymphome
c. Tuberculose
d. Hémorragie des surrénales
e. Adénome de Conn

10 **Vous diagnostiquez une rétraction auto-immune des surrénales. Quel traitement au long cours débutez-vous ?**

a. Hydrocortisone par voie veineuse
b. Hydrocortisone par voie orale
c. Fludrocortisone par voie orale
d. Supplémentation potassique
e. Supplémentation calcique

11 **Que lui dites-vous ?**

a. Diminuer les doses en cas d'infection
b. Doubler les doses en cas d'infection
c. Prévenir tous médecins de sa pathologie
d. Privilégier les repas pauvres en sel
e. Port d'une carte toujours sur soi

12 **10 ans plus tard, au cours de son suivi, elle se plaint d'une aménorrhée depuis 6 mois. Quel est le premier examen que vous lui prescrivez ?**

....

13 **Les bêta-HCG sont négatifs. Quel bilan complémentaire demandez-vous ?**

a. Prolactine
b. FSH LH
c. Test au synacthère
d. Test au GNRH
e. Hystérographie

14 **Résultat du bilan : FSH : 77 mUI/L (N : 3-10), LH : 50 U/L (N : 1,9 - 12,5 U/L), oestradiol : 9 (N : 11 – 165 ng/L), prolactine : 18 ng/L (N : 12-220)**

Quel diagnostic évoquez-vous ?

a. Syndrome des ovaires polykystiques
b. Aménorrhée hypothalamique
c. Hypogonadisme hypogonadotrope
d. Insuffisance ovarienne prématurée
e. Adénome à prolactine

15 **Les explorations ont révélé une insuffisance ovarienne prématurée auto-immune. Quelle pathologie globale Mlle F présente-t-elle ?**

a. NEM 1
b. NEM 2
c. Polyendocrinopathie auto-immune
d. Syndrome de Carney
e. Syndrome de Turner

■ **Question 1** (5 points)
Réponses : A, C, D (si oubli C, zéro à la question)

Commentaire Bilan biologique à réaliser devant une douleur abdominale aiguë chez la femme jeune.
Éliminer GEU en premier : BHCG
Recherche d'un syndrome inflammatoire et hépatique : leucocytes, CRP, bandelette urinaire
Pathologie hépatique : ASAT, ALAT, GGT, PAL
+/- lipase en fonction du contexte

■ **Question 2** (10 points)
Réponse : Insuffisance surrénale aiguë.

Commentaire Les signes de l'insuffisance surrénale sont liés :
- Au déficit en glucocorticoïdes : asthénie, amaigrissement, hypoglycémie
- Au déficit en minéralocorticoïdes : hypotension, hyperkaliémie, hyponatrémie

Il s'agit des signes d'insuffisance surrénale périphérique. En cas d'insuffisance surrénale centrale (par défaut d'ACTH), seul les signes glucocorticoïdes seront présents.
Biologiquement, **l'association d'une hyponatrémie+hyperkaliémie+ hypoglycémie doit vous faire évoquer l'insuffisance surrénale aiguë.**
L'insuffisance surrénale est aiguë car présence de douleurs abdominales.

■ **Question 3** (5 points)
Réponse : D

Commentaire Le traitement de l'insuffisance surrénale aiguë est une URGENCE.
Il ne faut donc pas attendre le résultat du dosage pour donner l'hydrocortisone, car soit le diagnostic est vrai et la patiente est sauvée, soit l'hydrocortisone sera inutile mais en aucun cas délétère.
Si le dosage n'est pas réalisable en urgence, ce n'est pas grave, traiter en urgences. Les endocrinologues auront bien le temps de faire leurs tests après.

■ **Question 4** (10 points)
Réponse : A et C
Si B et E : points négatifs

Commentaire Le traitement comporte :
- **Supplémentation en hydrocortisone à haute dose**
- **Réhydratation par sérum physiologique**

L'hydrocortisone à haute dose agit sur les récepteurs minéralocorticoides, il n'y a donc pas besoin de fludrocortisone.
Concernant l'hydratation, le plus important est de réhydrater, donc sérum physiologique. Le glucose sera facilement ajouté (par exemple glucose à 5 % avec 9 g de NaCl). La réhydratation est importante aux alentours des 5 litres dans les premières 24 h.

Question 5 (10 points)
Réponse : A et C

Commentaire L'insuffisance surrénale périphérique est due à une destruction des surrénales et donc à un défaut de cortisol mais aussi d'aldostérone.
En l'absence d'aldostérone, la pompe Na/K ne sera pas stimulée. Il y aura une élimination du sodium (donc une déshydratation) et une réabsorption accrue du potassium (donc hyperkaliémie).
L'insuffisance centrale ou corticotrope est liée à un défaut d'ACTH périphérique. Le système aldostérone étant sous le contrôle de la rénine rénale, il ne sera pas altéré. Donc, la kaliémie sera normale.

Question 6 (5 points)
Réponses : A, B, D, E

Commentaire Les étiologies d'insuffisance surrénale périphérique sont :
- 80 % : rétraction auto-immune des surrénales
- 20 % : tuberculose

Puis rare :
- Infection VIH
- Infiltrative : sarcoïdose, lymphome
- Iatrogène : surrénalectomie bilatérale
- Métastase bilatérale
- Vasculaire : hémorragie des surrénales bilatérales, thrombose des surrénales

Chez les enfants, deux maladies rares : adrénoleucodystrophie et le bloc enzymatique.

Question 7 (5 points)
Réponses : A, C, D

Commentaire On recherche les différentes causes :
- Auto-immune : anticorps anti-21-hydroxylase et anti-corticosurrénale
- Tuberculose : IDR, radiographie thoracique
- Sérologie VIH
- Scanner surrénalien : permet d'orienter la plupart des étiologies :
  - Surrénales augmentées : métastases, infiltratives
  - Surrénales atrophiques : auto-immune
  - Surrénales calcifiées : tuberculose

Question 8 (5 points)
Réponse : E

Commentaire Même si vous ne voyez rien, les anticorps positifs vous orientent.

Question 9 (5 points)
Réponse : A

Commentaire Diagnostic :
- Sur le terrain : femme jeune
- Biologique : anticorps positif
- Radiologique : atrophie surrénalienne

■ **Question 10** (10 points)

Réponse : B et C

Commentaire **Substitution à vie par hydrocortisone et fludrocortisone par voie orale.**
L'hydrocortisone permettra la substitution en glucocorticoïdes à des taux physiologiques.
La fludrocortisone permettra la substitution en minéralocorticoïdes. L'hydrocortisone étant donnée à des taux physiologiques, elle n'agira pas sur la voie des minéralocorticoïdes.
Il ne s'agit pas de « corticoïdes » mais de l'hormone naturelle et à des doses normales. Il n'y a donc pas lieu de suivre les mesures pour un traitement par corticoïdes : pas de régime désodé, hypolipidique, hypoglucidique ; pas de supplémentation calcique ou potassique.

■ **Question 11** (10 points)

Réponses : B, C, E

Commentaire Il s'agit d'un traitement À VIE, à ne jamais arrêter. Un arrêt peut entraîner la réapparition d'une insuffisance surrénale.
Donc :

- Éducation du patient
- Port d'une carte (au cas où retrouvé par terre dans la rue, le SAMU pourra injecter l'hydrocortisone)
- Prescription d'hydrocortisone injectable, si vomissements empêchant la prise d'hydrocortisone per os.
- Prévenir tous médecins notamment les anesthésistes.

Par ailleurs, le cortisol augmente en cas de stress. L'hydrocortisone sera doublée voire triplée si fièvre, infection, chirurgie.

■ **Question 12** (5 points)

Réponse : B. HCG

Commentaire Devant toute aménorrhée primaire ou secondaire, éliminer une grossesse.

■ **Question 13** (5 points)

Réponses : A, B

Commentaire Devant une aménorrhée secondaire, bilan étiologique intial :

- Prolactine : éliminer une hyperprolactinémie
- FSH, LH, œstradiol : éliminer un hypogonadisme qu'il soit périphérique (FSH, LH augmentées, œstradiol bas) ou central (FSH, LH, œstradiol diminués)
- Échographie pelvienne : éliminer dystrophie ovarienne (SOPK)

- **Question 14** (5 points)

Réponse : D

Commentaire Dans le bilan, on remarque : FSH et LH augmentées, LH diminuées.
Il s'agit d'une cause périphérique de carence en œstrogènes. Les gonadotrophines FSH et LH agissent de façon adaptée : elles augmentent car perte du rétro-contrôle par l'œstradiol.
Il ne peut pas s'agir :

- a. syndrome des ovaires polykystiques car FSH et LH seraient normales (ou LH légèrement supérieure)
- b. aménorrhée hypothalamique car FSH et LH seraient abaissées
- c. Hypogonadisme hypogonadotrope car FSH et LH seraient abaissées
- e. adénome à prolactine car prolactine normale et FSH et LH seraient abaissées (l'hyperprolactinémie entraîne une aménorrhée par altération de la sécrétion de FSH et LH).

- **Question 15** (5 points)

Réponse : C : Polyendocrinopathie auto-immune

Commentaire Association de deux pathologies endocriniennes auto-immune.
Il peut également s'ajouter : une hypothyroïdie auto-immune, une maladie de Biermer etc.

ITEMS TRAITÉS

N° 4. Évaluation des examens complémentaires dans la démarche médicale : prescriptions utiles et inutiles.
N° 243. Insuffisance surrénale chez l'adulte et l'enfant
N° 34. Anomalies du cycle menstruel. Métrorragies
N° 265. Troubles de l'équilibre acido-basique et désordres hydro-électrolytiques

ANNALES ECN

1995 - concours nord - QCM1
1995 - concours nord - QCM2
1996 - concours nord - QCM2
1996 - concours nord - QCM2
1999 - concours nord - CCQM
1999 - concours sud - QCM1
1999 - concours sud - QCM2
1999 - concours sud - dossier
2000 - concours sud - QCM1

Dossier 11 — *La soif sans fin*

Énoncé

Mme F., 60 ans, vient consulter aux urgences, car depuis quelque temps elle est fatiguée et n'arrête pas d'aller uriner. Elle a toujours soif, malgré le fait qu'elle boive 5 litres d'eau par jour.

Elle ne présente pas d'antécédent particulier et a eu 2 enfants sans difficultés.

Elle ne prend aucun traitement.

1 Quel examen biologique réalisable immédiatement demandez-vous ?

....

2 La glycémie capillaire est à 1,1 g/L (5,5 mmol/L). Quels troubles ioniques peuvent expliquer la symptomatologie de Mme F. ?

a. Hyperkaliémie
b. Hypokaliémie
c. Hypercalcémie
d. Hypocalcémie
e. Hyponatrémie

3 Le bilan biologique que vous aviez demandé revient :

Na : 135 mmol/L, K+ : 4,1 mmol/L, créatinémie : 150 mmol/L, calcémie : 3,1 mmol/L, albumine 35 g/L, phosphore : 0,4 (N : 1-1,2)

Hb : 14 g/dL, leucocytes : 5 555/mm³, plaquettes : 256,000

Quelle est la formule exacte pour la calcémie corrigée ?

a. Albumine + (40-calcémie)/40
b. Ca obs + (40+albumine)/40
c. Ca obs + (40-albumine)/40
d. Albumine + (40-albumine)/créatinine
e. Ca obs + (40-protidémie)/40

4 **À combien est la calcémie corrigée :**

Na : 135 mmol/L, K+ : 4,1 mmol/L, créatinémie : 150 mmol/L, calcémie : 3,1 mmol/L, albumine 35 g/L, phosphore : 0,4 (N : 1-1,2)

Hb : 14 g/dL, leucocytes : 5 555/mm³, plaquettes : 256,000

a. 2,9 mmol/L
b. 3 mmol/L
c. 3,1 mmol/L
d. 3,2 mmol/L
e. 3,3 mmo/L

5 **Qu'allez-vous réaliser en urgence ?**

a. Dialyse
b. Scanner cérébral
c. Bandelette urinaire
d. ECG
e. PTH

6 **Quels signes allez-vous y rechercher ?**

a. Bradycardie
b. Trouble du rythme
c. Allongement du PR
d. Élargissement du QRS
e. Aplatissement des ondes T

7 **Si l'ECG de votre patiente avait été celui-ci, quelle(s) mesure(s) auriez-vous proposée(s) en urgence ?**

☛ *Voir photo dossier, page XI*

a. Aucune
b. Réhydratation par sérum physiologique
c. Réhydratation par sérum glycolysé
d. Calcitonine
e. Biphsophonates

8 **L'ECG de la patiente est en fait normal. Quelle est la mesure indispensable de la prise en charge thérapeutique ?**

a. Aucune
b. Réhydratation par sérum physiologique
c. Réhydratation par sérum glycolysé
d. Calcitonine
e. Biphsophonates

9 **La patiente est stabilisée, quel(s) examen(s) demandez-vous pour avancer dans la démarche étiologique initialement ?**

a. Scintigraphie au MIBI
b. Vitamine D
c. Échographie rénale
d. NFS
e. PTH

10 **La PTH est à 3 ng/mL (N : 10-60). Quelles prises médicamenteuses recherchez-vous à l'interrogatoire ?**

a. Paracétamol
b. Prise de vitamine D
c. Prise de vitamine E
d. Diurétiques thiazidiques
e. Lithium

11 **Il n'y a pas de prise médicamenteuse. Le dosage de la vitamine D est normal. Par argument de fréquence, vous vous orientez vers une étiologie néoplasique, quels sont étiologies possibles ?**

a. Carcinome parathyroïdien
b. Myélome multiple
c. Métastases ostéolytiques
d. Syndrome pararanéoplasique dû à une tumeur bronchique
e. Tumeur bénigne hépatique

12 **En cas de métastase ostéolytique, quel primitif auriez-vous recherché ?**

a. Testicules
b. Sein
c. Thyroïde
d. Rein
e. Estomac

13 **Quel examen confirmerait une origine paranéoplasique ?**

a. Scintigraphie cérébrale
b. PET TDM
c. PTH
d. PTH rp
e. ACE

14 **Si la vitamine D revient à 500 ng/mL. Quelles sont les étiologies possibles ?**

a. Maladie de Horton
b. Sarcoïdose
c. Tuberculose
d. Maladie de Biermer
e. Polyarthrite rhumatoïde

- **Question 1** (5 points)
Réponse : Glycémie
Commentaire Devant tout syndrome polyuro-polydipsique (SDPUPD), éliminer un diabète sucré (type ou type 2, possible). La glycosurie entraîne une polyurie qui entraîne la polydipsie.

- **Question 2** (5 points)
Réponses : B, C
Commentaire L'hypokaliémie entraîne une résistance à l'ADH et donc un SDPUPD.
L'hypercalcémie entraîne également une résistance à l'ADH au niveau tubulaire.
En cas de SDPUPD sans trouble de la soif, la natrémie reste normale : les pertes sont compensées par les apports.

- **Question 3** (5 points)
Réponse : C
Commentaire 40 à 45 % du calcium sérique est lié à l'albumine. Seule la partie libre est active.
En cas d'hyperalbuminémie ou au contraire d'hypoalbuminémie, la calcémie totale va être modifiée, mais la calcémie ionisée peut rester normale, d'où l'importance du calcul.
Exemple en cas d'hypoalbuminémie sévère (20 g/L), la calcémie rendue va être de 2 mmol/L, mais la calcémie corrigée sera 2,5 mmol/L donc normale.
Au contraire, elle peut masquer une hypercalcémie, si la calcémie rendue est de 2,5 mmol/L (normale), la corrigée sera alors de 2,9 mmol/L.

- **Question 4** (5 points)
Réponse : D

- **Question 5** (5 points)
Réponses : E, C, G (D)
Commentaire Le retentissement cardiaque de l'hypercalcémie change la prise en charge : nécessité d'un scope, hospitalisation en réanimation…

- **Question 6** (5 points)
Réponses : B, C, E
Commentaire Moyen mnémotechnique pour retenir les signes d'hypercalcémie : **ta raquette plate perd son rythme**
  - **Ta :** tachycardie
  - **Raquette** : raccourcissement du QT
  - **Plate :** aplatissement des ondes T
  - **PR :** allongement du PR
  - **Son rythme :** trouble du rythme

- **Question 7** (5 points)
Réponses : B, D
Commentaire La calcitonine est un protecteur cardiaque. Il ne fait pas baisser la calcémie, et est donc surtout utilisé en cas de manifestations cardiaques associées à des traitements faisant baisser la calcémie (cf. question d'après)

Question 8 (10 points)

Réponse : B

Commentaire L'hyperhydratation par sérum physiologique est LE traitement indispensable, quelle que soit l'étiologie ou le niveau de calcémie.
En cas d'hydratation IV, en l'absence de contre-indication, privilégier un apport de sel (type sérum physiologique).
La diurèse forcée au lasilix est de moins en moins recommandée et utilisée.
Les biphosphonates permettent une diminution de la calcémie par inhibition des ostéoclastes mais ont une durée d'action plus longue (36 à 48 h).
La corticothérapie est surtout utilisée en cas d'intoxication à la vitamine D et parfois en cas d'hémopathie.
La dialyse reste le traitement des hypercalcémies très sévères (> 4,5 mmol/L).

Question 9 (10 points)

Réponses : B, E

Commentaire La parathormone est la première hormone hypercalcémiante.
Elle agit en augmentant la résorption rénale (donc en diminuant l'excrétion urinaire de calcium), activant les ostéoclastes et augmentant l'absorption digestive.
Elle est régulée par le calcium, donc en cas d'hyperparathyroïdie, elle doit être abaissée. En cas d'hypercalcémie avec une PTH haute ou normale (inadaptée), c'est la « faute » de la parathyroïde : hyperparathyroïdie. (cf. dossier hyperparathyroïdie).
La vitamine D est l'autre hormone hypercalcémiante donc à doser.

Question 10 (10 points)

Réponses : B, D, E

Commentaire La PTH a ici une réponse adaptée. Ce n'est pas de sa faute, il faut chercher une autre étiologie.
Cela peut être lié à l'autre hormone hypercalcémiante : la vitamine D. La vitamine D agit principalement en augmentant l'absorption digestive de calcium.
Les diurétiques thiazidiques diminuent la calciurie et ont donc un effet hypercalcémiant.
La vitamine A est également hypercalcémiante, probablement par activation des ostéoclastes.
Le lithium induit également une hypercalcémie.

En résumé : **hypercalcémie médicamenteuse : prise excessive de calcium ou vitamine D, diurétique thiazidiques, lithium et vitamine A**.

Question 11 (10 points)
Réponses : B, C, D

Commentaire L'hyperparathyroïdie et les étiologies néoplasiques sont responsables de 90 % des hypercalcémies.

- Les métastases induisent une activation locale des interleukines et vont entraîner une activation des ostéoclastes et une lyse osseuse aboutissant au relargage de calcium dans la circulation générale.
- Le myélome synthétise l'interleukine 6 qui va également aller activer les ostéoclastes.
- Certaines tumeurs vont produire des hormones ressemblant à des hormones physiologiques : c'est le syndrome paranéoplasique. Ces tumeurs, par exemple bronchiques, peuvent produire la PTHrp, qui agit comme la PTH. Il n'y a par contre pas de contre-régulation : les cellules tumorales n'ont pas de récepteur du calcium et ne seront donc pas freinées par l'hypercalcémie.

Le carcinome parathyroïdien (très rare) entraîne une synthèse de parathormone haute.

Question 12 (5 points)
Réponses : A, B, C, D

Question 13 (10 points)
Réponse : D

Commentaire La PTHrp (cancéreuse) n'est pas dosée par les dosages standards de PTH. La vraie PTH (parathyroïdienne) va avoir une réponse adaptée et être effondrée.

Question 14 (5 points)
Réponses : B, C

Commentaire Au sein des granulomes, il peut exister une synthèse de vitamine D. Celle-ci étant une des 2 hormones hypercalcémiantes, la sarcoïdose et la tuberculose peuvent s'accompagner d'une hypercalcémie.
En résumé :

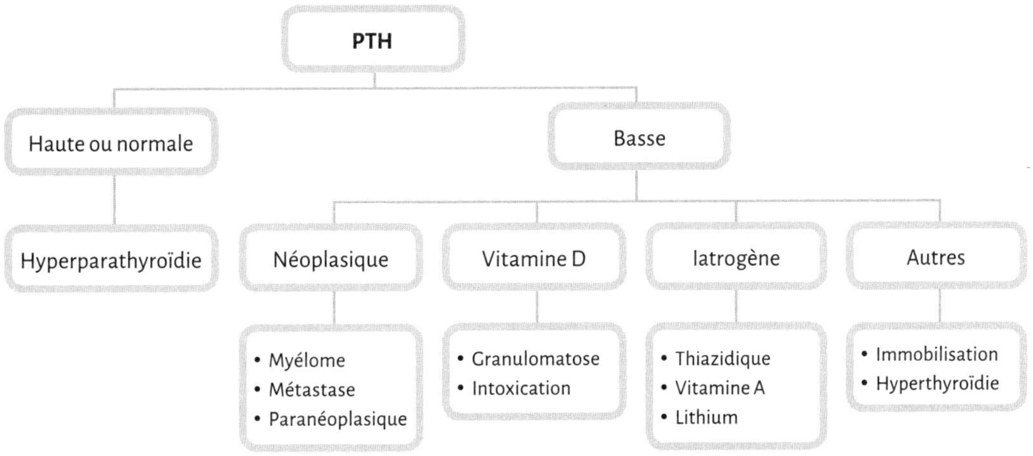

ITEMS TRAITÉS

N° 4. Évaluation des examens complémentaires dans la démarche médicale : prescriptions utiles et inutiles.

N° 266. Hypercalcémie

N° 289. Diagnostic des cancers : signes d'appel et investigations para-cliniques ; caractérisation du stade ; pronostic

N° 322. Identification et gestion des risques liés aux médicaments et aux biomatériaux, risque iatrogène, erreur médicamenteuse

ANTÉRIORITÉ

1997 – concours sud – QCM2
1998 – concours nord – QCM1
1999 – concours nord – QCM1
2007 – dossier 3
2008 – dossier 2
2008 – dossier 3

CONSENSUS

Prise en charge de l'hyperparathyroïdie primaire asymptomatique. Consensus d'experts de la SFE 2004

Dossier 12 *La panne du technicien*

Énoncé

M.X, 54 ans vous consulte pour un trouble de l'érection. Il a comme principaux antécédents une appendicectomie dans l'enfance, une dyslipidémie traitée par Crestor 5 mg et une hypertension artérielle traitée par Ramipril 5 mg.

Il pèse 78 kg pour 1,71 m soit un IMC à 27, il travaille comme technicien dans l'automobile, il fume 5-6 cigarettes par jour depuis l'âge de 35 ans et boit de l'alcool de façon occasionnelle.

1 Quels facteurs de risque de dysfonction érectile présente le patient ?

a. Dyslipidémie
b. HTA
c. Ramipril
d. Tabac
e. Alcool

Dans l'hypothèse d'une dysfonction érectile iatrogène, vous le réinterrogez sur son traitement.

2 Quel(s) médicament(s) peu(ven)t être responsable(s) d'une dysfonction érectile iatrogène ?

a. Inhibiteur calcique
b. Antagoniste du récepteur de l'angiotensine
c. Bêta-bloquant
d. Anti-hypertenseur central
e. Metformine

Le patient ne prend aucun traitement qui pourrait entraîner une dysfonction érectile.

3 Quels arguments recherchez-vous pour une origine psychogène ?

a. Début progressif
b. Début brutal
c. Érections nocturnes présentes
d. Érections nocturnes absentes
e. Masturbation possible

Vous ne retrouvez pas d'argument pour une cause psychogène.

4 **Quels signes recherchez-vous à l'examen clinique en faveur d'une cause organique ?**

a. Souffle cardiaque
b. Abolition des pouls
c. Œdèmes des membres inférieurs
d. Galactorrhée
e. Déficit sensitif

Vous ne retrouvez aucun de ces signes.

5 **Quels examens biologiques prescrivez-vous en 1re intention ?**

a. Glycémie à jeun
b. FSH/LH
c. Testostérone
d. ACTH
e. Prolactine

En attendant de le revoir avec le bilan, il vous demande si vous pouvez lui prescrire un traitement. Vous décidez de débuter un traitement par Sildenafil (Viagra®, inhibiteur de phosphodiestérase de type 5)

6 **Quelle(s) est/sont la/les contre(s) indication(s) au traitement par inhibiteur de phosphodiestérase de type 5 ?**

a. Adénome de prostate
b. Cancer de la prostate
c. Prise d'inhibiteur de l'enzyme de conversion
d. Prise d'ARA2
e. Prise de dérivés nitrés

Le patient ne présente pas de contre-indication.

7 **Quel(s) médicament (s) de 2e intention connaissez-vous ?**

a. Injections trans-urétrales
b. Injections intra-spongieuses
c. Injections intra-caverneuses
d. Alpha-stimulants
e. Inhibiteurs de la 5-alpha-reductase

Vous revoyez le patient 2 semaines plus tard avec son bilan :
Leucocytes = 4180.10^9/ml, hémoglobine = 12,5 g/dl, plaquettes = 193000.10^9/ml, sodium = 142 mmol/l, potassium = 3,6 mmol/l, créatinine = 86 µmol/l, urée = 5,6 mmol/l, ASAT = 20 U/l, ALAT = 25 U/l, FSH < 0,1 UI/l (N = 3-8), LH < 0,1 UI/l (N = 3-8), testostérone = 1,5 ng/ml (N = 3,5-8), prolactine = 950 ng/ml (N < 20), TSH = 2,5 mUI/l (N = 0,3-5), T4 : 15 pmol/L (N : 10-20), PSA = 2ng/ml (N < 4), glycémie à jeun = 0,95 g/l.

8 **Que suspectez-vous ?**

a. Microprolactinome
b. Macroprolactinome
c. Hyperprolactinémie de déconnexion
d. Fausse hyperprolactinémie
e. Panhypopituitarisme

Vous suspectez un macroprolactinome.

9 **Quels signes cliniques en rapport recherchez-vous ?**

a. Perte de poids
b. Galactorrhée
c. Gynécomastie
d. Fracture
e. Céphalée

Le patient présente une asthénie, une gynécomastie sans galactorrhée et de céphalées.

10 **L'existence d'une fracture vous évoquerait quelle complication (1 mot) ?**

....

Le patient n'a pas présenté de fracture.
Vous réalisez une IRM.

Voir photo dossier, page XI

11 **Que voyez-vous sur IRM ? (2 mots)**

Vous retrouvez un macroadénome hypophysaire avec atteinte du chiasma optique.

12 Que risque de retrouver l'ophtalmologue lors de son examen du champ visuel ?

a. Hémianopsie latérale homonyme
b. Hémianopsie bitemporale
c. Quadranopsie latérale homonyme supérieure
d. Quadranopsie latérale homonyme inférieure
e. Quadranopsie bitemporale supérieure

13 À quel autre type d'adénome hypophysaire les prolactinomes sont souvent associés ?

a. Adénome corticotrope
b. Adénome somatotrope
c. Adénome thyréotrope
d. Adénome gonadotrope
e. Méningiome

L'exploration endocrinienne confirme l'adénome à prolactine sans autre co-sécrétions.
Le patient est traité médicalement par un agoniste dopaminergique.
3 semaines après le début du traitement, il vous appelle car il se plaint d'une rhinorrhée claire à l'antéfléxion de la tête.

14 Quel est très probablement ce liquide ?

a. Sérum physiologique
b. Épistaxis
c. Suppuration sinusienne
d. Liquide céphalo-rachidien
e. Hémoptysie

Question 1 (5 points)
Réponses exactes : A, B, D, E

Commentaire L'âge est un facteur de risque responsable du débattu DALA (déficit androgénique lié à l'âge).
La dyslipidémie et l'HTA sont des facteurs de risques de dysfonction érectile car ce sont des facteurs de risque cardio-vasculaire.
Le crestor et le triatec ne sont pas responsables de dysfonction érectile iatrogène.
Le tabac est responsable d'une dysfonction érectile vasculaire et l'alcool d'une dysfonction érectile neurologique.

Question 2 (5 points)
Réponse exacte : C

Commentaire Les autres sont :
- Antihypertenseurs +++ (bêtabloquants, diurétiques, thiazidiques, spironolactone, méthyldopa, clonidine)
- Hypolipidémiants (fibrates),
- Psychotropes (benzodiazépines, antipsychotiques, inhibiteurs de la recapture de sérotonine), Hormones (antiandrogènes, stéroïdes anabolisants, kétoconazole)

Question 3 (5 points)
Réponses exactes : B, C, E

Commentaire L'aggravation continue ou la stabilité rentre dans le cadre des origines organiques. Dans les dysfonctions érectiles d'origine psychogène, l'évolution se fait par accès, en fonction des partenaires.

Question 4 (5 points)
Réponses exactes : B, D, E

Commentaire L'abolition des pouls vous oriente vers une cause artérielle, la galactorrhée vers une hyperprolactinémie et le déficit sensitif vers une polynévrite (alcool ou diabète).

Question 5 (5 points)
Réponses exactes : A, B, C, E

Commentaire Recherche d'un diabète, d'un adénome ou cancer de la prostate, d'un hypogonadisme et d'une hyperprolactinémie.

Question 6 (5 points)
Réponse exacte : E

Commentaire Le risque est l'hypotension sévère.

Question 7 (5 points)
Réponse exacte : A, C

Commentaire Les alpha-stimulants et les inhibiteurs de la 5-alpha-reductase sont des traitements de l'hypertrophie bénigne de la prostate.
Les injections ne se font jamais en intra-spongieux.

- **Question 8** (10 points)
Réponses exactes : B
Réponse inacceptable : E

Commentaire Un microprolactinome est responsable d'une hyperprolactinémie < 100 ng/ml
Une hyperprolactinémie de déconnexion est responsable d'une hyperprolactine < 200ng/ml
La prolactine est trop élevée pour n'être expliquée que par une fausse hyperprolactinémie. De plus le patient ne présente aucune cause de fausse hyperprolactinémie (pas d'hypothyroïdie, pas de cirrhose, pas d'insuffisance rénale)
L'hypopituitarisme est éliminé car la TSH est normale et la prolactine élevée
L'adénome gonadotrope n'explique pas l'hyperprolactinémie
L'adénome à dopamine n'existe pas

- **Question 9** (10 points)
Réponses exactes : B, C, D, E

- **Question 10** (10 points)
QROC : ostéoporose

Commentaire Secondaire à l'hypogonadisme. La basse de la testostérone est responsable d'une diminution de la minéralisation osseuse

- **Question 11** (10 points)
QROC : adénome hypophysaire
Accepté : macroadénome hypophysaire
Refusé : micro-adénome hypophysaire

- **Question 12** (10 points)
Réponse exacte : B

Commentaire L'hémianopsie latérale homonyme et liée à une atteinte des bandelettes optiques

- **Question 13** (10 points)
Réponse exacte : B
Réponse inadmissible : E, F

Commentaire Le méningiome et le craniopharyngiome ne font pas parti des adénomes hypophysaires

- **Question 14** (10 points)
Réponse D : Liquide céphalo-rachidien.

Commentaire Par rupture du plancher sellaire secondaire à la fonte de l'adénome

RÉFÉRENCE

Polycopié des enseignants en Endocrinologie, Diabète et Maladies métaboliques (2e édition, 2011)
Collège français des urologues

ITEMS TRAITÉS

N° 122. (Item 338) - Troubles de l'érection
N° 220. adénome hypophysaire
N° 5. Indications et stratégies d'utilisation des principaux examens d'imagerie

ANNALES

1996 - concours sud - QCM2
2001 - concours nord - QCM2
2002 - concours nord - QCM1
2002 - concours nord - dossier
2002 - concours sud - QCM2
2003 - concours sud - QCM1

Dossier 13 *La glycémie destructrice*

Énoncé

Vous voyez en consultation M.F, 64 ans, que vous suivez pour un diabète de type 2 depuis une quinzaine d'années compliqué d'une néphropathie diabétique avec une dernière créatinine à 150 µmol/l il y a 1 an et d'une rétinopathie modérée. Ses autres antécédents sont une hypertension, une dyslipidémie et une cardiopathie ischémique stentée il y a 5 ans. Sa dernière ETT retrouvait une FeVG à 60 %.

Son tabagisme est estimé à 20 PA non sevré. Il pèse 89 kg pour 1m75 soit un IMC à 29.

Son traitement comporte : Kardegic® 75 mg (aspirine), Tareg®(Valsartan) 80 mg, Amlor® 10 mg (amlodipine), Crestor® 5 mg (rosuvastatine), Esidrex®25 mg (hydrochlorothiazide), Glucophage®1 000 mg (Metformine) et Amarel®4 mg (sulfamide).

1 **Concernant le risque cardio-vasculaire de M. F., que pouvez-vous dire :**

a. Son risque cardio-vasculaire est faible
b. Son risque cardio-vasculaire est modéré
c. Son risque cardio-vasculaire est haut
d. Il est en prévention primaire
e. Il est en prévention secondaire

2 **Quel est son objectif de LDL-Cholestérol ?**

a. < 2,2
b. < 1,9
c. < 1,6
d. < 1,3
e. < 1

3 **Quel est son objectif d'HbA1c ?**

a. ≤ 6,5 %
b. ≤ 7 %
c. ≤ 7,5 %
d. ≤ 8 %
e. ≤ 9 %

Il vous apporte son dernier bilan sanguin : Urée = 6 mmol/l, créatinine = 165 µmol/l soit un MDRD = 39 ml/min/1,73, glycémie = 1,8 g/l, HbA1c = 8 %, Sodium = 136 mmol/l, Potassium = 4 mmol/l, Chlore = 97 mmol/l, albumine = 37 g/l, Leucocytes = 8 710.10^9/l, hémoglobine = 11,3 g/dl, plaquettes = 347.10^9/l, LDL Cholestérol = 0,8 g/l, HDL Cholestérol = 1,2 g/l, Triglycérides = 1,3 g /l.

4 **Quel est le stade de son insuffisance rénale ?**

a. Stade 1
b. Stade 2
c. Stade 3
d. Stade 4
e. Stade 5

5 **Quels signes en faveur d'une insuffisance rénale chronique pouvez-vous retrouver ?**

a. Anémie microcytaire
b. Anémie normocytaire
c. Hyperparathyroïdie primaire
d. Hyperparathyroïdie secondaire
e. Hyperparathyroïdie tertiaire

Vous retrouvez en effet une anémie normocytaire et une hyperparathyroïdie secondaire.

6 **L'hyperparathyroïdie est secondaire à quoi ?**

a. Hypercalcémie
b. Hypocalcémie
c. Hyperphosphorémie
d. Hypophosphorémie
e. Hyperplasie des parathyroïdes

7 **Que recherchez-vous dans la maladie osseuse rénale liée au déficit en vitamine D ?**

a. Une ostéomalacie
b. Une ostéoporose
c. Une ostéite fibreuse
d. Des stries de Looser-Milkman
e. Une résorption sous périostée des phalanges

8 **Que recherchez-vous dans la maladie osseuse rénale liée à l'hyperparathyroïdie secondaire ?**

a. Une ostéomalacie
b. Une ostéoporose
c. Une ostéite fibreuse
d. Des stries de Looser-Milkman
e. Une résorption sous périostée des phalanges

9 **A. Quels signes en faveur d'une néphropathie d'origine diabétique pouvez-vous retrouver ?**

a. Une augmentation de la taille des reins
b. Une taille des reins conservée
c. Une diminution de la taille des reins
d. Une leucocyturie
e. Une protéinurie

B. dans quelle(s) autre(s) pathologie(s) pouvez-vous aussi retrouver une taille des reins conservée ?

a. myélome multiple
b. Amylose
c. Hépatite B
d. Lupus
e. Maladie de Berger

(Rappel : HbA1c du patient = 8 %.)
Vous expliquez au patient la nécessité d'équilibrer son diabète et d'obtenir un objectif d'HbA1c à 7 % ainsi que les règles de nephroprotection.

10 **Quelle stratégie proposez-vous au patient concernant son diabète ?**

a. Arrêt des anti-diabétiques oraux et mise sous insuline basal bolus
b. Poursuite des anti-diabétiques oraux et mise sous insuline basal bolus
c. Poursuite du même traitement et introduction des règles hygiéno-diététiques
d. Poursuite des anti-diabétiques oraux et introduction d'une insuline lente
e. Arrêt des anti-diabétiques oraux et introduction d'une insuline lente

Vous poursuivez ses antidiabétiques oraux et introduisez une insuline lente.
Vous revoyez M.F. 6 mois plus tard. Il vous apporte son bilan et vous retrouvez un syndrome néphrotique.

11 **Que retrouvez-vous dans son bilan pour poser le diagnostic de syndrome néphrotique ?**

a. Microalbuminurie > 300 mg/24 h
b. Protéinurie > 3 g/24 h
c. Albuminémie < 20 g/l
d. Albuminémie < 30 g/l
e. Albuminémie < 60 g/l

Son bilan retrouve : Urée = 18 mmol/l, créatinine = 185 µmol/l soit un MDRD = 34 ml/min/1,73, glycémie = 1,2 g/l, HbA1c = 7,2 %, Sodium = 136 mmol/l, Potassium = 4,5 mmol/l, Chlore = 97 mmol/l, albuminémie = 28 g/l, Leucocytes = 8 000.10^9/l, hémoglobine = 11 g/dl, plaquettes = 343.10^9/l
Urinaire : bandelette : pas d'hématurie, pas de leucocyturie, 3 croix de protéinurie, pas de cetonurie, 1 croix de glycosurie et protéinurie = 3,1 g/24 h
Vous posez le diagnostic de syndrome néphrotique sur néphropathie diabétique stade 4.

12 **Sur quel(s) argument(s) décidez-vous de ne pas réaliser de ponction biopsie rénale ?**

a. Diabétique depuis plus de 5 ans
b. Âge > 50 ans
c. Taille des reins conservée
d. Présence d'une HTA
e. Présence d'une rétinopathie

13 **Quel(s) type(s) de lésion(s) auriez-vous retrouvé si vous aviez réalisé la PBR chez ce patient ?**

a. Présence de podocytes glomérulaires
b. Présence de nodules mésangiaux de Kimmelstiel Wilson
c. Dépôts extra-membraneux
d. Prolifération extra-capillaire
e. Dépôts mésangiaux d'IgA

14 **M.F. présente-t-il une indication à une anticoagulation ?**

a. Oui car albuminémie < 30 g/l
b. Non car albuminémie > 20 g/l
c. Oui par héparine non fractionnée
d. Oui par héparine de bas poids moléculaire
e. Oui parce que le patient est à haut risque cardio-vasculaire

M. F ne présente pas d'indication à l'anticoagulation.

15 **M. F commence à vous poser des questions sur les différents types de dialyse. Combien existe-t-il de techniques pour la suppléance de la fonction rénale ?**

a. 1
b. 2
c. 3
d. 4
e. 5

Question 1 (10 points)

Réponses exactes : C, E

Commentaire Le patient est à haut risque cardio-vasculaire car il est diabétique avec au moins 2 autres facteurs de risque cardio-vasculaire (âge > 60, tabac, dyslipidémie, HTA)
Il est en prévention secondaire car il a déjà fait un infarctus.

Question 2 (5 points)

Réponse exacte : E

Question 3 (5 points)

Réponse exacte B

Question 4 (5 points)

Réponse exacte : C

Question 5 (10 points)

Réponses exactes : B, D

Commentaire L'anémie est normocytaire normochrome arégérative secondaire à une carence en EPO (fabriquée dans le rein).
L'hyperparathyroïdie est dite « secondaire » car son augmentation est due à l'hypocalcémie et non à un adénome parathyroïdien ou à une hyperplasie parathyroïdienne. L'hypocalcémie est liée à la diminution d'absorption digestive de calcium par la vitamine D active qui est elle-même diminuée car son hydroxylation qui la rend active et qui a lieu dans le rein, est diminuée par l'insuffisance rénale.

Question 6 (5 points)

Réponses exactes : B, C

Commentaire À terme il peut y avoir une hyperplasie des parathyroïdes secondaire à l'hyperstimulation des parathyroïdes chronique qui finissent par s'« autonomiser ». On parle alors d'hyperparathyroide tertiaire.

Question 7 (5 points)

Réponses exactes : A, D

Question 8 (5 points)

Réponses exactes : C, E

Commentaire Les troubles du métabolisme phosphocalcique et osseux sont caractérisés par :

- une **hyperparathyroïdie secondaire**, précoce ;
- un **déficit en vitamine D** active secondaire à la diminution de l'activité 1-alpha hydroxylase rénale ;
- une **hypocalcémie**, tardive ;
- une **hyperphosphatémie**, tardive, liée à la diminution de l'excrétion rénale des phosphates ;
- l'**acidose métabolique** aggrave les lésions osseuses.

Deux grands types de lésions osseuses peuvent s'associer à des degrés divers pour constituer **la maladie osseuse rénale (anciennement ostéodystrophie rénale)** :

- **l'ostéomalacie** (diminution de la formation osseuse) secondaire au déficit en vitamine D :
  - signes cliniques : douleurs osseuses,
  - signes radiologiques : déminéralisation, stries de Looser-Milkman,
  - signes biologiques : diminution de la concentration de la 1,25 (OH)2– vitamine D3 ;
- **l'ostéite fibreuse** (destruction osseuse accélérée) secondaire à l'hyperparathyroïdie :
  - signes cliniques : douleurs osseuses, fractures pathologiques,
  - signes radiologiques : résorption des extrémités osseuses (phalanges et clavicules), lacunes au niveau des phalanges des doigts, déminéralisation,
  - signes biologiques : concentration de PTH à plus de 3 fois la normale.

Question 9

A. (5 points)

Réponses exactes : B, E

B. (5 points)

Réponses exactes : B

Commentaire la taille des reins est conservée dans l'amylose, la sarcoïdose, la polykystose (où la taille peut même être augmentée), l'hydronéphrose, la thrombose des veines rénales et le diabète

Question 10 (10 points)

Réponse exacte : D

Commentaire on ne débute pas d'emblée un schéma basal bolus alors que le diabète n'est pas très déséquilibré.

Les règles hygiéno-diététiques ont normalement déjà été expliquées et débutée au tout début du traitement ou avant même tout traitement.

On n'arrête pas les ADO à l'introduction d'une insuline lente qui ne sert qu'à potentialiser l'effet des ADO.

Question 11 (10 points)

Réponses exactes : B, D

Commentaire Le syndrome néphrotique est défini par une protéinurie > 3 g/24 h, une albuminémie < 30 g/l ou une protidémie < 60 g/l

Question 12 (5 points)

Réponses exactes : A, E

Commentaire La PBR est inutile devant un diabète évoluant depuis plus de 5 ans, une rétinopathie diabétique, l'absence d'hématurie, l'absence de syndrome néphrotique explosif et l'absence d'une insuffisance rénale aiguë rapidement progressive

Question 13 (5 points)

Réponse : B

Commentaire Les lésions glomérulaires de la néphropathie diabétique sont l'épaississement de la membrane basale glomérulaire et du mésangium, l'épaississement des artérioles pré et post-glomérulaire, la présence de dépôts d'IgG et d'albumine le long des capillaires et la présence pathognomonique des nodules mésangiaux de Kimmelstiel Wilson.

- **Question 14** (5 points)

Réponses exactes : B

Commentaire L'indication à une anticoagulation curative est une albumine < 20 g/l. Une anticoagulation par HNF est alors débutée avec un relais par AVK. Les HBPM sont contre-indiqués si le MDRD < 30 ml/min

- **Question 15** (5 points)

Réponse exacte : C

Commentaire **Techniques :**

- Transplantation rénale (préparation du donneur éligible).
- Hémodialyse (création précoce d'un abord vasculaire : fistule artério-veineuse).
- Dialyse péritonéale.

RÉFÉRENCES

Les nouvelles recommandations européennes sur la prévention des maladies cardiovasculaires en pratique clinique (version 2012)
Prévention cardio-vasculaire : le choix de la statine la mieux adaptée dépend de son efficacité et de son efficience, HAS 2012
Stratégie médicamenteuse du contrôle glycémique du diabète de type 2, HAS 2014
Collège Universitaire des Enseignants de Néphrologie (CUEN)
Collège des Enseignants en Endocrinologie, Diabète et Maladies Métaboliques, 2011

ITEMS TRAITÉS

N° 233. diabète sucré de type 1 et 2 – complications
N° 253. insuffisance rénale chronique
N° 328. syndrome néphrotique
N° 310. élévation de la créatinine
N° 127. transplantation rénale
N° 264. néphropathie glomérulaire

ANTÉRIORITÉS

Néphropathie diabétique :
1995 - concours nord - QCM1
1999 - concours sud - dossier
2001 - concours sud - dossier
Diabète :
ECN 2013, dossier 2, ECN 2077, dossier 1, ECN 2006, dossier 4 et 5, ECN 2004, dossier 2, concours sud et nord, 2003, concours sud et nord 2002, concours sud et nord 2001, concours sud et nord 2000, concours sud et nord 1999, concours sud et nord 1998, concours sud et nord 1997, concours sud et nord 1996, concours sud et nord 1995

Dossier 14

À la recherche du chromosome perdu

Énoncé

Manon, 7 ans, est adressée par son pédiatre en consultation d'endocrinologie pédiatrique devant un infléchissement de sa courbe staturo-pondérale.

Manon est née à 39+4 SA à une taille de 48 cm (20e p), à un poids de 3 200 g (50e p) et un périmètre crânien à 32 cm (10e p).

Parmi ses antécédents, on retrouve un asthme du nourrisson, des otites à répétition et une invagination intestinale aiguë à 18 mois.

Ses vaccins sont à jour.

Elle est actuellement en CE1 et n'a jamais redoublé.

Sa mère mesure 163 cm et son père 172 cm.

Voici sa courbe de croissance que vous venez de mettre à jour.

Voir photo dossier, page XII

1 Manon présente-t-elle un Retard de croissance intra-utérin ? :

a. Oui car sa taille de naissance est < au 50e percentile
b. Oui car elle présente une petite taille de naissance associée à infléchissement statural
c. Oui car elle présente un petit poids pour l'âge gestationnel
d. Non car elle ne présente pas de petit poids pour l'âge gestationnel
e. Non car elle est née après la 37e SA

2 Manon présente-t-elle un retard statural ?

a. Oui car sa taille est < 50e percentile
b. Oui car sa taille est < - 1 DS
c. Oui car sa taille est < - 2 DS
d. Non car sa taille est > - 3 DS
e. Non car sa taille est > - 4 DS

3 **Quelles sont les étiologies possibles devant ce retard statural ?**

a. Syndrome de Turner
b. Déficit en hormone de croissance
c. Hypothyroïdie
d. Hyperthyroïdie
e. Insuffisance surrénalienne

Vous hospitalisez la patiente et le bilan réalisé conclut à un syndrome de Turner.

4 **A. Que pourrait montrer votre bilan ?**

a. Caryotype 46 Xo
b. Caryotype 45 Xo
c. FSH et LH élevées
d. FSH et LH normales
e. FSH et LH basses

B. Quels signes cliniques recherchez-vous ?

a. rein en fer à cheval
b. Hépatomégalie
c. Pterygium coli
d. Fente labio-palatine
e. Écartement des mamelons

C. Quels antécédents recherchez-vous ?

a. retard de croissance intra utérin
b. Naissance prématurée
c. Otites à répétition
d. Cystites à répétition
e. Allergie aux protéines de lait de vache

5 **Quelle est la taille cible de la patiente ?**

a. 160,5 cm
b. 161 cm
c. 161,5 cm
d. 163,5 cm
e. 164 cm

Vous proposez à la mère de Manon un traitement par hormone de croissance pour sa fille.

6 **Quelles sont les autres maladies ayant l'AMM pour le traitement par GH ?**

a. Déficit en hormone de croissance
b. Hypothyroïdie
c. RCIU avec un poids de naissance < 10e percentile
d. RCIU sévère avec un poids de naissance < 3e percentile
e. Syndrome de Cushing

7 **Parmi les antécédents de Manon, lequel est lié au syndrome de Turner ?**

....

4 ans plus tard, Manon revient vous voir. Elle a retrouvé son couloir de croissance grâce au traitement par hormone de croissance. Cliniquement Manon n'a pas débuté sa puberté. Vous réalisez une radio de la main + poignet gauche de face.

8 **Quel élément témoignerait d'un début pubertaire ?**

a. Fusion des cartilages de croissance radio carpienne
b. Fusion des cartilages de croissance du carpe
c. Fusion des cartilages de croissance métacarpe-phalangien
d. Apparition de l'os sésamoïde du pouce
e. Apparition de l'os sésamoïde du radius

Manon revient vous voir à 12 ans et sa puberté n'a toujours pas démarré. Vous décidez de débuter un traitement œstroprogestatif substitutif. Vous lui expliquez que ce traitement devra être poursuivi jusqu'à 50 ans c'est-à-dire l'âge physiologique de la ménopause.

9 **Une fois la puberté terminée, la poursuite du traitement hormonal substitutif sert à prévenir une pathologie, laquelle ?**

....

10 **Vous examinez Manon et vous entendez un souffle cardiaque.**
Quels signes vous orienterez vers un souffle fonctionnel ?

a. Une HTA
b. L'absence d'HTA
c. Une irradiation
d. L'absence d'irradiation
e. Aggravation du souffle à l'effort

Vous vous orientez vers un souffle organique.

11 **Quelle(s) est/sont la/les complication(s) cardiaque(s) la/les plus fréquente(s) dans le syndrome de Turner ?**

a. Canal artériel perméable
b. Communication interventriculaire
c. Coarctation de l'aorte
d. Tétralogie de Fallot
e. Bicuspidie aortique

12 **Quels arguments vous orienteraient vers une coarctation de l'aorte ?**

a. Pouls périphériques bondissants
b. Abolition des pouls fémoraux
c. Irradiation en rayon de roue
d. Une HTA aux membres supérieurs
e. Une HTA aux membres inférieurs

Vous ne retrouvez pas d'argument pour une coarctation de l'aorte. Vous vous orientez vers une bicuspidie devant un souffle diastolique de régurgitation

13 **Que recherchez-vous d'autre en faveur d'une insuffisance aortique ?**

a. Souffle systolique éjectionnel
b. Abolition du B2
c. Éclat du B2 au foyer pulmonaire
d. Hypertrophie du ventricule gauche
e. Élargissement de la différentielle artérielle

Question 1 (5 points)
Réponse exacte : D

Commentaire La terminologie suivante, à utiliser en anté comme en postnatal, est proposée :

- Le petit poids pour l'âge gestationnel est défini par un poids inférieur au 10e percentile, (accord professionnel). Le PAG sévère correspond à un PAG inférieur au 3e percentile (accord professionnel).
- Le RCIU correspond le plus souvent à un petit poids pour l'âge gestationnel associé à des arguments en faveur d'un défaut de croissance pathologique : arrêt ou infléchissement de la croissance de manière.

Ici le poids est supérieur au 10e percentile, on ne peut donc pas parler de RCIU.

Question 2 (10 points)
Réponse exacte : C
Réponse inadmissible : E

Commentaire Par définition, le retard statural désigne un enfant dont la taille est inférieure à – 2 DS

Question 3 (10 points)
Réponse exacte : A, B, D, E
Réponse indispensable A

Question 4

A. (10 points)
Réponses exactes : B et C

Commentaire Syndrome de Turner = monosomie X donc 44 chromosome + 1 seul chromosome X. À 7 ans la puberté n'a pas encore commencé donc il n'y a pas encore de stigmate de l'hypogonadisme hypergonadotrope. Rappel : la puberté chez la fille débute à 11 ans.

B. (10 points)
Réponses : A, C, E

C. (10 points)
Réponses : A, C

Question 5 (5 points)
Réponse exacte : B

Commentaire
(taille père + taille mère – 13)/ 2 chez la fille
(taille père + taille mère + 13)/ 2 chez le garçon

Question 6 (5 points)
Réponse exacte : A, C, D

Commentaire Il y a 4 indications au traitement par GH ayant l'AMM : le déficit en GH (en rapport aux abbaques en fonction de l'âge et du sexe du patient), le syndrome de Turner, le RCIU (la definition est un poids de naissance < 10e percentile et donc a fortiori < 3e percentile)
L'hypothyroïdie se traite par une substitution par L thyroxine
Le syndrome de Cushing se traite soit par surrénalectomie si c'est ACTH indépendant ou par adenomectomie hypophysaire si c'est ACTH dépendant

Le craniopharyngiome est tout d'abord chirurgical et si la fonction somatotrope est touchée, alors un traitement par GH est discuté mais ce n'est pas systématique.

- **Question 7** (10 points)

QROC : otites

Commentaire On retrouve souvent des infections ORL chez les patientes avec un Syndrome de Turner lié à la malformation des oreilles : otites à répétition, oreilles bas implantées, surdité centrale (à dépister de façon annuelle +++)

- **Question 8** (5 points)

Réponse exacte : D

Commentaire La fusion des cartilages de croissance marque la FIN de la puberté et de la croissance. Il n'existe pas d'os sésamoïde au niveau du radius ni de l'ulna, les seuls présents sont au niveau du pouce et de l'hallux

- **Question 9** (5 points)

QROC : l'ostéoporose

Commentaire La carence en œstrogène se complique d'ostéoporose.

- **Question 10** (5 points)

Réponses exactes : B, D, E

- **Question 11** (5 points)

Réponses exactes : C, E

Commentaire La coarctation de l'aorte se recherche dès la naissance avec une abolition des pouls fémoraux.
La complication principale de la bicuspidie associé à la dilatation aortique est la dissection aortique, notamment lors de la grossesse. C'est devenu une contre-indication au don d'ovocytes chez les patientes Turner avec une dilatation aortique.

- **Question 12** (5 points)

Réponses exactes : B, D

Commentaire La caorctation de l'aorte est systématiquement recherchée à la naissance en palpant les pouls fénoraux. Leur absence doit faire évoquer ce diagnostic. L'HTA des membres supérieurs et l'hypotension des membres inférieurs sont aussi associés.
L'irradiation en rayon de roue est retrouvée dans la communication interventriculaire.

- **Question 13** (5 points)

Réponses exactes : D, E

RÉFÉRENCE

Polycopié des enseignants en Endocrinologie, Diabète et Maladies métaboliques (2e édition, 2011)
CNGOF (Collège national des gynécologues et obstétriciens français) : Recommandations pour la pratique clinique Le retard de croissance intra-utérin, 2013
HAS 2008 : syndrome de Turner

ITEMS TRAITÉS

N° 21. RCIU
N° 38. retard de croissance staturo-pondéral
N° 331. souffle cardiaque chez le nourrisson et l'enfant
N° 249. insuffisance aortique

ANNALES

2000 - concours sud - QCM1
2001 - concours nord - QCM2
2002 - concours nord - QCM1
2003 - concours sud - QCM2
2005-dossier 3

Dossier 15 — *On a perdu les règles*

Énoncé

Mme C., 33 ans, est hospitalisée pour exploration d'une aménorrhée secondaire apparue depuis 1 an.

La patiente a comme principaux antécédents un diabète de type 1 depuis l'âge de 25 ans non compliqué, et une allergie à l'aspirine (elle aurait fait une éruption urticarienne généralisée). Elle a été réglée à l'âge de 15 ans et ses cycles étaient réguliers jusqu'à l'âge de 30 ans où ses cycles se sont allongés puis la patiente décrit une absence de règles depuis 1 an.

Elle est G2P2 avec 2 garçons en bonne santé. Sa 2e grossesse s'est compliquée d'une phlébite de la jambe gauche dans le post-partum.

Elle est traitée par LANTUS et NOVORAPID, sa dernière HbA1c était à 6,8 %.

1 Quel(s) médicament(s) recherchez-vous à l'interrogatoire qui pourrai(en)t être responsable(s) d'une aménorrhée secondaire par hyperprolactinémie ?

a. Risperdal
b. Metformine
c. Aerius
d. Atarax
e. Primperan

La patiente dit ne prendre aucun médicament autre que l'insuline.
À l'examen clinique vous retrouvez un poids à 65 kg pour une taille à 1,68 m (IMC = 23), des signes d'hyperandrogénie avec quelques poils entre les seins et sur le menton et quelques boutons d'acné sur le visage. L'examen abdominal retrouve des boules indurées sous cutanée indolores. Le reste de l'examen clinique et normal.

2 Comment s'appellent ces « boules indurées sous-cutanées » ? (1 mot)

....

3 Vers quels diagnostics vous orientent les signes d'hyperandrogénie ?

a. Hyperprolactinémie
b. Syndrome des ovaires polykystiques
c. Adénome corticotrope hypophysaire
d. Corticosurrénalome
e. Adénome de Conn

4 **Quel est votre premier examen biologique devant une aménorrhée ?**

....

Vous récupérez le bilan biologique :
FSH = < 0,1 U/L (4-10) ; LH = < 0,1 U/L (4-10) ; oestradiol = 25 pg/ml (40-100) ; testostérone = 0,5 ng/ml (<0,6) ; prolactine = 80 ng/ml (<20) ,TSH = 2,7 mU/L (0,3-5), T4 = 18 pmol/l (11-25), glycémie = 2 g/L, beta HCG plasmatiques négatifs, HbA1C = 7,5 %.

5 **Que pouvez-vous dire de ce bilan ?**

a. Hypogonadisme hypogonadotrope
b. Hypogonadisme hypergonadotrope
c. Hyperandrogénie
d. Ménopause
e. Insuffisance ovarienne prématurée

6 **Quel(s) autre(s) signe(s) clinique(s) allez-vous rechercher devant ce bilan ?**

a. Galactorrhées
b. Implantation basse des oreilles
c. Trouble de l'humeur
d. Insomnie
e. Écartement des seins

La patiente présente en effet une galactorrhée provoquée.

7 **Devant ce bilan, quel examen demandez-vous en 1re intention ?**

a. Mammographie
b. Échographie mammaire
c. IRM hypophysaire
d. IRM Surrénale
e. Échographie pelvienne

Vous réalisez l'examen suivant.

Voir photo dossier, page IV

8 **Comment décrivez-vous cet examen ?**

a. Séquence T1 sans injection
b. Séquence T1 avec injection de gadolinium
c. Séquence T2
d. Coupe coronale
e. Coupe sagittale

9 **Complétez les légendes :**

Le numéro 1 correspond à :

a. L'hypophyse
b. Le micro-adénome
c. Le chiasma optique
d. Le sinus sphénoïdal
e. La carotide interne

Le numéro 2 correspond à :

a. L'hypophyse
b. Le micro-adénome
c. Le chiasma optique
d. Le sinus sphénoïdal
e. La carotide interne

Le numéro 3 correspond à :

a. l'hypophyse
b. Le micro-adénome
c. Le chiasma optique
d. Le sinus sphénoïdal
e. La carotide interne

Le numéro 4 correspond à :

a. L'hypophyse
b. Le micro-adénome
c. Le chiasma optique
d. Le sinus sphénoïdal
e. La carotide interne

La patiente est traitée de son micro-adénome à prolactine par agonistes dopaminergiques et retrouve des cycles réguliers.
3 ans plus tard, la patiente revient vous voir parce qu'elle est enceinte de 2 mois et demi et souhaite réaliser une IVG.

10 **Jusqu'à quel terme, en France, la loi autorise-t-elle l'IVG ?**

a. 4 SA
b. 8 SA
c. 12 SA
d. 14 SA
e. 16 SA

Après la consultation vous adressez la patiente dans le service de gynécologie pour organiser l'intervention.
Elle revient vous voir 10 jours après l'IVG, qui s'est déroulé sans complications, pour débuter une contraception.

11 **Quelle(s) est/sont la/les contre(s) indication(s) de la patiente à la pilule œstroprogestative ?**

a. Âge > 35 ans
b. Diabète de type 1
c. Allergie à l'aspirine
d. Antécédent de phlébite
e. Antécédent d'IVG

Vous décidez de lui poser un stérilet.
1 mois plus tard, la patiente consulte aux urgences pour de la fièvre à 39 degrés associée à des douleurs en hypogastre, en fosse iliaque droite et des brûlures mictionnelles.
L'examen clinique retrouve une sensibilité pelvienne sans défense. Les fosses lombaires sont libres. L'examen gynécologique retrouve des leucorrhées sales, nauséabondes, sans métrorragie. Le toucher vaginal est douloureux.

12 **Quel est votre diagnostic en 1re intention ?**

a. Pyélonéphrite
b. Appendicite
c. Cholecystite
d. Sigmoïdite
e. Salpingite

Vous suspectez une salpingite. La Bandelette urinaire est négative.

13 **Comment confirmez-vous le diagnostic de salpingite ?**

a. Hémocultures
b. Prélèvements bactériologique endocerviaux multiples
c. Échographie pelvienne
d. Échographie endovaginale
e. Cœlioscopie

14 **Dans les salpingites, quel est le germe le plus souvent retrouvé ?**

a. *Staphylococcus*
b. *Streptococcus*
c. *Neisserae gonorrheae*
d. *Chlamydiae trachomatis*
e. *Mycoplasma hominis*

Question 1 (10 points)

Réponses exactes : A, E

Commentaire Les médicaments anti-dopaminergiques comme les neuroleptiques (Risperdal), les anti-émétiques (Primperan), et les anti-dépresseurs imipraminiques sont responsables d'une hyperprolactinémie iatrogène qui freine les gonadotrophines et entraîne une aménorrhée.

Question 2 (10 points)

QROC : lipodystrophies

Commentaire Il s'agit de bourrelets inesthétiques occasionnés par des injections répétées d'insuline au même endroit ou l'utilisation répétée de la même aiguille (les aiguilles sont à usage unique). Ces lipodystrophies peuvent gêner l'absorption irrégulière et imprévisible de l'insuline

Question 3 (5 points)

Réponses exactes : B, C, D

Commentaire Le cortisol a une action androgénique qui est responsable, lorsqu'il est en excès, d'une hyperandrogénie.
L'hyperandrogénie clinique (ou biologique avec augmentation de la testostérone) fait partie des critères de Rotterdam pour poser le diagnostic de SOPK

Question 4 (5 points)

Réponse : Bêta HCG

Question 5 (5 points)

Réponse exacte : A
Réponse indispensable : A
Réponse inadmissible : C

Commentaire Les gonadotrophines sont basses, donc c'est hypogonadotrope.
L'œstradiol est absent, donc hypogonadisme.
La testostérone n'est pas élevée donc il n'y a pas d'hyperandrogénie biologique.
La ménopause et l'IOP se traduisent par un hypogonadisme hypergonadotrope.

Question 6 (5 points)

Réponse exacte : A

Commentaire Les bouffées de chaleur, trouble de l'humeur et insomnie sont en rapport avec des signes de ménopause ou d'IOP qu'on ne retrouve pas ici puisqu'il s'agit d'un hypogonadisme HYPOgonadotrope. La ménopause se traduit par un hypogonadisme hypergonadotrope et c'est l'augmentation des gonadotrophines qui est responsable du syndrome climétérique.
L'implantation basse des oreilles et l'écartement des seins sont en rapport avec un syndrome de Turner qui correspond à un hypogonadisme hypergonadotrope : ce n'est pas le cas ici.
La patiente est à risque d'ostéoporose mais cette complication est indolore.
Une seule glycémie à 2 g/l avec un bon équilibre du diabète ne peut pas être responsable d'un syndrome polyuro-polydipsique.

Question 7 (5 points)

Réponse : C

Question 8 (5 points)
Réponses exactes : B, D

Commentaire Il s'agit d'une IRM cérébrale centrée sur l'hypophyse. C'est une séquence T1 car la substance grise est grise et la substance blanche est blanche avec injection de gadolinium (hypersignaux des sinus)

Question 9

A. Réponse exacte : E (5 points)

B. Réponse exacte : A (5 points)

C. Réponse exacte : B (5 points)

D. Réponse exacte : D (5 points)

Question 10 (5 points)
Réponse exacte : D

Question 11 (5 points)
Réponse exacte : D

Commentaire Diabète n'est pas compliqué donc ce n'est pas une contre-indication.
Les contre-indications absolues à la contraception œstroprogestative sont les suivantes :

- accidents ou antécédents thromboemboliques artériels ou veineux ;
- prédisposition héréditaire ou acquise aux thromboses veineuses ou artérielles ;
- lupus évolutif, connectivites, porphyries ;
- affections vasculaires, cardiaques, cérébrales ou oculaires ;
- valvulopathies, troubles du rythme thrombogènes ;
- hypertension artérielle non contrôlée ;
- diabète compliqué de micro ou de macroangiopathie ;
- tumeur maligne connue ou suspectée du sein, de l'utérus ou autre tumeur hormonodépendante ;
- affections hépatiques sévères ou récentes ;
- hémorragies génitales non diagnostiquées ;
- tumeurs hypophysaires (contre-indication « officielle », à discuter au cas par cas). Le micro-adénome à prolactine n'est pas une réelle contre-indication

Question 12 (5 points)
Réponse : E, salpingite

Question 13 (5 points)
Réponse exacte : E

Commentaire C'est l'examen de choix pour affirmer le diagnostic et éliminer les diagnostics différentiels. Systématique pour certains, son indication doit être large chez la nulligeste, chez une patiente ayant un désir de grossesse ou en cas de doute diagnostique. Elle permet le plus souvent de confirmer le diagnostic, de réaliser un bilan pronostic (bilan lésionnel), de pratiquer des gestes à visée thérapeutique (lavage péritonéal, drainage d'un pyosalpinx) et de réaliser des prélèvements bactériologiques +++. Certains proposent devant un tableau clinique et biologique évocateur de salpingite, de traiter d'emblée par antibiotiques et de ne pratiquer la cœlioscopie qu'à distance (2 mois plus tard) afin de faire un bilan lésionnel et de traiter à froid d'éventuelles séquelles.

- **Question 14** (5 points)
  Réponse exacte : D

ITEMS TRAITÉS

N° 88. Infections génitales de la femme
N° 27. Contraception
N° 28. Interruption volontaire de grossesse
N° 292. Algies pelviennes de la femme
N° 296. Aménorrhées
N° 220. Adénome hypophysaire

RÉFÉRENCES

Polycopié des enseignants en Endocrinologie, Diabète et Maladies métaboliques (2e édition, 2011)
CNGOF (Collège national des gynécologues et obstétriciens français)

ANNALES

1995 - concours sud - QCM2
1997 - concours sud - QCM2
1999 - concours sud - QCM1
2000 - concours nord - QCM2
2002 - concours nord - QCM1
2003 - concours nord - QCM1
2003 - concours sud - QCM1

Dossier 16 *Un diabète pas si simple*

Énoncé

Mme V., 36 ans, vous est adressée pour découverte d'une hyperglycémie à jeun lors d'un bilan systématique.

Cette patiente est mère de 2 enfants de 8 et 5 ans, avec des grossesses spontanées.

Elle n'a pas d'antécédent personnel ou familial particulier.

Le bilan réalisé est le suivant : Hb : 13 g/dL, leucocytes 8000, plaquettes 385 000, TSH : 2 mUi/L, glycémie à jeun : 1,32 g/dL.

Poids : 78 kg, Taille 1,64 m.

1 **Rappeler les critères diagnostiques du diabète**

a. Une glycémie artérielle à jeun > 1,11 g/L
b. Deux glycémies veineuses à jeun > 1,11 g/L
c. Deux glycémies artérielles à jeun > 1,26 g/L
d. Deux glycémies veineuses à jeun > 1,26 g/L
e. Une glycémie veineuse supérieure à 2 g/L à tous moments

2 **Mme V est bien diabétique. Quels sont les arguments contre un diabète de type 2 ?**

a. L'âge inférieur à 40 ans
b. Le sexe
c. L'absence d'antécédents familiaux
d. La découverte fortuite
e. Le surpoids

3 **Vous suspectez un diabète secondaire. Quelles pathologies peuvent en donner un ?**

a. La mucoviscidose
b. Un adénocarcinome bronchique
c. Un cancer du pancréas
d. La tuberculose
e. Le phéochromocytome

4 **Quels médicaments, pouvant entraîner un diabète secondaire sont à rechercher à l'interrogatoire ?**

a. Des immunosuppresseurs
b. Du furosémide
c. AINS
d. Corticoïdes
e. Statines

5 **La patiente ne prend aucun traitement. Elle vous rapporte cependant une prise de 10 kg ces derniers mois, notamment au niveau abdominal, sans avoir modifié ses habitudes alimentaires.**

Ses constantes sont : poids : 78 kg. Taille 1,64 m, PA : 16/8, FC 70/min. À l'examen vous notez : présence d'ecchymoses, obésité androïde. Quel syndrome suspectez-vous (1 mot) ?

....

6 **Vous suspectez un syndrome de Cushing. Quels signes allez-vous rechercher ?**

a. Bosse de bison
b. Épaississement des sillons naso-géniens
c. Visage lunaire
d. Prognathisme
e. Amyotrophie des membres inférieurs

7 **Parmi ces signes de syndrome de Cushing, quel est le plus spécifique ?**

a. Bosse de bison
b. Hypertension des membres inférieurs
c. Visage lunaire
d. Dyslipidémie
e. Amyotrophie des membres inférieurs

8 **L'examen clinique vous a conforté dans votre suspicion. Quels examens biologiques statiques demandez-vous ?**

a. Cortisol à 8 h
b. Cortisol à 0 h
c. Aldostérone
d. Cortisol libre urinaire des 24 h (FLU)
e. TSH

9 **Quel examen dynamique demandez-vous ?**

a. Freinage minute
b. Freinage standard
c. Freinage fort
d. Test au CRH
e. Test au minirin

10 **Vous confirmez la présence d'un syndrome de Cushing. Quel est l'examen complémentaire que vous demandez ? (1 mot)**

....

11 **Si l'ACTH est à 3 pg/mL (N : 10-30). Quel est l'examen que vous demandez ?**

a. Une radiographie pulmonaire
b. Un scanner surrénalien
c. Un octréoscanner
d. Une IRM hypophysaire
e. Une scintigraphie au MIBI

12 **L'ACTH est en fait à 35 pg/mL (N : 10-30). Quel est l'examen que vous demandez ?**

a. Une radiographie pulmonaire
b. Un scanner surrénalien
c. Un octréoscanner
d. Une IRM hypophysaire
e. Une scintigraphie au MIBI

13 **Vous avez demandé une IRM hypophysaire. Quelles propositions sont exactes ?**

☛ *Voir photo dossier, page V*

a. Il s'agit de coupe T1 coronale
b. La deuxième image est injectée
c. Cet examen est normal
d. La tige pituitaire est déviée
e. Il existe un macro-adénome hypophysaire

14 **Quels examens vous paraissent utiles pour différencier une maladie de Cushing d'une sécrétion ectopique d'ACTH ?**

a. Cortisol à 0 h
b. Test au Minirin
c. Hypoglycémie insulinique
d. Test au CRH
e. Freinage fort

15 **Quelle(s) affection(s) peut ou peuvent être responsable(s) d'un syndrome de Cushing para-néoplasique ?**

a. Cancer de l'estomac
b. Cancer pulmonaire à petites cellules
c. Adénocarcinome pulmonaire
d. Tumeur carcinoïde
e. Myélome

- **Question 1** (5 points)

Réponses : D, E

Commentaire Les critères diagnostiques du diabète sont pour le moment :
- glycémie veineuse à jeun supérieure à 1,26 g/L à deux reprises
- glycémie veineuse à tout moment supérieurs à 2 g/L

Pour le moment l'Hb1ac ne peut pas être utilisé comme critères diagnostiques (uniquement pour le suivi)

- **Question 2** (5 points)

Réponses : A, C

Commentaire Typiquement :
- Diabète de type 1 : sujet jeune (< 40 ans), sujet mince, découverte brutale (acido-cétose), pas d'antécédents familiaux
- Diabète de type 2 : sujet plus âgé (> 40 ans), surpoids, découverte fortuite (plusieurs années d'évolution possiblement), antécédents familiaux (maladie polygénique)

Plus penser aux diabètes secondaires, quand ça ne rentre pas dans les cases…

- **Question 3** (5 points)

Réponses : A, C, E

Commentaire un diabète peut être secondaire à :
- une pathologie pancréatique
  - pancréatite chronique (calcifiée ou non)
  - pancréatectomie totale
  - cancer du pancréas
  - hémochromatose
  - mucoviscidose
- Une pathologie endocrinienne
  - Phéochromocytome
  - Syndrome de Cushing
  - Hyperthyroïdie
- Iatrogène (cf. question suivante)

- **Question 4** (5 points)

Réponses : A, D

Commentaire Médicaments pouvant induire une hyperglycémie :
- corticoïdes (sous toutes les formes)
- immunosuppresseurs (diabètes post-transplantation)
- diurétiques hypokaliémiants
- progestatifs de synthèse
- sympathicomimétiques (Salbutamol)
- interféron (discuté)

- **Question 5** (10 points)

Réponse : Cushing

■ **Question 6** (5 points)
Réponses : A, C, E

Commentaire Les signes cliniques de maladie de Cushing se répartissent en 3 catégories :

- Liées à la fonction gluco-corticoïdes : répartition androïde des graisses, bosse de bison, visage lunaire, diabète, dyslipidémie
- Liées à la fonction minéralocorticoides : hypertension artérielle, hypokaliémie
- Liées au catabolisme protidique : amyotrophie des muscles proximaux, ecchymoses faciles, amaincissement de la peau
- Peuvent s'y associer une hyperandrogénie, des troubles des cycles, des troubles neuropsychiatriques

■ **Question 7** (10 points)
Réponse : E

Commentaire Les signes liées à l'hypercatabolisme protidique sont les plus spécifiques de la maladie de Cushing

■ **Question 8** (10 points)
Réponses : B, D

Commentaire Le cortisol à 0 h est le plus informatif. En effet le cortisol s'accompagne d'une abolition du rythme nycthéméral du cortisol.
Habituellement le cortisol est effondré à minuit, en le dosant à cette heure la différence est plus importante, le test est donc plus informatif.
En cas d'insuffisance en cortisol, c'est le cortisol à 8 h, le plus informatif.

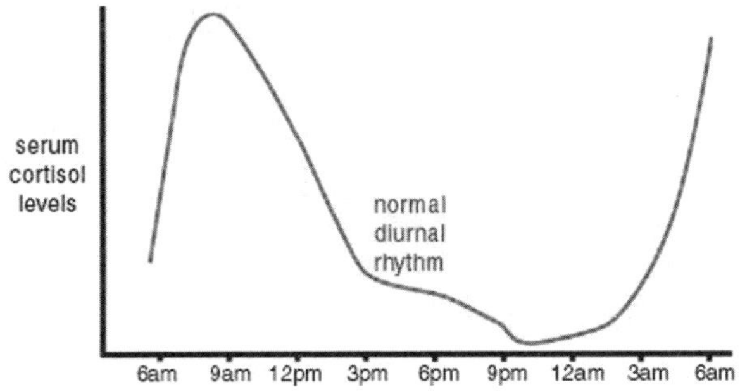

Le cortisol libre urinaire consiste à recueillir toutes les urines des 24 h et d'y doser la quantité totale de cortisol excrétée. Il faut l'associer à un dosage de la créatinurie, afin de s'associer que le recueil urinaire a été fait correctement.

■ **Question 9** (5 points)
Réponse : A

Commentaire Pour le dépistage de syndrome de Cushing, le test par freinage faible est à utiliser. Il consiste à prendre 1 mg de dexamethasone à minuit, puis à doser le cortisol le lendemain matin. En raison du rétrocontrôle du cortisol, le cortisol devra être effondré le lendemain matin.
Le freinage standard s'utilise pour confirmer le diagnostic de syndrome de Cushing.
Le freinage fort sert à différencier la maladie du Cushing du syndrome de Cushing par sécrétion ectopique d'ACTH.

En résumé en cas de suspicion de syndrome de Cushing : **réaliser cortisol libre urinaire des 24 h, Cortisol à minuit et freinage minute.**

Question 10 (10 points)

Réponse : ACTH

Commentaire Une fois le diagnostic de syndrome de Cushing posé, on s'intéresse à l'étiologie. La sécrétion excessive peut provenir soit d'un excès de production du cortisol, soit d'un excès de production d'ACTH.

- En cas d'excès de sécrétion du cortisol, le rétrocontrôle hypophysaire sera toujours fonctionnel : l'ACTH sera donc effondrée. Cette production de cortisol excessive est liée à une pathologie surrénalienne
- En cas d'excès de sécrétion de l'ACTH entraînant une hypersécrétion de cortisol, l'ACTH sera soit augmentée, soit normale (ce qui est inadapté dans cette situation d'hypercorticisme).

L'ACTH permet donc de s'orienter.

Question 11 (5 points)

Réponse : B

Commentaire L'ACTH est basse, donc adaptée. Il s'agit donc d'une hyperproduction de cortisol d'origine surrénalienne.

L'examen à réaliser est un scanner qui permettra de différencier les différentes étiologies : adénome corticotrope, corticosurrénalome, hyperplasie macronodulaires etc.

Question 12 (5 points)

Réponse : D

Commentaire L'ACTH est augmentée, donc inadaptée, donc responsable de l'hypercorticisme. Il existe deux étiologies possibles : adénome hypophysaire corticotrope sécrétant de l'ACTH (Maladie de Cushing) ou tumeur ectopique sécrétant de l'ACTH (syndrome para-néoplasique). Le plus fréquent reste l'adénome hypophysaire, une IRM est donc nécessaire.

Question 13 (10 points)

Réponses : A, B, D

Commentaire IRM hypophysaire en coupe coronale.

- Sans injection, on note la déviation de la tige pituitaire (vers l'hypophyse saine qui est refoulée à gauche).
- Avec injection, réhaussement de l'hypophyse saine mais pas du micro-adénome.

Conclusion : micro-adénome hypophysaire latéralisé à droite.

Question 14 (5 points)

Réponses : B, D, E

Commentaire Pour différencier les 2 causes de syndrome de Cushing ACTH-dépendant, on s'aide de différents tests : test au CRH, test au minirin, freinage fort.

Question 15 (5 points)

Réponses : B, D

Commentaire Les tumeurs pouvant être responsables de sécrétion paranéoplasique d'ACTH sont les suivantes :

- tumeurs neuro-endocrines différenciées bronchiques (carcinoïde)
- cancers pulmonaires à petites cellules

- tumeurs du pancréas endocrine
- tumeurs thymiques
- phéochromocytomes
- cancers médullaires de la thyroïde

En résumé : démarche diagnostique devant un syndrome de Cushing

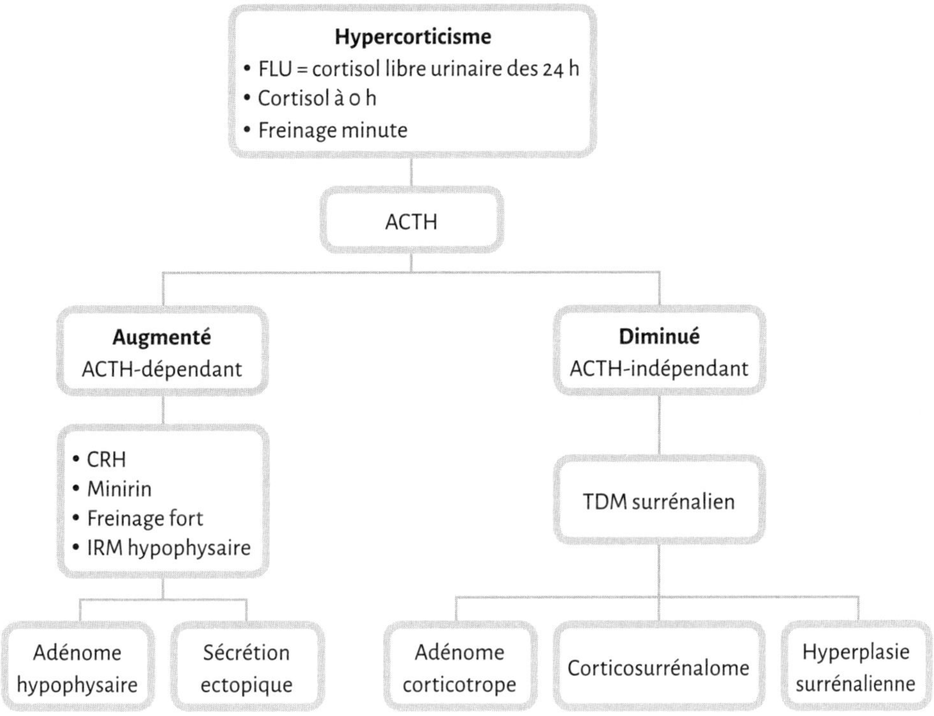

ANNALES ECN

1995 - concours nord - QCM2
1996 - concours nord - QCM2
1996 - concours nord - CCQM
1997 - concours nord - QCM2
1998 - concours nord - QCM 1
1998 - concours nord - dossier
1998 - concours sud - QCM 1
1999 - concours sud - QCM2
2002 - concours nord - QCM1
2002 - concours nord - dossier
2003 - concours sud - QCM1

ITEMS TRAITÉS

N° 242. Adénome hypophysaire
N° 245. Diabète sucré de types 1 et 2 de l'enfant et de l'adulte. Complications

RECOMMANDATIONS

Polycopié national d'endocrinologie

Dossier 17 — *Le calcium en folie Acte 1*

Énoncé

Mme R, 62 ans, vient vous consulter après avoir réalisé une prise de sang de routine.

Elle ne se plaint de rien. Elle a comme antécédent une appendicectomie et une césarienne.

Elle ne prend pas de traitement.

Les résultats qu'elle vous montre sont : hémoglobine : 14 g/dL, leucocytes : 8 500/mmm ; plaquettes 376,000, Na : 136 mmol/L, K+ : 4,2 mmol/L, créatinine : 65 µmol/L, calcémie : 2,71 mmol/L, phosphorémie : 0,50 mmol/L (N : 0,8-1,4), albuminémie : 40 g/dL

1 **Quelle est la cause associant hypercalcémie et hypophosphorémie ?**

a. Hyperparathyroïdie primitive
b. Hyperparathyroïdie secondaire
c. Myélome multiple
d. Cancer secondaire osseux d'origine mammaire
e. Sarcoïdose

2 **Quels examens complémentaires demandez-vous ?**

a. PTH
b. Vitamine D
c. Scintigraphie au MIBI
d. Échographie des parathyroïdes
e. Échographie rénale

3 **La patiente revient avec ses résultats : calcémie : 2,68 mmol/L, PTH : 65 (N : 10-65), Vitamine D : 140 (N : 30-300). Quel est le diagnostic le plus probable ? (2 mots)**

....

4 **Vous suspectez une hyperparathyroïdie primaire. Quel examen vous manque-t-il pour l'affirmer ?**

a. Scintigraphie au MIBI
b. Échographie des parathyroïdes
c. Échographie rénale
d. Calciurie des 24 heures
e. Ostéocalcine

5 **Si la calciurie était de 2,23 mmol/24 h (N 2,25–7). Quel diagnostic auriez-vous évoqué ?**

a. Hyperparathyroïdie primaire
b. Hyperparathyroïdie secondaire
c. Hypercalcémie hypocalciurique maligne familiale
d. Polyendocrinopathie auto-immune hypocalciurique
e. Hypercalcémie hypocalciurique bénigne familiale

6 **La calciurie est de 8,1 mmol/24h. Vous posez le diagnostic d'hyperparathyroïdie primaire. Vous vous posez la question d'une chirurgie quel(s) est/sont les examens que vous demandez en premier ?**

a. Scintigraphie au MIBI
b. Scintigraphie au MIBG
c. Ostéodensitométrie
d. Échographie des parathyroïdes
e. Échographie rénale et des voies urinaires

7 **L'ostéodensitométrie montrait une ostéoporose du poignet. Vous aviez demandé une échographie rénale et des voies urinaires, le radiologue vous appelle et vous demande de préciser ce que vous recherchez spécifiquement**

a. Une dilatation des cavités pyélocalicielles
b. Des lithiases
c. Des kystes
d. Des polypes vésicaux
e. Une néphrocalcinose

8 **L'échographie retrouve une absence de lithiase rénale et de néphrocalcinose. Allez-vous proposer une chirurgie à cette patiente de 62 ans ?**

a. Oui
b. Non
c. Cela dépendra de la scintigraphie
d. On ne peut pas conclure

9 **Parmi les propositions suivantes, lesquelles sont des indications à la chirurgie parathyroïdienne ?**

a. Âge < 50 ans
b. Atteinte rénale
c. Ostéopénie
d. Ostéoporose
e. Calcémie initiale > 2,65 mmol/L

10 **Vous choisissez d'opérer la patiente. Quel(s) est/sont l'/les examen(s) à visée localisatrice que vous demandez ?**

a. PET TDM
b. Octréoscanner
c. Échographie des parathyroïdes
d. TEP FDOPA
e. Scintigraphie des parathyroïdes

11 **Que voyez-vous sur cet examen ?**

Voir photo dossier, page XII

a. Fixation polaire supérieure gauche
b. Fixation polaire inférieure gauche
c. Scintigraphie normale
d. Probable adénome parathyroïdien droit
e. Probable adénome parathyroïdien gauche

La patiente a été opérée et contente de vos services, revient vous consulter avec sa fille. En effet selon elle, sa fille souffrirait également d'une hyperparathyroïdie primaire. Sa fille de 21 ans, ne se plaint de rien et a comme principal antécédent un adénome hypophysaire.
Elle vous montre les prises de sang réalisées par sa fille : calcémie : 2,30 mmol/L, albuminémie : 38 g/dL, créatinine : 50 µmol/L, PTH : 80 (N : 10-65), Vitamine D : 5 (N : 30-300).

12 **Quel diagnostic évoquez-vous ?**

a. Hyperparathyroïdie primaire
b. Hyperparathyroïdie secondaire
c. Hyperparathyroïdie tertiaire
d. Hyperplasie parathyroïdienne
e. Hypercalcémie hypocalciurique bénigne familiale

13 **Quel traitement préconisez-vous ?**

a. Aucun, surveillance
b. Chirurgie
c. Iode 131
d. Supplémentation en vitamine D
e. Corticoïdes

14 **Si la vitamine D avait été normale, et le diagnostic d'hyperparathyroïdie primaire confirmé chez la fille, quelle maladie génétique auriez-vous pu évoquer ?**

a. Syndrome de Cowden
b. Néoplasie endocrinienne multiple de type 1
c. Néoplasie endocrinienne multiple de type 2
d. Polyendocrinopathie auto-immune
e. Syndrome de Mc Cune Albright

Question 1 (5 points)
Réponse : A

Commentaire La phosphorémie dépend surtout de l'excrétion rénale de phosphore.
La PTH agit en inhibant la réabsorption rénale. Si elle est augmentée, il y aura une fuite de phosphore et donc une hypophosphorémie.
En cas d'insuffisance rénale, l'excrétion de phosphore est altérée et il y aura une hyperphosphorémie.

Question 2 (10 points)
Réponse : A et B

Commentaire La première étape est d'affirmer le diagnostic d'hyperparathyroïdie. Donc dosage de la PTH et de la vitamine D (afin d'éliminer une hyperpara secondaire cf. question 13).

Question 3 (10 points)
Réponse : Hyperparathyroïdie primaire

Commentaire La calcémie est haute. La PTH par rétrocontrôle devrait être abaissée. Mais elle reste dans les valeurs limites hautes : elle est inadaptée. C'est donc de sa faute en premier : hyperparathyroïdie primaire.

Question 4 (10 points)
Réponse : D

Commentaire En cas d'hyperparathyroïdie primaire, le rein agit de façon adaptée et est augmenté (il élimine le surplus).

Question 5 (10 points)
Réponse : E

Commentaire Cette maladie est liée à une mutation du récepteur du calcium. Celui-ci ne sera pas sensible à des niveaux modérément augmentés de calcium. La PTH sera donc normale en situation d'hypercalcémie.
La différence avec l'hyperparathyroïdie est que chez ces patients, la calciurie est basse (le récepteur au niveau rénal est également muté).
Cette mutation n'a aucune conséquence pour les patients. Ils ne doivent donc **pas être opérés des parathyroïdes.**
C'est une maladie génétique rare. Cependant les endocrinologues ne veulent plus que ces patients soient opérés, donc pour **tout dossier d'hyperpara, il faut une calciurie des 24 h**

Question 6 (10 points)
Réponse : C et E

Commentaire Une fois l'hyperpara diagnostiquée, la question de la chirurgie des parathyroïdes se pose.
Il existe une **recommandation de la SFE.**
Si présence de n'importe lequel de ces critères, une chirurgie peut être proposé :

- Âge < 50 ans
- Calcémie initiale supérieure à + à,25 mmol/L
- Retentissement rénal : insuffisance rénale < 60 mL/min, calciurie > 400 mg/j (10 mmol/Lo
- Retentissement osseux : ostéoporose (attention pas l'ostéopénie)

Il va donc falloir demander une ostéodensitométrie et une échographie rénale pour évaluer le retentissement.
L'échographie et la scintigraphie des parathyroïdes servent à guider la chirurgie et ne se font qu'une fois l'indication posée.

- **Question 7** (5 points)
Réponse : B et E

- **Question 8** (10 points)
Réponse : A

Commentaire Il existe un des critères (le retentissement osseux), une chirurgie est donc nécessaire.

- **Question 9** (5 points)
Réponses : A, B, D

Commentaire cf. question 6

- **Question 10** (5 points)
Réponses : C, E

Commentaire Une fois l'indication chirurgicale posée, et seulement quand elle est posée, on commence les examens localisateurs.
Il y a deux possibilités dans l'hyperparathyroïdie primaire, soit il existe un adénome hypersécrétant, soit il existe une hyperplasie des 4.
En cas d'adénome, la chirurgie sera réalisée par un abord focalisé. En cas d'hyperplasie, le chirurgien fera un abord plus large avec exploration des 4.

- **Question 11** (5 points)
Réponses : B, E

Commentaire Il existe 2 types de scintigraphie pour les parathyroïdes.
Premièrement la scintigraphie de soustraction. On réalise une première image avec un traceur qui marque la thyroïde et les parathyroïdes (Technetium-MIBI), puis avec un marqueur qui fixe uniquement la thyroïde (iode 123).
On soustrait ensuite l'image thyroïde avec l'image parahythyroïde + thyroïde, et on obtient les images parathyroïdiennes.
Exemple :

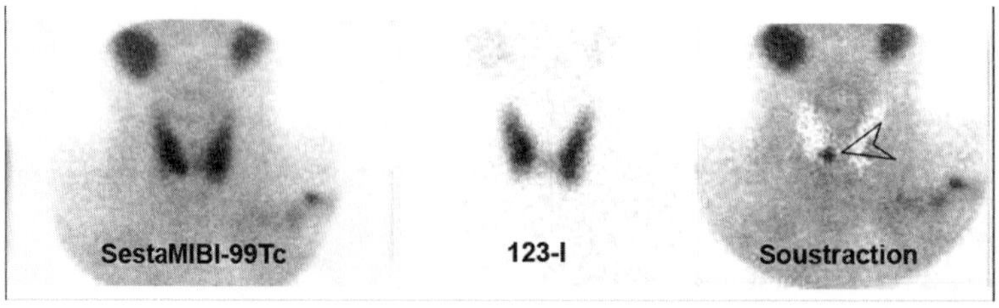

Le deuxième type est double phase mais elle est moins reconnue. Le marqueur Technécium MIBI est éliminé plus rapidement par la thyroïde que par la parathyroïde, donc un temps tardif montrerait préférentiellement des images parathyroïdiennes.

■ **Question 12** (5 points)

Réponse : B

Commentaire La PTH et la vitamine D sont les 2 hormones hypercalcémiantes. En cas de déficit en vitamine D par exemple par défaut d'ensoleillement, la PTH va compenser en augmentant.

L'hyperparathyroïdie sera donc secondaire à la carence en vitamine D.

L'hyperpara secondaire entraîne parfois des hypercalcémies modérées.

■ **Question 13** (5 points)

Réponse : D

■ **Question 14** (10 points)

Réponse : B

Commentaire L'hyperparathyroidie fait partie des néoplasies endocriniennes multiples de type 1 et 2a.

En cas de présence chez un patient jeune, il faut savoir les évoquer.

Devant un dossier (et un patient !), suspect d'hyperparathyroïdie, il faut savoir avancer par étapes.

- Poser le diagnostic d'hyperparathyroïdie : calcémie haute, PTH augmentée ou normale, vitamine D normale, calciurie augmentée
- Poser l'indication chirurgicale : âge, retentissement osseux ou rénal, calcémie haute.
- Examens localisateurs pour guider la chirurgie : échographie et scintigraphie des parathyroïdes.

Le but en respectant cet ordre est d'éviter de faire des scintigraphies à des gens qui n'ont pas d'hyperparathyroïdies.

Et d'éviter de trouver des adénomes à des gens qu'on ne va pas opérer...

ITEMS TRAITÉS

N° 4. Évaluation des examens complémentaires dans la démarche médicale : prescriptions utiles et inutiles.

N° 266. Hypercalcémie

N° 322. Identification et gestion des risques liés aux médicaments et aux biomatériaux, risque iatrogène, erreur médicamenteuse

ANTÉRIORITÉ

1997 – concours sud – QCM2

1998 – concours nord – QCM1

1999 – concours nord – QCM1

2007 – dossier 3

2008 – dossier 2

2008 – dossier 3

Dossier 18 *La crise de foie gigantesque*

Énoncé

M.K., 38 ans consulte aux urgences pour une douleur en hypochondre droit l'ayant réveillé il y a environ 3 heures. Ne pouvant pas se rendormir à cause de la douleur, le patient se présente aux urgences. Le patient a déjà pris 1 gramme de paracétamol et 1 comprimé d'Ixprim sans effet sur la douleur. Il a présenté 1 épisode de vomissement biliaire à son arrivée.

Il ne présente aucun antécédent et ne prend pas de médicaments.

À l'examen clinique vous retrouvez une douleur aiguë responsable d'un blocage de la respiration à la palpation de l'hypochondre droit. La douleur irradie en épigastre et le reste de l'examen abdominal est indolore. L'examen clinique ne retrouve pas d'ictère.

Les constantes sont les suivantes : FC = 110/min, PA = 165/100 mmHg, saturation = 99 %, T° = 37,2

Le bilan biologique retrouve : Hb = 12,7 g/dl, leucocytes = 7 800/mm³, plaquettes = 212 000/mm³, CRP = 1,2, sodium = 142 mmol/l, potassium = 3,9 mmol/l, ASAT = 19 UI/l (N < 50), ASAT = 11 UI/l (N < 50), PAL = 181 UI/l (N = 53-128), gamma GT = 21 UI/l (N < 61), bilirubine totale = 6 µmol/l (N < 17).

1 **Quel est le diagnostic le plus probable ?**

a. Ulcère gastrique
b. Cholécystite aiguë
c. Colique hépatique
d. Colique néphrétique
e. Angiocholite

2 **Quel est le signe clinique que vous avez retrouvé à l'examen ? (3 mots)**

....

Vous réalisez une échographie qui confirme le diagnostic de colique hépatique.

Voir photo dossier, page IV

3 **A. À quoi correspond la légende 1 ?**

a. Calcul
b. Paroi vésiculaire < 10 mm
c. Paroi vésiculaire < 4 mm
d. Cône hyperéchogène
e. Cône hypoéchogène

B. À quoi correspond la légende 2 ?

a. Calcul
b. Paroi vésiculaire < 10 mm
c. Paroi vésiculaire < 4 mm
d. Cône hyperéchogène
e. Cône hypoéchogène

C. À quoi correspond la légende 3 ?

a. Calcul
b. Paroi vésiculaire < 10 mm
c. Paroi vésiculaire < 4 mm
d. Cône hyperéchogène
e. Cône hypoéchogène

D. À quoi correspond la légende 4 ? (1 mot)

....

Le patient est opéré 1 mois plus tard d'une cholécystectomie sans complications.
M.K. consulte à votre cabinet de médecin générale 2 ans plus tard parce qu'on lui a diagnostiqué une hypertension artérielle à la médecine du travail il y a 3 mois. M. K a depuis perdu 1 kg et pèse à présent 93 kg pour 1,85 m (IMC = 27) et diminué sa consommation de sel.
Vous retrouvez une pression artérielle = 163/95 mmHg. Vous décidez de débuter un traitement antihypertenseur.

4 **Quels sont les médicaments à utiliser en 1re intention dans le cadre d'une HTA essentielle ?**

a. Inhibiteur calcique
b. Sartant
c. Inhibiteur de l'enzyme de conversion
d. Diurétique de l'anse
e. Diurétique thiazidique

Le patient vous apporte le bilan prescrit par le médecin du travail.

5 **A. Vers quelle(s) étiologie(s) vous orienterez un bilan avec une hypokaliémie, une aldostérone élevée et une rénine basse ?**

a. Adénome de Conn
b. Sténose de l'artère rénale
c. Hyperplasie bilatérale des surrénales
d. Hyperaldosétronisme primaire
e. Hyperaldosteronisme secondaire

B. Vers quelle(s) étiologie(s) vous orienterez un bilan avec une hypokaliémie, une aldostérone élevée et une rénine élevée ?

a. Adénome de Conn
b. Sténose de l'artère rénale
c. Hyperplasie bilatérale des surrénales
d. Hyperaldosétronisme primaire
e. Hyperaldosteronisme secondaire

Le bilan biologique du patient est en fait normal et vous débutez un traitement par du TRIATEC (IEC).

6 Quels est/sont l(es) effet(s) indésirable(s) fréquent(s) des IEC ?

a. Hypercalcémie
b. Hypocalcémie
c. Hyperkaliémie
d. Hypokaliéme
e. Toux sèche

Vous le revoyez 1 mois après le début du traitement. La pression artérielle n'est toujours à l'objectif. Vous débutez une bithérapie et le revoyez 1 mois plus tard.
Après échec d'une trithérapie, vous l'adressez à un confrère pour suspicion d'HTA secondaire. À la consultation, votre confrère retrouve à l'examen clinique un prognathisme de la mâchoire inférieure, des arthralgies des poignets et une hypersudation.

7 Quel diagnostic suspectez-vous ? (1 mot)

....

8 Vous suspectez une acromégalie. Le patient est hospitalisé en endocrinologie. Quels signes sont en faveur d'une acromégalie ?

a. Syndrome du sommeil
b. Dépilation
c. Palpitation
d. Syndrome du canal carpien
e. Hypersudation

9 Qu'allez-vous retrouver sur le bilan en faveur d'une acromégalie ?

a. GH élevée
b. GH basse
c. IGF1 élevée
d. IGF1 basse
e. IGF1 anormalement normale

Le bilan retrouve, en effet, une élévation de la GH et de l'IGF1. L'IRM retrouve la présence d'un macro-adénome hypophysaire.

10 **Quel(s) tes(s) dynamique(s) réalisez-vous pour confirmer l'acromégalie ?**

a. Test de stimulation à l'HGPO
b. Test de freinage à l'HGPO
c. Test de stimulation d'hypoglycémie insulinique
d. Test de freinage d'hypoglycémie insulinique
e. Test au synacthène

Votre test de freinage à la GHRH confirme l'acromégalie.

11 **Par argument de fréquence, quelle autre co-sécrétion recherchez-vous ?**

a. TSH
b. ACTH
c. Prolactine
d. LH
e. FSH

12 **Vous complétez le bilan par un champ visuel de Goldman. Que pouvez-vous dire ?**

☛ *Voir photo dossier, page XV*

a. Normal
b. Hémianopsie bi nasale
c. Hémianopsie bitemporale
d. Quadranopsie bi nasale supérieure
e. Quadranopsie bi temporale supérieure

Question 1 (5 points)

Réponse exacte : C

Réponse inadmissible : B, E

Commentaire La colique hépatique est définie par une douleur en HCD brutale de moins de 6 h sans défense, sans fièvre, sans ictère et sans syndrome inflammatoire

Question 2 (5 points)

QROC : signe de Murphy

Question 3

Réponse exacte : C (5 points)

Réponse exacte : A (5 points)

Réponse exacte : E (5 points)

QROC : foie (5 points)

Commentaire Il n'y a pas d'épaississement de la paroi vésiculaire lors d'une colique hépatique, elle est donc < à 4 mm. Le calcul est blanc et hyperéchogène, le cône d'ombre postérieur est noir et hypoéchogène

Question 4 (5 points)

Réponses exactes : A, B, C, E

Commentaire Privilégier les cinq classes d'antihypertenseurs qui ont démontré une prévention des complications cardiovasculaires chez les hypertendus Par ordre d'ancienneté, il s'agit des diurétiques thiazidiques, des bêta-bloquants, des antagonistes calciques, des inhibiteurs de l'enzyme de conversion (IEC) et des antagonistes des récepteurs à l'angiotensine 2 (ARA2). Les bêta-bloquants apparaissent moins efficaces que les autres classes pour la prévention des accidents vasculaires cérébraux.

Question 5

A. (5 points)

Réponses exactes : A, C, D

Commentaire l'adénome de Conn est une tumeur bénigne de la corticosurrénale qui sécrète de l'aldostérone. L'hyperaldostéronisme est responsable par rétro-contrôle d'un freinage de la rénine.

B. (5 points)

Réponses exactes : B, E

Commentaire la sténose de l'artère rénale est responsable d'une baisse de la pression dans l'artériole afférente du glomérule ce qui entraîne un hyperréninisme qui stimule secondairement la sécrétion d'aldostérone. Les 2 étiologies les plus fréquentes sont la sténose athéromateuse et la dysplasie fibro-musculaire.

Question 6 (5 points)

Réponses exactes : C, E

- **Question 7** (10 points)

  QROC : Acromégalie

  Commentaire Devant l'antécédent de coliques hépatique, l'HTA secondaire précoce, les arthralgies, le prognatisme et l'hypersudation

- **Question 8** (10 points)

  Réponses exactes : A, D, E

- **Question 9** (5 points)

  Réponses exactes : A, C

- **Question 10** (5 points)

  Réponse exacte : B

  Réponse indispensable : B

  Commentaire La GH est une hormone hyperglycémiante. L'hyperglycémie freine donc par rétro contrôle la GH.

  Pour mettre en évidence une hypersécrétion on va chercher à freiner l'hormone cible. Ici on va donc freiner la GH par une hyperglycémie provoquée.

  Le teste au synacthène recherche un déficit en cortisol et le test à la GHRH n'existe pas car la GHRH est sécrétée par l'hypothalamus et n'est pas utilisable.

- **Question 11** (5 points)

  Réponse exacte : C

- **Question 12** (5 points)

  Réponses exactes : E

RÉFÉRENCE

Société française d'HTA – janvier 2013

Polycopié des enseignants en Endocrinologie, Diabète et Maladies métaboliques (2e édition, 2011)

ITEMS TRAITÉS

N° 130. HTA

N° 258. lithiases et complications

N° 220. adénome hypophysaire

ANNALES

1996 - concours sud - QCM2

2001 - concours nord - QCM2

2002 - concours nord - QCM1

2002 - concours nord - dossier

2002 - concours sud - QCM2

2003 - concours sud - QCM1

Dossier 19

C'est le pied !

Énoncé

Mme P., 53 ans, diabétique de type 2 depuis 13 ans consulte aux urgences pour une douleur de la jambe droite. Parmi ses antécédents on retrouve une hypertension tension artérielle et une insuffisance rénale chronique.

Son traitement comporte : Metformine 1 000 mg, Amarel (glimépiride) 4 mg, Cotareg 160/25 mg (valsartan +hydrochlorothiazide), Amlor (amlodipine) 5 mg.

L'examen clinique retrouve : Poids = 77 kg, taille = 1,64 cm, PA = 153/95 mmHg, FC = 95/min, T° = 38,9.

La jambe gauche est œdémateuse, rouge, douloureuse avec une traînée remontant jusqu'au genou.

Il existe une plaie de la plante du pied droit sous la tête du 5e métatarsien.

La patiente rapporte une douleur de sa jambe droite apparue depuis 24 h. Elle est différente de ses douleurs habituelles qui sont des fourmillements des pieds et des crampes qui apparaissent après quelques minutes de marche, disparaissent rapidement à l'arrêt de l'effort et réapparaissent à sa reprise.

Voir photo dossier, page II

1 **Quel diagnostic vous évoquent ses fourmillements et ses crampes ?**

2 **Vous suspectez une AOMI. Comment confirmez-vous ce diagnostic ?**

a. Abolition des pouls pédieux
b. Abolition des pouls tibiaux postérieurs
c. Abolition d'au moins 2 pouls des membres inférieurs
d. Index de pression systolique
e. Index de pression diastolique

3 **Quel est le stade de la probable AOMI chez cette patiente ?**

a. L'ischémie d'effort
b. L'ischémie chronique permanente
c. L'ischémie aiguë
d. La forme pré-ischémique
e. Absence d'ischémie

4 **Si vous calculiez l'index de pression systolique (IPS) chez cette patiente, quelle(s) valeur(s) pourriez-vous trouver ?**

a. IPS > 1,3
b. IPS = 1
c. IPS = 0
d. IPS < 0,5
e. IPS < 0,9

5 **Quel(s) traitement(s) devrai(en)t figurer sur l'ordonnance de la patiente dans le cadre de son AOMI ?**

a. Aspirine ou Plavix
b. Statine si dyslipidémie
c. Statine même si absence de dyslipidémie
d. Inhibiteur du système rénine angiotensine si HTA
e. Inhibiteur du système rénine angiotensine même si absence d'HTA

6 **Combien de type de claudications connaissez-vous ?**

a. 1
b. 2
c. 3
d. 4
e. 5

7 **Quel est votre diagnostic concernant la jambe gauche de la patiente ?**

Voir photo dossier, page II

a. Dermohypodermite nécrosante
b. Dermohypodermite non nécrosante
c. Érysipèle
d. Ischémie
e. Fasciite

8 **Dans le cadre de cet érysipèle, qu'est-ce que la « traînée remontant au genou » chez cette patiente ?**

9 **Concernant le germe le plus souvent retrouvé dans les dermohypodermites bactériennes aiguës non nécrosantes, quelles sont les réponses exactes ?**

a. Streptocoque β-hémolytique du groupe A
b. Staphylocoque doré
c. Cocci Gram -
d. Cocci Gram +
e. Bacille Gram +

Vous décidez d'hospitaliser la patiente et vous débutez une antibiothérapie par Augmentin 1gx3/j. Le bilan biologique retrouve : Hémoglobine = 11,5 g/dl, Leucocytes = 15,820 10^9/L, plaquettes = 442.10^9/L, CRP = 124 mg/l, urée = 10,5 mmol/l, créatinine = 182 µmol/l, MDRD = 27 ml/min, potassium = 4 mmol/l, glycémie = 14 mmol/l.

10 **Concernant la plaie du pied, quel signe clinique recherchez-vous en faveur d'une ostéite ?**

....

L'examen ne retrouve pas d'ostéite.

11 **Dans la gradation du risque podologique du pied diabétique, quel est celui du pied de la patiente ?**

a. grade 0
b. grade 1
c. grade 2
d. grade 3
e. grade 4

12 **Quel(s) traitement(s) suspendez-vous dans sa prescription pendant l'épisode infectieux ?**

a. Metformine
b. Amarel
c. Cotareg
d. Amlor
e. Tous

13 **Quel(s) traitement(s) modifiez-vous dans sa prescription ?**

a. Metformine
b. Amarel
c. Cotareg
d. Amlor
e. Tous

14 **Y a-t-il une indication systématique pour la patiente à débuter un traitement par anti-coagulation préventive ?**

a. Oui, car la patiente doit être en décharge pour son mal perforant
b. Oui, car la patiente doit être en repos strict pour son érysipèle
c. Oui, car le diabète déséquilibré augmente le risque thrombo-embolique
d. Non, car la patiente ne présente pas de facteurs de risques de maladie thrombo-embolique
e. Non, car la patiente doit être anti-coagulée à dose curative dans le cadre de son AOMI associée à un repos strict au lit

- **Question 1** (10 points)
QROC : AOMI (artériopathie oblitérante des membres inférieurs)

- **Question 2** (10 points)
Réponse : D

- **Question 3** (5 points)
Réponse exacte : A

Commentaire Historiquement Leriche et Fontaine ont proposé une classification en quatre stades cliniques.
Celle-ci va de l'absence de symptôme clinique (stade I), à l'existence d'une claudication intermittente (stade II), à la présence de douleurs de décubitus (stade III) et à la constatation de troubles trophiques (stade IV).
Le collège des enseignants de chirurgie et de médecine vasculaire mis à jour en juin 2012, a établi une nouvelle classification :

- La forme asymptomatique
- L'ischémie d'effort
- L'ischémie permanente (ou ischémie critique)

- **Question 4** (5 points)
Réponse exacte : A et E
Réponse indispensable : A

Commentaire L'IPS est le rapport entre la pression systolique à la cheville (artère tibiale postérieure et tibiale antérieure) et la pression systolique humérale :

- La valeur normale est comprise entre 0,90 et 1,30.
- Au-dessous du seuil de 0,9, le diagnostic d'AOMI est retenu.
- Au-dessus de 1,3, la mesure témoigne d'une incompressibilité artérielle et d'un risque cardio-vasculaire élevé (sujet âgé, diabétique, insuffisant rénal chronique avec médiacalcose). Dans ce cas, la pression à la cheville ne peut pas être utilisée pour le diagnostic et la mesure de pression au gros orteil doit être réalisée.

Un IPS < 0,90 ou > 1,30 est un marqueur indépendant de risque de morbi-mortalité cardiovasculaire.

- **Question 5** (5 points)
Réponse exacte : A, C, E
Réponse inadmissible : G

Commentaire Le traitement médical de l'AOMI comprend de base la correction des facteurs de risque cardio-vasculaire et un traitement médical à visée cardio-vasculaire. Il est conseillé d'associer au long cours les trois familles thérapeutiques suivantes :

- un antiplaquettaire : aspirine 75 à 160 mg/J ; ou clopidogrel 75 mg/j.
- une statine (même en l'absence d'une dyslipidémie)
- un inhibiteur du système rénine angiotensine (même en l'absence d'une hypertension)

L'AOMI isolée n'est pas une indication aux anticoagulants.
La participation à un programme d'éducation thérapeutique structuré et la revascularisation dépendent du stade.

Question 6 (10 points)
Réponse exacte : C

Commentaire Claudication artérielle, radiculaire et médullaire

Question 7 (5 points)
Réponses exactes : B, C

Question 8 (5 points)
QROC une lymphangite

Question 9 (10 points)
Réponse exacte : A, D

Question 10 (10 points)
QROC contact osseux

Question 11 (5 points)
Réponse exacte : 2

Commentaire

- grade 0 : pas de neuropathie sensitive ;
- grade 1 : neuropathie sensitive isolée ;
- grade 2 : neuropathie sensitive associée à une artériopathie des membres inférieurs et/ou à une déformation du pied ; ici les paresthésies correspondent à la neuropathie et la claudication à l'AOMI
- grade 3 : antécédent d'ulcération ou d'amputation

Question 12 (10 points)
Réponses exactes : A, B, C

Commentaire On suspend les ADO car le MDRD est inférieur à 30 et on suspend le cotreg pour éviter d'aggraver la fonction rénale avec une part fonctionnelle

Question 13 (5 points)
Réponse exacte : A, B
Réponse indispensable : A

Commentaire Contre-indication aux Biguanides et Sulfamides car le MDRD et < 30 ml/min : relais par insuline ou novonorm (glinides)

Question 14 (5 points)
Réponse exacte : A

Commentaire Pour l'érysipèle, un traitement anticoagulant préventif est recommandé seulement s'il y a un risque patent de maladie thrombo-embolique associée.

RÉFÉRENCES

Collège des enseignants de chirurgie et de médecine vasculaire
Collège des Enseignants en Endocrinologie, Diabète et Maladies Métaboliques, 2011
Collège National des Enseignants de Dermatologie, 2010-2011
HAS 2007 : prévention des lésions des pieds chez le patient diabétique

ITEMS TRAITÉS

N° 233. diabète sucré de type 1 et 2 – complications
N° 131. artériopathie oblitérante de l'aorte et des membres inférieurs
N° 204. grosse jambe rouge aiguë
N° 87. infection cutanéo-muqueuse bactérienne et mycosique

ANNALES

Item 131. AOMI chez les diabétiques : concours sud, 1997
Item 233. Diabète : ECN 2013, dossier 2, ECN 2077, dossier 1, ECN 2006, dossier 4 et 5, ECN 2004, dossier 2, concours sud et nord, 2003, concours sud et nord 2002, concours sud et nord 2001, concours sud et nord 2000, concours sud et nord 1999, concours sud et nord 1998, concours sud et nord 1997, concours sud et nord 1996, concours sud et nord 1995

Dossier 20 *L'homme gras qui n'aimait pas les médecins*

Énoncé

M. R, 56 ans, est traîné dans votre cabinet par sa femme. Le frère de M. R est décédé il y a un mois d'un infarctus du myocarde, et cela a inquiété Mme R.

M. R est un traiteur et il n'aime pas trop les médecins.

Son seul antécédent est d'après lui un petit diabète traité par metformine.

1 Que dites-vous à sa femme concernant le décès de son frère ?

a. S'il avait 46 ans, il existe un sur-risque chez M. R
b. S'il avait 56 ans, il existe un sur-risque chez M. R
c. S'il avait 66 ans, il existe un sur-risque chez M. R
d. Il est sur que son mari va présenter un infarctus du myocarde
e. Il n'est pas sur que son mari va présenter un infarctus du myocarde

2 Que recherchez-vous à l'interrogatoire ?

a. Antécédent chez le père d'un AVC avant 45 ans
b. Antécédent chez le père d'un AVC avant 55 ans
c. Tabagisme
d. Antécédent de lymphome
e. Antécédent de colique néphrétique

3 Cliniquement, sa pression artérielle est à 155/95 mmHg, FC : 75/min, recontrôlée à 150/93mmHg. Il n'existe pas d'anomalie particulière.

Que recommandez-vous ?

a. Réalisation d'une automesure à domicile
b. Introduction d'un traitement par inhibiteur calcique
c. Introduction d'un traitement par IEC
d. Introduction d'un traitement par bêta bloquant
e. Aucune mesure

4 **Quel(s) examen(s) prescrivez-vous ?**

a. Aucun
b. glycémie à jeun
c. Ionogramme
d. Bilan lipidique
e. Hb1ac

5 **Le patient revient vous voir trois mois plus tard. Son automesure retrouve une moyenne à 150/95 mmHg.**

Son bilan est le suivant : Hb1ac : 7,2 %, Na : 141 mmol/L, Kaliémie : 4,2 mmol/L, créatinémie : 85 micromol/L, HDL : 0,45 g/L, LDL : 1,67 g/L, triglycérides : 2,5 g/L

Que faites-vous ?

a. Réalisation d'une automesure à domicile
b. Introduction d'un traitement par inhibiteur calcique
c. Introduction d'un traitement par IEC
d. Introduction d'un traitement par bêta bloquant
e. Aucune mesure

6 **M. M. vous confie qu'il n'arrive pas à arrêter de fumer. Quel est son objectif de LDL ?**

a. Inférieur à 1 g/L
b. Inférieur à 1,3 g/L
c. Inférieur à 1,6 g/L
d. Inférieur à 1,9 g/L
e. Inférieur à 2,2 g/L

7 **Que lui recommandez-vous ?**

a. Limiter les graisses mono-insaturées
b. Limiter les graisses poly-insaturées
c. Limiter l'apport de cholestérol alimentaire < 300 mg/j
d. Consommer 5 fruits et légumes par jour
e. Perte de 10 kg par mois

8 **3 mois plus tard, malgré les efforts de M. R, le bilan lipidique est inchangé.**

Que faites-vous ?

a. Poursuite des mesures diététiques
b. Arrêt des mesures diététiques
c. Introduction d'une statine
d. Introduction de l'ezetimib (Ezetrol)
e. Introduction du colestyramine (Questran)

9 **3 mois après, M.R. revient, son bilan lipidique ne s'est toujours pas modifié.**

De plus, il vous indique que ses crampes musculaires déjà présentes avant, se sont aggravées.

Que faites-vous ?

a. Arrêt de la statine et introduction ézétimib
b. Arrêt des mesures diététiques
c. Dosage de la TSH
d. Dosage du bilan hépatique
e. Supplémentation en magnésium

10 **Effectivement, M. R présentait une hypothyroïdie, quelles sont les autres causes de dyslipidémie secondaire ?**

a. Diabète
b. Cholestase
c. Insuffisance rénale
d. Antirétroviraux
e. Lithium

Deux ans plus tard, M. R. vous montre un contrôle de suivi :
Hb1ac : 7,2 %, Na : 140 mmol/L, Kaliémie : 4,3 mmol/L, créatinémie : 88 micromol/L, HDL : 0,55 g/L, LDL : incalculable, triglycérides : 7 g/L

11 **Que recherchez-vous à l'interrogatoire ?**

a. Douleur abdominale aiguë
b. Antécédent de pancréatite aiguë
c. Consommation de graisse animale
d. Consommation de céréales
e. Consommation d'alcool

12 **Quel type de dyslipidémie présente M. R ?**

a. Dyslipidémie de type I
b. Dyslipidémie de type IIa
c. Dyslipidémie de type IIb
d. Dyslipidémie de type IV
e. Dyslipidémie de type V

M. R est ensuite perdu de vue. Vous le croisez 15 ans plus tard dans un centre de rééducation cardiologique.
Malheureusement, M. R s'était ensuite « laissé vivre » comme il vous dit.
Il a présenté un infarctus du myocarde avec des atteintes tritronculaires.
Sa FEVG est de 15 %.
Il a arrêté de fumer. Il ne présente pas d'insuffisance rénale.

13 **Quel est son objectif de LDL ?**

a. Inférieur à 0,7 g/L
b. Inférieur à 1 g/L
c. Inférieur à 1,3 g/L
d. Inférieur à 1,6 g/L
e. Inférieur à 1,9 g/L

14 **Quel est son objectif d'Hb1ac ?**

a. Inférieur à 6,5 %
b. Inférieur à 7 %
c. Inférieur à 7,5 %
d. Inférieur à 8 %
e. Inférieur à 9 %

15 **Quel(s) médicament(s) pouvez-vous utiliser pour son diabète ?**

a. Aucun
b. Metformine
c. Sulfamides
d. Inhibiteur des dpp4
e. Insuline

Question 1 (5 points)

Réponse : A et E

Commentaire Le décès de son frère est un facteur de risque si survenu avant 55 ans (sexe masculin au premier degré).
Il s'agit d'une notion de risque mais sûrement pas d'une certitude chez un individu en particulier.

Question 2 (5 points)

Réponses : A, C

Commentaire On poursuit la recherche des facteurs cardiovasculaires.
Facteurs de risque cardio-vasculaire :
Non modifiable

- Âge
  - Homme de 50 ans ou plus
  - Femme de 60 ans ou ménopausée
- Antécédents familiaux de maladie coronaire précoce IDM ou mort subite
  - avant 55 ans chez le père ou chez un parent de premier degré de sexe masculin IDM ou mort subite
  - avant 65 ans chez la mère ou chez un parent de premier degré de sexe féminin

Modifiable

- Tabagisme Actuel ou arrêté depuis moins de 3 ans
- HTA permanente Traitée ou non
- Diabète de type 2 Traitée ou non
- Dyslipidémie

Tout facteur de risque doit faire rechercher tous les autres, toujours.

Question 3 (10 points)

Réponse : A

Commentaire Nécessité de recontrôler en externe pour s'affranchir de l'effet blouse blanche, soit MAPA, soit automesure.

Question 4 (5 points)

Réponses : C, D, E

Commentaire On dépiste les autres facteurs de risque : bilan lipidique. Ici pas de glycémie à jeun, car le patient est déjà diabétique : Hb1ac.
Bilan d'HTA de l'OMS pour rappel : ionogramme, protéinurie, ECG, créatinurie, bilan lipidique, glycémie à jeun.

Question 5 (10 points)

Réponse : B et C

Commentaire Introduction d'un des **antihypertenseurs de première ligne**

- **Inhibiteur calcique**
- **Diurétique thiazidique**
- **IEC**
- **ARA 2** (mais plus cher donc l'HAS aime moins)

Les bêta-bloquants ne sont plus recommandés en première intention, car diminue de façon moins efficace les AVC.

■ **Question 6** (5 points)

Réponse : A

Commentaire Concernant la prévention primaire, les recommandations officielles en France sont celles de 2005, c'est-à-dire on part de 2,2 g/L et on retire 0,3 g/L par facteur de risque.

- 1 facteur de risque : objectif 1,9 g/L
- 2 facteurs de risque : objectif 1,6 g/L
- 3 facteurs de risque : objectif 1,3 g/L
- 4 facteurs de risque : objectif 1 g/L

Cependant, la tendance mondiale est plutôt à l'évaluation globale d'un risque en fonction des facteurs de risque cardio-vasculaire et de leur stade, selon des échelles types SCORE ou Framingham mais difficile à appliquer en pratique clinique car très complexe.

Les recommandations les recommandant ont ensuite été supprimées à cause de conflits d'intérêt. Bref, essayez d'avoir une idée du risque de votre patient, M. R est tabagique, diabétique, hypertendu, un homme de plus de 50 ans avec des antécédents familiaux. Il est à haut risque cardio-vasculaire, donc LDL au moins inférieur à 1 g/L (même 0,7 g/L pour certains)

■ **Question 7** (5 points)

Réponses : A, C, D

Commentaire Il faut limiter les graisses mono-insaturées et privilégier les graisses poly-insaturées type omega 3.

Autres recommandations :

- activité physique
- perte de maximum 1 à 2 kg par mois
- alimentation équilibrée avec 50 % de glucides, 30 % de protéines, 20 % de lipide.

■ **Question 8** (5 points)

Réponses : A, C

Commentaire La statine est le traitement de première intention de l'hyperLDLémie.

L'ezetimib et le questran ne sont des alternatives que si mauvaise tolérance à plusieurs statines.

■ **Question 9** (10 points)

Réponses : C, D

Commentaire Devant une résistance au traitement, on recherche une dyslipidémie secondaire.

L'association crampes et résistance doit faire évoquer l'hypothyroïdie.

■ **Question 10** (10 points)

Réponses : A, B, C, D

Commentaire **Les causes de dyslipidémie secondaires :**

- **hypothyroïdie**
- **diabète déséquilibré**
- **cholestase**
- **insuffisance rénale et syndrome néphrotique**
- Alcool
- Iatrogène : corticoïdes, œstroprogestatifs, rétinoïdes, antiprotéase, ciclosporine.

■ **Question 11** (5 points)

Réponses : A, B, E

Commentaire Une hypertryglycéridémie peut entraîner une pancréatite aiguë (plutôt si supérieur à 10 g/L).

L'hypertriglycéridémie est dans la grande majorité de type IV (exogène), c'est-à-dire dépendante des sucres et de l'alcool.

Une consommation excessive en sucre (y compris les fruits) peut entraîner des pics de triglycérides très élevés mais rapidement régressifs.

L'hypertriglycéridémie de type 1 liée aux graisses est très rare.

Triglycérides = liées au sucre et alcool

■ **Question 12** (5 points)

Réponse : C

Commentaire Dyslipidémie mixte avec hyperLDLémie et hypertriglycéridémie.

Classification peu utilisée en pratique, mais encore dans les collèges.

- I hypertriglycéridémie exogène (dépendante des graisses)
- IIa hypercholestérolémie isolée
  - essentielle (plus fréquente)
  - familiale (mutation LDLrécepteur)
- IIb Hyperlipidémie mixte
- IV Hypertriglycéridémie endogène (dépendante des sucres)
- V Hypertriglycéridémie mixte

■ **Question 13** (10 points)

Réponse : A

Commentaire Prévention secondaire, les recommandations sont en faveur d'un LDL inférieur à 0,7 g/L

■ **Question 14** (5 points)

Réponse : D

Commentaire Il existe une cardiopathie évoluée : Hb1ac 8 %

Les autres indications d'une Hb1ac à 8 % :

- complications macroangiopathiques évoluées
  - IDM avec insuffisance cardiaque
  - Atteinte tritronculaire
  - AOMI symptomatique
  - AVC de moins de 6 mois
- Insuffisance rénale sévère ou terminale
- comorbidité grave avérée autre
- personne âgée fragile
- Intensification médicamenteuse entraînant des hypoglycémies chez un diabétique depuis plus de 10 ans

■ **Question 15** (5 points)

Réponses : C, D, E

Commentaire La metformine est contre-indiquée dans les situations où l'accumulation des lactates peut mener à l'acidose lactique.

- Surproduction de lactates :
  - insuffisance cardiaque
  - insuffisance pulmonaire
- Défaut d'élimination des lactates :
  - insuffisance rénale
  - insuffisance hépatique

ITEMS TRAITÉS

N° 219. Facteurs de risque cardio-vasculaire et prévention

N° 221. Hypertension artérielle de l'adulte

N° 220. Dyslipidémies

N° 245. Diabète sucré de types 1 et 2 de l'enfant et de l'adulte. Complications

N° 246. Prévention primaire par la nutrition chez l'adulte et l'enfant

N° 326. Prescription et surveillance des classes de médicaments les plus courantes chez l'adulte et chez l'enfant. Connaître pour chacune les mécanismes d'action de classe et des produits individuels, les principes du bon usage, les critères de choix d'un médicament en première intention, les causes d'échec, les principaux effets indésirables et interactions

ANNALES

1995 - concours nord - QCM1
1996 - concours nord - QCM2
1998 - concours nord - QCM 1
1998 - concours sud - QCM 2
1998 - concours sud - dossier
1999 - concours nord - QCM2
2000 - concours nord - dossier
2000 - concours sud - dossier
2001 - concours nord - QCM2
2002 - concours nord - QCM1
2002 - concours sud - QCM2
2002 - concours sud - dossier
2003 - concours nord - QCM1
2003 - concours sud - QCM2

RECOMMANDATIONS

Prévention et dépistage du diabète de type 2 et des maladies liées au diabète Octobre 2014, HAS
Prise en charge de l'hypertension artérielle de l'adulte, société française d'hypertension artérielle, 2013
Évaluation par classe des médicaments antihypertenseurs, mars 2013
Méthodes d'évaluation du risque cardio-vasculaire global, Juin 2004

Dossier 21 *Mamie perd la tête ?*

Énoncé

Mme M. 80 ans est amenée par sa petite-fille. En effet, celle-ci a peur que sa grand-mère soit atteinte de la maladie d'Alzheimer.

Mme M. ne prend qu'un traitement pour le cholestérol (zocor) depuis 6 mois.

Ses antécédents sont dyslipidémie, chirurgie du canal carpien en 1990.

Depuis quelques mois, la petite-fille de Mme M. la trouve ralentie. De plus, elle sort de moins en moins. Mme M. se défend en disant qu'elle a froid dehors et mal au muscle en marchant.

Il n'existe pas de troubles de la mémoire évidents.

1 Quel est le bilan minimal recommandé devant une démence ?

a. TSH
b. Ionogramme
c. Albumine
d. Irm cérébrale
e. Scintigraphie cérébrale

2 Le bilan vous revient : TSH : 45 mUi/L. Quel est votre diagnostic ?

a. Bilan normal
b. Hypothyroïdie centrale
c. Hypothyroïdie périphérique
d. Hyperthyroïdie centrale
e. Hyperthyroïdie périphérique

3 Quel bilan étiologique demandez-vous ?

a. Anticorps antithyroglobuline
b. Anticorps anti-peroxydase
c. Anticorps antirécepteur de la tsh
d. Scintigraphie thyroïdienne
e. Échographie thyroïdienne

Les résultats de votre bilan :
Anticorps antithyroglobuline : 60 mui/L (N < 15 mUi/L) anticorps antiperoxydase : 50mUi/L (N < 45mUi/L).
Échographie : petite thyroïde parenchyme homogène, pas de nodule.

4 **Quel est votre diagnostic ?**

a. Thyroïde de De Quervain
b. Thyroïdite de Hashimoto
c. Maladie de Basedow
d. Thyroïdite atrophique
e. Adénome toxique

5 **Concernant le traitement, quelles propositions sont vraies ?**

a. Un traitement par hormones thyroïdiennes T4 va être introduit
b. Un traitement par hormones thyroïdiennes T3 va être introduit
c. Le traitement va être introduit à 1 mg/kg immédiatement
d. Le traitement va être débuté à faible dose
e. Le traitement doit être pris le matin à jeun

Vous débutez un traitement par levothyrox (LT4)

6 **La petite-fille de Mme M. s'est un peu renseignée sur tout ça et à quelques questions. Quelles propositions sont exactes ?**

a. La LT3 étant l'hormone active, il aurait été plus efficace de la traiter par T3
b. La LT4 étant l'hormone active, il est plus efficace de traiter par de la T4
c. Les désiodases permettent la transformation de la T4 en T3 dans le corps humain
d. Le traitement par levothyrox va entraîner la diminution de la TSH
e. Le traitement par levothyrox va entraîner l'augmentation de la TSH

La petite fille de Mme M, Mlle L, inquiète du caractère héréditaire des pathologies thyroïdiennes, a réalisé une prise de sang complète pour la thyroïde. Devant une anomalie, elle revient vers vous.
TSH : 6 mUi/L (N : 0,4-4 mUi/L), T3 : 4 pmol/L (N : 2-6) T4 : 14 pmol/L (N : 12-20).
Mlle L. a 27 ans, pas d'antécédent connu.

7 **Quel est votre diagnostic ?**

a. Hyperthyroïdie franche
b. Hyperthyroïdie fruste
c. Hypothyroïdie franche
d. Hypothyroïdie fruste
e. Absence d'anomalie

8 **Quels éléments sont nécessaires afin de choisir la thérapeutique ?**

a. Anticorps antithyroglobuline
b. Scintigraphie thyroïdienne
c. Échographie thyroïdienne
d. Anticorps antirécepteur de la TSH
e. Anticorps antiperoxydase

9 **Les anticorps sont négatifs, que proposez-vous ?**

a. Pas de traitement, pas de surveillance
b. Surveillance à 1 mois
c. Surveillance à 6 mois
d. Traitement par levothyrox
e. Traitement par néomercazole

Vous aviez choisi la surveillance devant des anticorps négatifs. Trois ans plus tard, son bilan de contrôle montre TSH : 30 mUi/L T3 : 2 pmol/L (N : 2-6) T4 : 8 pmol/L (N : 11-21).

10 **Mlle L. est très symptomatique. Parmi ces symptômes, lesquels peuvent être liés à l'hypothyroïdie ?**

a. Amaigrissement
b. Prise de poids
c. Asthénie
d. Diarrhée
e. Crampes musculaires

11 **Quelles anomalies biologiques peuvent être secondaires à une hypothyroïdie ?**

a. Hypercholestérolémie
b. Augmentation des CPK
c. Hyperleucocytose
d. Thrombopénie
e. Hyponatrémie de dilution

12 **Quels examens demandez-vous ?**

a. Anticorps antithyroglobuline
b. Anticorps anti-peroxydase
c. Anticorps antirécepteur de la tsh
d. Scintigraphie thyroïdienne
e. Échographie thyroïdienne

13 **L'échographie de Mlle L retrouve un petit goitre. De façon générale, en présence d'une insuffisance thyroïdienne associée à un goitre l'(es) étiologie(s) possible(s) est (sont) :**

a. Thyroïdite subaiguë de De Quervain à la phase de début
b. Insuffisance antéhypophysaire
c. Trouble congénital de l'hormonogénèse
d. Thyroïdite lymphocytaire chronique
e. Carence en iode

Vous diagnostiquez une maladie d'Hashimoto et débutez une substitution par L-Thyroxine. Deux ans plus tard, tout se passe bien sous levothyrox. La TSH est à 3,5 mUi/L sous 75 µg par jour, Mlle L vous annonce qu'elle est à son premier mois de grossesse.

14 **Que faites-vous ?**

a. Arrêt du levothyrox
b. Poursuite du levothyrox à la même dose
c. Augmentation du levothyrox
d. Échographie thyroïdienne
e. Arrêt médical de grossesse

15 **Concernant le traitement thyroïdien pendant la grossesse que préconisez-vous ?**

a. Objectif de TSH inférieur à 4 mUi/L pendant la grossesse
b. Objectif de TSH inférieur à 2,5 mUi/L pendant la grossesse
c. Surveillance du bilan thyroïdien hebdomadaire
d. Surveillance du bilan thyroïdien mensuel
e. Perfusion de L-thyroxine au moment de l'accouchement

■ **Question 1** (5 points)

Réponses : A, B, C

Commentaire Le bilan de démence recommandée est ionogramme, calcémie, TSH, imagerie cérébrale au mieux IRM.
Le but de ce bilan est d'éliminer une cause curable (hématome sous-dural, hypercalcémie, hypothyroïdie).
L'albumine est plutôt pour la recherche de complication (dénutrition).

■ **Question 2** (5 points)

Réponse : C

Commentaire Il s'agit une hypothyroïdie périphérique. En effet, l'absence de T3 et T4 fait disparaître le rétrocontrôle sur la TSH, celle-ci va donc s'élever.
Une hyperthyroïdie centrale mettrait en évidence une TSH normale ou légèrement supérieure avec des hormones T3 et T4. Le contexte clinique, la grande rareté de ce diagnostic, et le taux de TSH élevé rendent ce diagnostic bien moins probable et le dosage de T3 T4 non nécessaires.

■ **Question 3** (10 points)

Réponses : A, B, E

Commentaire Les anticorps à demander sont anticorps antithyroglobuline et antiperoxydase.
Ils peuvent entraîner une hypothyroïdie (Hashimoto ou thyroïdite atrophique).
Les TRAK sont responsable d'une hyperthyroïdie et ne sont pas à doser dans ce contexte. Les TRAK (anticorps antirécepteur de la TSH bloquant) sont plus un modèle de recherche qu'une réalité clinique (donc à ne pas rechercher).
En cas d'hypothyroïdie, on ne réalise jamais de scintigraphie.
L'échographie est habituelle permettant d'éliminer une autre pathologie et de distinguer une thyroïdite d'Hashimoto (goitre) d'une thyroïde de taille diminuée (atrophique).

■ **Question 4** (5 points)

Réponse D.

Commentaire Il s'agit d'une thyroïdite atrophique et non d'une maladie d'Hashimoto. Les éléments pour les distinguer :

	Hashimoto	**Thyroïdite atrophique**
Âge	Femme jeune	Plus de 50 ans
Anticorps	Élevés	Modérément élevés
Taille de la thyroïde	Augmentée	Diminuée

En pratique, le traitement et la surveillance seront la même.

■ **Question 5** (10 points)

Réponses A, D, E

Commentaire On introduit un traitement par levothyrox qui est de la T4.
La dose habituelle de traitement est 1 mg/kg cependant ce traitement doit être introduit à faible dose puis augmenter par palier chez les sujets âges ou cardiaque.
En effet, la substitution en hormones thyroïdiennes va augmenter le travail du cœur et pourra démasquer une cardiopathie.
De plus, un surdosage risque de favoriser une arythmie.
Pour la surveillance, elle se fait sur la tsh pas avant un mois de traitement.

Question 6 (10 points)

Réponse C et D

Commentaire L'hormone active est la T3. Cependant, on traite par la T4 qui sera désiodé en T3. Le traitement par T4 permet une plus grande stabilité.
Les hormones thyroïdiennes ayant un rétrocontrôle sur la TSH hypophysaire, l'introduction du traitement va permettre la diminution de la TSH (qui sera l'objet de la surveillance).

Question 7 (10 points)

Réponse D

Commentaire La TSH est modérément élevée et les hormones thyroïdiennes libres normales : il s'agit d'une hypothyroïdie fruste.
Une hyperthyroïdie fruste consistera en TSH freinée, T3 et T4 normales.

Question 8 (5 points)

Réponses A et E

Commentaire Il existe un consensus français sur la prise en charge des hypothyroïdes frustes. En cas de TSH inférieur à 10 mUi/L, le dosage des anticorps guide la thérapeutique.

Question 9 (5 points)

Réponse C

Commentaire Dans le consensus : TSH inférieure à 10 mUi/L et pas d'anticorps à Pas de traitement

Question 10 (10 points)

Réponses A, C, E

Commentaire Les signes cliniques d'hypothyroïdie sont des signes d'hypométabolisme :

- cardiovasculaire : bradycardie, hypotension
- digestif : constipation
- neuromusculaire : ralentissement psychomoteur, dépression, crampes
- cutanée : infiltration
- généraux : frilosité, prise de poids modeste

Question 11 (5 points)

Réponses A, B, E

Commentaire Attention au piège, dyslipidémie liée à l'hypothyroïdie puis crampes et augmentation des CPK mis sur le compte des statines.

Question 12 (5 points)

Réponses A, B, E

Commentaire Idem question 3 et encore une fois **JAMAIS DE SCINTIGRAPHIE SI HYPOTHYROÏDIE**

Question 13 (5 points)

Réponses C, D, E

Commentaire (question d'annales)

- **Question 14** (10 points)

Réponse C. SI, A ou E, zéro à la question

Commentaire Durant la grossesse, l'objectif de TSH est inférieur à 2,5 mUi/L. Il faut augmenter le levothyrox.
Au moment du diagnostic de grossesse, le levothyrox doit être augmenté de 25 % chez toutes les femmes.

- **Question 15** (5 points)

Réponses B et D

Commentaire La surveillance est mensuelle, hebdomadaire inutile.
Objectif inférieur à 2,5 mUi/L. L'hypothyroïdie peut entraîner des Anomalies du développement cérébral de l'enfant.

ITEMS TRAITÉS

N° 26. Prévention des risques fœtaux : infection, médicaments, toxiques, irradiation
N° 241. Hypothyroïdie

ANNALES ECN

1998 - concours nord - QCM 2
1999 - concours nord - QCM1
1999 - concours nord - CCQM
2000 - concours sud - QCM1
2001 - concours sud - QCM2
2002 - concours nord - QCM1
2002 - concours sud - QCM2
2003 - concours nord - QCM1

RECOMMANDATION

HAS 2007 : hypothyroïdie fruste

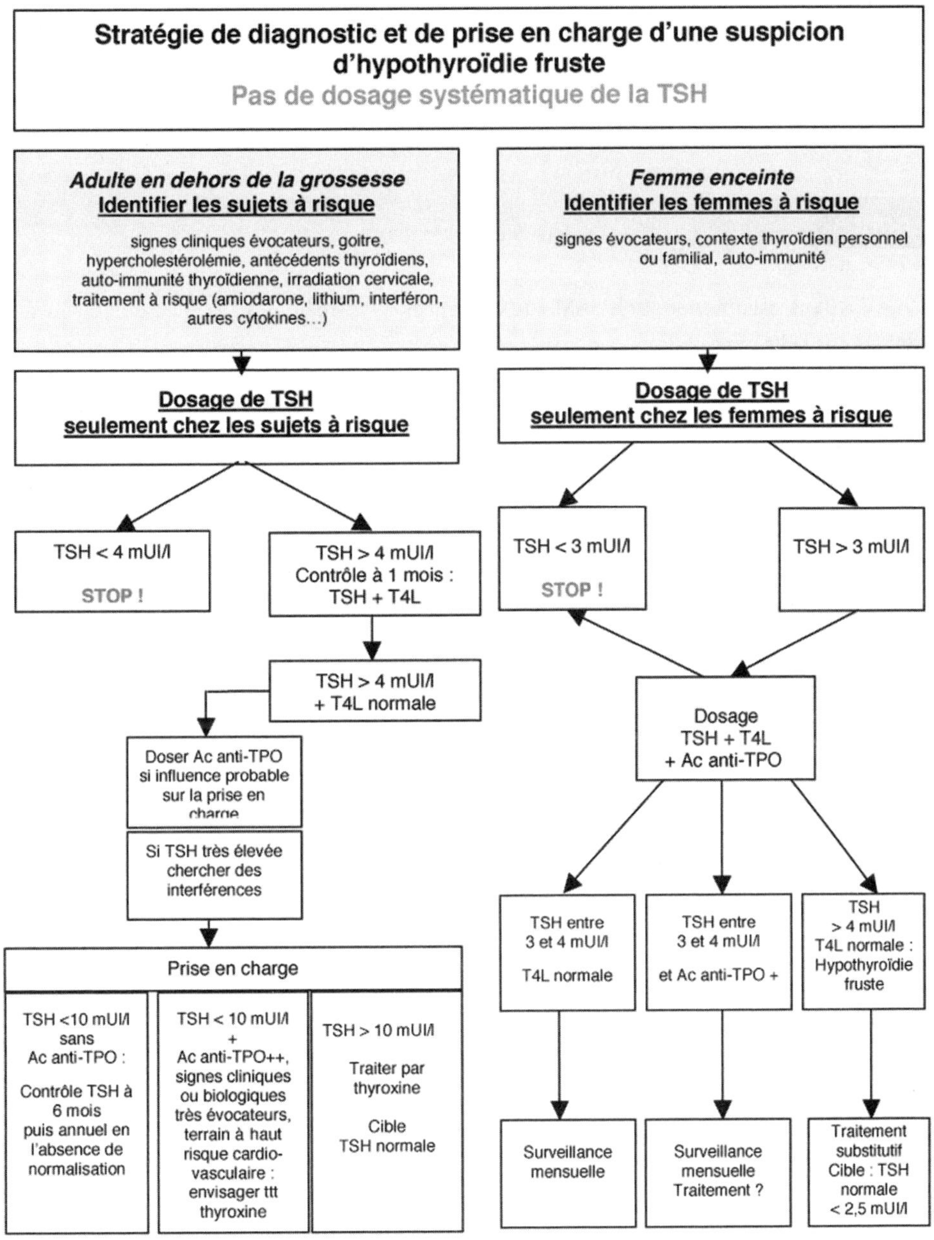
Stratégie de diagnostic et de prise en charge d'une suspicion d'hypothyroïdie fruste
Pas de dosage systématique de la TSH
Adulte en dehors de la grossesse
Identifier les sujets à risque
signes cliniques évocateurs, goitre, hypercholestérolémie, antécédents thyroïdiens, auto-immunité thyroïdienne, irradiation cervicale, traitement à risque (amiodarone, lithium, interféron, autres cytokines...)
Dosage de TSH
seulement chez les sujets à risque
TSH < 4 mUI/l
STOP !
TSH > 4 mUI/l
Contrôle à 1 mois :
TSH + T4L
TSH > 4 mUI/l
+ T4L normale
Doser Ac anti-TPO si influence probable sur la prise en charge
Si TSH très élevée chercher des interférences
Prise en charge
TSH <10 mUI/l sans Ac anti-TPO :
Contrôle TSH à 6 mois puis annuel en l'absence de normalisation
TSH < 10 mUI/l + Ac anti-TPO++, signes cliniques ou biologiques très évocateurs, terrain à haut risque cardio-vasculaire : envisager ttt thyroxine
TSH > 10 mUI/l
Traiter par thyroxine
Cible TSH normale
Femme enceinte
Identifier les femmes à risque
signes évocateurs, contexte thyroïdien personnel ou familial, auto-immunité
Dosage de TSH
seulement chez les femmes à risque
TSH < 3 mUI/l
STOP !
TSH > 3 mUI/l
Dosage
TSH + T4L
+ Ac anti-TPO
TSH entre 3 et 4 mUI/l
T4L normale
TSH entre 3 et 4 mUI/l
et Ac anti-TPO +
TSH > 4 mUI/l
T4L normale :
Hypothyroïdie fruste
Surveillance mensuelle
Surveillance mensuelle
Traitement ?
Traitement substitutif
Cible : TSH normale < 2,5 mUI/l

Dossier 22 — Un déjeuner au lit

Énoncé

Mme V., 78ans, est amenée par le SAMU aux urgences de votre hôpital car elle a été retrouvée confuse chez elle par sa fille.

Elle vit seule en appartement, et présente comme antécédents une hypertension traitée par AMLOR® (amlodipine) 10 mg, un pacemaker et une fracture du col fémoral gauche il y a 5 ans.

Sa fille l'a trouvée dans son lit à midi alors qu'elles devaient déjeuner ensemble. Elle était confuse et désorientée et sa fille a immédiatement appelé le SAMU.

À son arrivée elle sature à 98 % sous 6 L d'oxygène, sa PA = 83/65 mmHg, sa FC = 50/min, T°= 37, FR = 15/min. Elle n'ouvre les yeux qu'à la douleur, répond de manière confuse aux questions simples, elle présente des marbrures aux membres inférieurs avec des extrémités froides, pas de globe vésical, des mouvements de retrait à la douleur et un examen cardiaque et abdominal sans particularité.

L'hemoccue retrouve une hémoglobine à 14 g/dl et le dextro retrouve une hyperglycémie indétectable.

1 Quel est son score de Glasgow ?

a. 7
b. 8
c. 9
d. 10
e. 11

L'infirmière vous apporte l'ECG :

Voir photo dossier, page X

2 Que pouvez-vous dire de l'ECG ?

a. Le rythme est électro-entraîné
b. Présence de spikes
c. Le pacemaker est mono-chambre
d. Le pacemaker est double chambre
e. Le pacemaker est triple chambre

Le rythme cardiaque de la patiente est bien éléctro-entraîné par son pacemaker. Vous débutez un remplissage vasculaire par 3 L de NaCl 0,9 % et transférez la patiente en réanimation. La patiente présente des signes de déshydratation intra et extra-cellulaire.

3 **Quels signes de déshydratation intracellulaire avez-vous recherché ?**

a. Hypotension artérielle
b. Une hyperprotidémie
c. Pli cutané
d. Trouble de la conscience
e. Sécheresse des muqueuses

4 **Quels signes de déshydratation extracellulaire avez-vous recherché ?**

a. Hypotension artérielle
b. Une hyperprotidémie
c. Pli cutané
d. Trouble de la conscience
e. Sécheresse des muqueuses

Vous récupérez le bilan biologique :
Urée = 12 mmol/l, créatinine = 128 µmol/l, DFG = 39, glycémie = 35 mmol/l, Sodium = 155 mmol/l, Potassium = 5 mmol/l, Chlore = 97 mmol/l, protides = 78 g/l, bicarbonates = 30 mmol/l, Calcium = 2,6 mmol/l, ASAT = 49 UI/l (N < 50), ALAT = 35 UI/l (N < 50), CRP = 3 mg/l, Troponine < 0,2, Leucocytes = 11 710.10^9/l, hémoglobine = 15 g/dl, plaquettes = 347.10^9/l.
Bandelette urinaire : glycosurie 3 croix, cétonurie négative, sang négatif, nitrites négatifs, leuco négatifs

5 **Quel(s) diagnostic(s) suspectez-vous ?**

a. Acido-cétose diabétique
b. Hyperosmolarité
c. Diabète insipide
d. Découverte de diabète
e. Myélome multiple

Vous suspectez une découverte de diabète sur un coma hyperosmolaire.

6 **Quels arguments vont contre une acido-cétose diabétique ?**

a. La glycémie trop élevée
b. La cétonurie négative
c. L'hyperprotidémie
d. L'hypernatrémie
e. L'absence d'acidose

7 Quelle est l'osmolarité normale ?

a. 75 mosm/l
b. 175 msom/l
c. 275 mosm/l
d. 375 mosm/l
e. 475 mosm/l

L'osmolarité est normalement à 275 mosm/l.

8 Dans le cadre du coma hyperosmolaire, comment allez-vous retrouver l'osmolarité chez cette patiente ?

a. Osmolarité > 275 mosm/l
b. Osmolarité > 300 msom/l
c. Osmolarité > 350 mosm/l
d. Osmolarité > 400 mosm/l
e. Osmolarité > 450 msom/l

Vous retrouvez une hyperosmolarité à 355 mosm/l chez Mme V. Vous poursuivez l'hyperhydratation et l'insulinothérapie chez cette patiente.

9 Quel(s) est/ sont le(s) risque(s) d'une hyperhydratation trop rapide ?

a. Œdème cérébral
b. Myélinolyse centro-pontique
c. Œdème aigu pulmonaire
d. Hypocalcémie
e. Hypokaliémie

10 Quel est le risque de l'insulinothérapie IV ?

a. Œdème cérébral
b. Myélinolyse centro-pontique
c. Œdème aigu pulmonaire
d. Hypocalcémie
e. Hypokaliémie

Votre ionogramme de contrôle confirme l'hypokaliémie à 2,5 mmol/l.

11 Quel est le mécanisme de l'hypokaliémie induite par l'insulinothérapie ?

a. Augmentation de l'excrétion rénale de potassium
b. Augmentation de l'élimination digestive du potassium
c. Transfert intracellulaire du potassium
d. Transfert extra-cellulaire du potassium
e. Liaison inhibitrice de l'insuline au potassium

12 **Quel(s) peuvent être le(s) signe(s) clinique(s) de l'hypokaliémie ?**

a. Crampe
b. Confusion
c. Paresthésies
d. Diarrhées
e. Le plus souvent asymptomatique

13 **Quels signes ECG recherchez-vous dans le cadre de l'hypokaliémie ?**

a. Ondes T pointus
b. Ondes T aplaties
c. Sus-décalage du ST
d. Sous-décalage du ST
e. Torsades de pointes

14 **Quel(s) médicament(s) hypokaliémiant(s) rechercher vous chez Mme V. ?**

a. Diurétiques de l'anse
b. Diurétiques antialdostérone
c. Diurétiques thiazidiques
d. Bêta-bloquants
e. Bêta-2-mimétiques

Finalement Mme V. ne présente pas de signes ECG d'hypokaliémie et ne prend pas de traitements hypokaliémiant. L'osmolarité plasmatique est corrigée à 285 mosm/l au bout de 4 jours et la patiente est désormais consciente et orientée. L'insulinothérapie IV a été relayée en sous-cutané et vous transférez la patiente en endocrinologie.
En endocrinologie, le diabète est en cours d'équilibration et l'étiologie du diabète est explorée.

15 **Quelles endocrinopathies responsables de diabète secondaire connaissez-vous ?**

a. Syndrome de Cushing
b. Hyperprolactinémie
c. Insulinome
d. Glucagonome
e. Acromégalie

■ **Question 1** (5 points)

Réponse exacte : 10

Critères		> 5 ans
Ouverture des yeux (E)	4 3 2 1	Spontanée À la parole À la douleur Nulle
Réponse verbale (V)	5 4 3 2 1	Orientée Confuse Inappropriée Incompréhensible Nulle
Réponse motrice (M)	6 5 4 3 2 1	Obéit aux ordres Localisation douleur Retrait Fixation Extension Nulle

■ **Question 2** (5 points)

Réponses exactes : A, B, D

Commentaire Le stimulateur double chambre est composé de 2 sondes dans le ventricule droit et l'oreillette droite. Les spikes sont les traits verticaux qui déclenchent la stimulation.

■ **Question 3** (5 points)

Réponses exactes : D, E

■ **Question 4** (5 points)

Réponses exactes : A, B, C

Commentaire **Signes cliniques de la DEC**

- Perte de poids parallèle au degré de déshydratation.
- Signe du pli cutané. Ce signe est difficilement interprétable par défaut, chez les enfants et les patients obèses et par excès, chez les patients âgés et dénutris dont l'élasticité cutanée est diminuée.
- Hypotension artérielle orthostatique, puis de décubitus.
- Tachycardie compensatrice réflexe.
- Choc hypovolémique lorsque les pertes liquidiennes sont supérieures à 30 %.
- Aplatissement des veines superficielles.
- Baisse de la pression veineuse centrale.
- Oligurie avec concentration des urines en cas de réponse rénale adaptée à l'hypovolémie (ne s'observe que lorsque la perte sodée est d'origine extrarénale).
- Sécheresse de la peau dans les aisselles.
- Soif, fréquente mais moins marquée qu'au cours des déshydratations intracellulaires.

Signes cliniques de la DIC

- Troubles neurologiques :
  non spécifiques et peu évocateurs ;
  corrélés avec le degré de l'hypernatrémie et sa rapidité d'installation :
  - somnolence,
  - asthénie,

- troubles du comportement à type d'irritabilité,
- fièvre d'origine centrale,
- crise convulsive,
- coma,
- hémorragies cérébro-méningées hématomes sous-duraux (nourrissons, vieillards), thromboses veineuses cérébrales.

- **Soif** parfois intense.
- Sécheresse des muqueuses, en particulier à la face interne des joues.
- Syndrome polyuro-polydipsique en cas de cause rénale.
- Perte de poids.

Question 5 (10 points)
Réponses exactes : B, D

Question 6 (10 points)
Réponses exactes : B, D, E

Commentaire Dans une acido-cétose la glycémie peut être aussi élevée mais s'accompagne d'une cétonurie et d'une acidose (pH < 7,25 et/ou bicarbonates < 24). On peut retrouver une hyperprotidémie dans le cadre de l'hémoconcentration mais pas d'hypernatrémie.

Question 7 (5 points)
Réponse exacte : C

Question 8 (10 points)
Réponse exacte : C

Commentaire La définition du coma hyperosmolaire est une hyperglycémie > 6 g/l, une hyperosmolarité > 350 mosm/l, une hypernatrémie > 155 mmol/l et une absence de cétose.

Question 9 (5 points)
Réponses exactes : A, C

Question 10 (10 points)
Réponse exacte : E

Question 11 (5 points)
Réponses exactes : C

Commentaire L'insuline fait rentrer le potassium dans les cellules et est responsable d'hypokaliémie. C'est d'ailleurs un des traitements de l'hyperkaliémie.

Question 12 (5 points)
Réponses exactes : A, E

Question 13 (5 points)
Réponses exactes : B, D, E

■ **Question 14** (5 points)

Réponses exactes : A, C, E

Commentaire Les diurétiques de l'anse et thiazidiques sont hypokaliémiants par perte urinaire de potassium.
Les béta 2 mimétiques sont hypokaliémiants par entrée du potassium dans les cellules.

■ **Question 15** (10 points)

Réponses exactes : A, D, E

Commentaire Le cortisol, le GH et le glucagon sont des hormones hyperglycémiantes.

RÉFÉRENCES

Collège Universitaire des Enseignants de Néphrologie (CUEN)
Collège des Enseignants en Endocrinologie, Diabète et Maladies Métaboliques, 2011

ITEMS TRAITÉS

N° 233. diabète sucré de type 1 et 2 – complications
N° 331. Coma non traumatique chez l'adulte et chez l'enfant
N° 219. trouble de l'équilibre acido-basique
N° 176. prescription et surveillance des diurétiques

ANTÉRIORITÉS

Diabète :

ECN 2013, dossier 2, ECN 2077, dossier 1, ECN 2006, dossier 4 et 5, ECN 2004, dossier 2, concours sud et nord, 2003, concours sud et nord 2002, concours sud et nord 2001, concours sud et nord 2000, concours sud et nord 1999, concours sud et nord 1998, concours sud et nord 1997, concours sud et nord 1996, concours sud et nord 1995

Coma hyperosmolaire :

1995 - concours nord - QCM2
1999 - concours nord - QCM2

Dossier 23 — *Chéri, j'ai pas de bébé*

Énoncé

M. L. et Mlle J. viennent vous voir car ils n'arrivent pas à concevoir d'enfant.

En couple depuis 5 ans, Mlle J. a arrêté sa contraception œstroprogestatif depuis bientôt deux ans.

M. L, 36 ans, a comme seul antécédent des sinusites intermittentes.

Mlle J., 35 ans, secrétaire médicale, ne rapporte aucun antécédent.

1 Quelle est la définition de l'infertilité ?

a. Absence de grossesse chez un couple ayant eu des rapports sexuels réguliers et complets depuis au moins 5 ans.
b. Absence de grossesse chez un couple ayant eu des rapports sexuels réguliers et complets sans contraception depuis au moins 4 ans.
c. Absence de grossesse chez un couple ayant eu des rapports sexuels réguliers et complets sans contraception depuis au moins 3 ans.
d. Absence de grossesse chez un couple ayant eu des rapports sexuels réguliers et complets sans contraception depuis au moins 2 ans.
e. Absence de grossesse chez un couple ayant eu des rapports sexuels réguliers et complets sans contraception depuis au moins 1 an.

2 Ils vous posent des questions concernant l'étiologie, quelles propositions sont vraies ?

a. L'infertilité est dans 50 % des cas d'origine féminine
b. L'infertilité est dans 50 % des cas d'origine masculine
c. L'infertilité est dans 30 % des cas d'origine féminine
d. L'infertilité est dans 10 % des cas d'origine masculine
e. L'infertilité est dans 40 % des cas d'origine mixte

3 Quels éléments allez-vous rechercher à l'interrogatoire concernant la fertilité ?

a. Fréquence des rapports sexuels
b. Antécédent de fertilité personnel et familial
c. Consommation de toxique (tabac)
d. Profession de M. L
e. Antécédent d'infections sexuellement transmissibles

4 **Quels autres éléments sont importants à rechercher ?**

a. Vaccination pour la rubéole
b. Introduction de l'acide folique
c. État vaccination varicelle, coqueluche
d. État vaccinal tétanos
e. Sérologie VHB VHC

5 **Que recherchez-vous spécifiquement à l'examen clinique à Mlle J. ?**

a. Présence des réflexes ostéotendineux
b. Toucher vaginal
c. Recherche d'une galactorhée
d. Prise de la tension aux 2 bras
e. Recherche d'un hirsutisme

6 **Quels examens prescrivez-vous concernant Mlle J ?**

a. FSH, LH, œstradiol à J3
b. Biopsie de glaire cervicale
c. Échographie pelvienne
d. Hystérosalpingographie
e. AMH

7 **Quels examens prescrivez-vous concernant M. J ?**

a. NFS-plaquettes
b. Testostérone
c. Sérologie VIH
d. Spermogramme
e. AMH

8 **Quel est cet examen ?**

Voir photo dossier, page XIV

a. Échographie pelvienne
b. IRM pelvienne 3D
c. Hystéroscopie
d. Hystérosalpingographie
e. Urétroscopie

9 **Quel est votre diagnostic ? (3 mots)**

....

10 **Que demandez-vous à Mlle J. pour expliquer cette obstruction tubaire ?**

a. Antécedent de radiothérapie totocorporelle
b. Antécédent de salpingite
c. Antecédent de tuberculose
d. Antécédent de chirurgie pelvienne
e. Trouble des cycles

11 **Les autres résultats montrent : FSH : 4 mUi/L (N : 2 - 10 mUI/ml), LH : 6 mUi/mL (N : 2 - 9 mUI/ml), œstradiol : 52 pg/mL (N : 20 - 94 pg/ml)**

Spermogramme : volume : 3 mL, concentration : 100,000,000/mL, formes vivantes : 90 % (N : > 80 %), formes mobiles : 85 % (N : > 80 %), forme anormale : 15 % (N < 30 %).

Que proposez-vous à ce couple pour obtenir une grossesse ?

a. Poursuite des rapports sexuels sans intervention médicale
b. Stimulation de l'ovulation
c. Insémination intra-utérine
d. Fécondation in vitro
e. ICSI (Injection intra-cytoplasmique)

12 **Si le spermogramme avait été le suivant : volume : 3 mL, concentration : 10,000/mL, formes vivantes : 70 % (N : > 80 %), formes mobiles : 55 % (N : > 80 %), forme anormale : 35 % (N < 30 %).**

Qu'auriez-vous proposé ?

a. Poursuite des rapports sexuels sans intervention médicale
b. Induction de l'ovulation
c. Insémination intra-utérine
d. Fécondation in vitro
e. ICSI (Injection intra-cytoplasmique)

13 **Vous pouvez réaliser une fécondation in vitro. Quelles propositions sont exactes concernant la stimulation ovarienne ?**

a. Stimulation de la croissance folliculaire par de la LH recombinante
b. Stimulation de la croissance folliculaire par de la FSH recombinante
c. Déclenchement de l'ovulation par de l'HCG
d. Déclenchement de l'ovulation par de la FSH
e. Nécessité d'une surveillance régulière par monitorage biologique et échographique

14 **Quelles propositions sont vraies concernant le déroulement d'une FIV ?**

a. Après stimulation ovarienne, ponction échoguidée des follicules ovariens
b. Mise en culture d'un ovocyte avec 10,000 spermatozoïdes
c. Mise en culture d'un ovocyte avec 100,000 spermatozoïdes
d. Transfert des embryons à 12- 24 h
e. Transfert des embryons à 24 h-48 h

15 **Vous commencez la stimulation ovarienne de Mlle J par des injections de FSH en vue d'une FIV. Elle reconsulte au bout de 7 jours pour une dyspnée, et des douleurs abdominales.**

L'examen clinique retrouve une ascite ainsi qu'un épanchement pleural.

Quel est votre diagnostic ? (3 mots)

....

- **Question 1** (5 points)

Réponse : D

Commentaire **Stérilité : lorsqu'un couple reste sans enfant après deux ans de rapports complets, de fréquence suffisamment rapprochée et sans contraception d'aucune sorte.**
Après deux ans de rapports sexuels réguliers sans contraception, 90 % des couples auront obtenu une grossesse, d'où l'intérêt d'attendre cette date avant
La probabilité de fécondation par cycle en population générale est de 25 %.

- **Question 2** (10 points)

Réponse : C et E

Commentaire Globalement, la cause de stérilité est :

- d'origine féminine dans environ 30 % des cas : obstruction tubaire, trouble de l'ovulation, endométriose, endocrinienne (dysthyroïdie, hyperprolactinémie, hypogonadisme)
- d'origine masculine dans environ 20 % des cas : oligoasthénospermie (infection, génétique, chaleur, hypogonadisme)
- d'origine mixte dans environ 40 % des cas.
- idiopathique dans 10 % des cas

- **Question 3** (5 points)

Réponses : A, B, C, D, E

Commentaire
Pour le couple :

- Vérifier que les rapports sexuels soient en nombre suffisant et ont lieu pendant la période de fécondation
- Les antécédents de maladie chronique
- Antécédents d'infection notamment sexuellement transmissible
- La prise de toxique
- La fertilité avec des relations précédentes
- La fertilité dans la famille

Pour la femme :

- Vie génitale : âge de la puberté, trouble des cycles
- Exposition au disthylbène

Pour l'homme :

- Vie génitale : puberté, antécédent de cryptorchidie
- Cure de hernie inguinale (attention à la ligature du canal déférent)

- **Question 4** (10 points)

Réponses : A, B, C, E

Commentaire Mlle J donc pas mariée, en profiter pour faire le bilan préconceptionnel :

- Prévention des risques fœtaux :
  - Vaccination pour la rubéole
  - Sérologie varicelle +/- vaccination
  - Vérifier vaccination coqueluche
- Information sur hygiène de vie : arrêt du tabac
- Introduction acide folique en théorie 4 semaines avant la conception puis 8 semaines après

Pour l'assistance médicale à la procréation, il faut :

- sérologies HIV 1+2, hépatite B, hépatite C datant de moins d'un an
- spermogramme datant de moins de 3 mois
- une entente préalable

Question 5

Réponses : B, C, E

Question 6 (10 points)

Réponses : A, C, D

Commentaire Bilan de première intention pour la femme :

- **FSH, LH œstradiol à J3** : éliminer hypogonadisme
- **Échographie pelvienne par voie endovaginale** : éliminer malformation
- **Hystérosalpingographie :** évalue perméabilité tubaire et morphologie utérine
- **La courbe de température** (de moins en moins utilisée)

Question 7 (5 points)

Réponse : D

Commentaire Pour les hommes seul le **spermogramme avec spermocytogramme** est recommandé.

Le test de Huhner n'est également plus recommandé et n'est plus réalisé de façon systématique (mais ce n'est pas une erreur de le demander).

Question 8 (5 points)

Réponse : D : Hystérosalpingographie

Commentaire On injecte du produit de contraste dans la cavité utérine. Il doit ensuite migrer dans les trompes.

Question 9 (10 points)

Réponse : Obstruction tubaire gauche.

Commentaire Sur la photo, pas de produit de contraste dans la trompe gauche : existence d'une obstruction

10 ?

Question 11 (10 points)

Réponse : D

Commentaire Il existe plusieurs types de procréation médicalement assistée :

- **La stimulation de l'ovulation** consiste d'abord à stimuler la croissance folliculaire par des injections de FSH, sous monitoring échographique et biologique. Une fois obtention de plusieurs follicules de taille suffisante (et non un comme en physiologie), l'ovulation sera déclenchée par une injection de LH recombinant (ou HCG qui agira de façon similaire). 36 heures après l'injection de LH, le couple sera invité à réaliser des rapports sexuels.
  Indication préférentielle : trouble de l'ovulation (exemple SOPK)
  Les pathologies d'obstruction tubaire ou d'oligospermie ne peuvent donc pas être traitées par cette méthode.

- **L'insémination intra-utérine** : même étapes de stimulation et d'induction de l'ovulation, puis le sperme du conjoint (recueilli par masturbation, puis préparé) sera déposé au sein de la cavité utérine, 36 h après le déclenchement de l'ovulation.
  Cela nécessite au moins 1 million de spermatozoïdes qu'il s'agisse du conjoint ou d'un donneur.
  Indication préférentielle : pathologie de la glaire cervicale ou trouble de l'ovulation (exemple SOPK)
  Idem, les pathologies d'obstruction tubaire ou d'oligospermie ne peuvent donc pas être traitées par cette méthode.
- **Fécondation in vitro :**
  La stimulation de l'ovulation sera réalisée de façon identique, cependant les ovocytes seront ensuite recueillis par ponction échoguidée et par voie vaginale, 35 heures après l'injection de LH.
  Les follicules seront ensuite mis en contact avec au moins avec 100,000 spermatozoïdes, pour permettre la fécondation.
  Ensuite, les embryons seront surveillés pendant 48 h, puis réimplanté dans la cavité utérine.
  Indication préférentielle : l'obstruction tubaire +++
  Non indiqué si sperme altéré.
- **ICSI** Injection intra-cytoplasmique :
  Même principe, stimulation ovocytaire, ponction pour recueil des ovocytes.
  La différence est dans les spermatozoïdes, recueillis soit par ponction biopsie testiculaire (azoospermie, défaut d'excrétion), soit par masturbation.
  Un spermatozoïde sera introduit directement dans l'ovocyte.
  Puis surveillance et si obtention d'un embryon, transfert utérin à 48 h.
  Indication préférentielle : oligospermie voire azoospermie.
  Ici : pathologie tubaire + sperme de bonne qualité à FIV.

Question 12 (5 points)

Réponse : E

Commentaire Mauvaise qualité du sperme, pas d'autre solution que l'ICSI.

Question 13 (5 points)

Réponses B, C, E

Commentaire On mime un cycle féminin :

- FSH pour la croissance folliculaire
- LH pour le déclenchement de l'ovulation (ou HCG qui ressemblante aura le même effet)

Le but est d'obtenir un nombre plus important d'ovocytes fécondable. Le monitorage est utile à la fois pour repérer le moment propice au déclenchement de l'ovulation et pour éviter les complications (syndrome d'hyperstimulation).

Question 14 (5 points)

Réponses A, C, E

Question 15 (5 points)

Réponse : Syndrome d'hyperstimulation ovarienne

ITEMS TRAITÉS

N° 37. Stérilité du couple : conduite de la première consultation

N° 38. Assistance médicale à la procréation : principaux aspects biologiques, médicaux et éthiques

N° 21. Examen prénuptial

ANNALES

2001 - concours nord - QCM2

2014 - dossier 9

Pas beaucoup tombé, mais très protocolisé, donc possiblement tombable.

RECOMMANDATIONS

Règles de bonnes pratiques cliniques et biologiques d'assistance médicale à la procréation Journal officiel du 3 août 2010

Dossier 24 *L'attaque du bacille*

Énoncé

M. M 72 ans, vous est adressé par son médecin traitant pour suspicion d'insuffisance surrénale.

Il est fatigué depuis plusieurs semaines et comme il a pris de façon intermittente des corticoïdes pour ses lombalgies, le médecin généraliste a évoqué cette pathologie.

M. M est un ancien mécanicien, originaire d'Algérie. À part ses lombalgies, il a pour seul antécédent une hernie inguinale opérée il y a bientôt 15 ans.

Il ne prend aucun traitement.

1 **Quel signe clinique allez-vous rechercher à l'interrogatoire pour étayer votre diagnostic ?**

a. Asthénie prédominante le matin
b. Asthénie prédominante le soir
c. Perte de poids
d. Nausées
e. Sueurs nocturnes

2 **Pour poser votre diagnostic de déficit en cortisol, quels examens demandez-vous ?**

a. Dosage du cortisol à 8 h
b. Dosage du cortisol à 0 h
c. Test au minirin
d. Test au synacthène
e. Test du freinage minute

3 **Le cortisol à 8 h est à 12 ng/mL (N : 60-180 ng/mL). Vous souhaitez maintenant différencier une insuffisance surrénale périphérique d'une insuffisance surrénale centrale (ou insuffisance corticotrope).**

Quels éléments de l'examen clinique seraient en faveur d'une insuffisance surrénale périphérique ?

a. Pâleur cutanéo-muqueuse
b. Mélanodermie
c. Hypertension artérielle
d. Hypotension artérielle
e. Amaigrissement

4 **Votre premier bilan montre : Na : 132 mmol/L, K+ : 5,4 mmol/L, calcémie : 2,27 mmol/L, créatinine : 90 micromol/L, Hb : 11 g/dL, leucoytes : 4 500/mm³, plaquettes : 345,000. Quel examen demandez-vous pour les différencier ?**

....

5 **ACTH : 80 pg/mL (N : 12-60)**

Quel est votre diagnostic ?

a. Insuffisance surrénale centrale
b. Insuffisance surrénale périphérique
c. On ne peut pas conclure

6 **Vous concluez à une insuffisance surrénale périphérique, mais votre externe se pose des questions sur la natrémie.**

a. Il n'y a pas d'hyponatrémie dans l'insuffisance surrénale périphérique
b. Il n'y a pas d'hyponatrémie dans l'insuffisance surrénale centrale
c. L'hyponatrémie dans l'insuffisance surrénale centrale est une hyponatrémie de dilution
d. Il n'y a pas d'hyperkaliémie dans l'insuffisance surrénale périphérique
e. Il n'y a pas d'hyperkaliémie dans l'insuffisance surrénale centrale

7 **Quelles sont les pathologies possibles que peut présenter M. M. ?**

a. Insuffisance surrénale suite à l'arrêt d'une corticothérapie
b. Lymphome
c. Métastases
d. Tuberculose surrénalienne
e. Adénome hypophysaire

8 **Quels examens demandez-vous ?**

a. Scanner surrénalien
b. FSH, LH
c. Scintigraphie au iodo-cholestérol
d. Test au CRH
e. Sérologie VIH

9 **Voici le TDM de votre patient. Que diagnostiquez-vous ?**

☛ *Voir photo dossier, page III*

a. Rétraction auto-immune des surrénales
b. Lymphome
c. Métastases
d. Tuberculose surrénalienne
e. Adrénoleucodystrophie

10 **Vous évoquez une tuberculose surrénalienne. Quel bilan complémentaire demandez-vous ?**

a. Quantiféron
b. Scanner pulmonaire
c. Biopsie des glandes salivaires
d. PET TDM
e. BK crachats

11 **Quels examens réalisez-vous pour le bilan pré-thérapeutique de la quadrithérapie antituberculeuse ?**

a. NFS-plaquettes
b. ALAT ASAT
c. Examen dermatologique
d. Lipase
e. Examen ophtalmologique

Vous introduisez un traitement par hydrocortisone et fludrocortisone, puis M. M. est transféré en maladies infectieuses.
Pendant une garde, vous êtes appelé pour le revoir.
En effet, depuis quelques jours, il tolère mal sa quadrithérapie anti-tuberculeuse : il est fatigué, a des douleurs abdominales.
Depuis l'après-midi, il vomit.
L'examen clinique retrouve : PA : 90/60 mmHg, FC : 115/min. Abdomen souple et dépressible, auscultation cardiaque et pulmonaire sans anomalie.

12 **Quel diagnostic vous paraît le plus probable ?**

a. Gastro-énterite aiguë
b. Hépatite médicamenteuse
c. Pyélonéphrite
d. Insuffisance surrénale aiguë
e. Intolérance à la rifampicine

13 **Votre diagnostic d'insuffisance surrénale aiguë est confirmé. Vous avez débuté un traitement adapté et M. M. va mieux. L'interne de maladies infectieuses s'interroge. Quelles propositions sont vraies ?**

a. M. M. n'a pas dû prendre le traitement prescrit.
b. La rifampicine a déséquilibré le traitement par hydrocortisone
c. Il aurait fallu augmenter les doses d'hydrocortisone de M. M.
d. Il existe une contre-indication aux antibiotiques chez les insuffisants surrénaliens
e. Il faut réaliser un nouveau scanner surrénalien à la recherche d'un nouvel élément

14 **Serviable, l'interne vous propose de suivre l'insuffisance surrénale en même temps que la tuberculose. Que lui conseillez-vous ?**

a. Dosage du cortisol à 8 h régulier
b. Dosage du cortisol à 0 h régulier
c. Scanner surrénalien régulier
d. Test au synacthène annuel
e. Il s'agit d'un suivi principalement clinique

15 **Un an plus tard, vous revoyez Mr M. Celui-ci a pris 17 kg, principalement au niveau abdominal. Sa pression artérielle est à 155/90 mmHg.**

Quelles propositions sont exactes ?

a. Il s'agit probablement d'un syndrome de Cushing ACTH-dépendant
b. Il s'agit probablement d'un surdosage en hydrocortisone
c. Il faut introduire un traitement anti-hypertenseur
d. Il faut revoir l'éducation du patient
e. Il faut arrêter l'hydrocortisone

■ **Question 1** (5 points)

Réponses : B, C, D

Commentaire Les signes cliniques de l'insuffisance surrénale lente (périphérique ou centrale) peuvent être : asthénie, anorexie, amaigrissement, troubles digestifs (nausées), tendance à l'hypotension (plus marqué si d'origine périphérique)

Une douleur abdominale est en faveur d'une insuffisance surrénale aiguë.

L'asthénie d'origine organique comme ici prédomine le soir.

■ **Question 2** (10 points)

Réponses : A, D

Commentaire On réalise d'abord un **test statique : dosage du cortisol à 8 h**

Le cortisol à 0 h est à réaliser pour les hypercorticismes.

En effet, le cortisol à 8 h est élevé alors qu'il est bas à minuit. En cas d'insuffisance, le cortisol est bas, la différence sera donc plus notable à 8 h car minuit et le diagnostic plus facile.

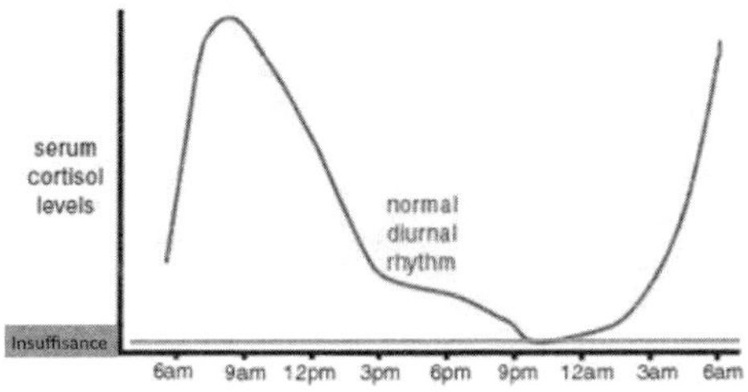

On réalise ensuite un **test dynamique : un test au synacthène.**

Le synacthène est de l'ACTH recombinante. Il va stimuler la synthèse de cortisol qui s'élèvera.

Le test est considéré positif, si le cortisol s'élève à plus de 200 ng/L.

Ce test fonctionne même en cas d'insuffisance surrénale centrale ou corticotrope, car les surrénales sont endormies suite à l'absence prolongée d'ACTH.

■ **Question 3** (10 points)

Réponse : B et D

Commentaire En cas d'insuffisance périphérique, il existe un défaut de glucocorticoïdes mais également de la lignée minéralocorticoïdes.

L'absence d'aldostérone entraînera une déshydratation et favorisera l'hypotension artérielle et l'hyperkaliémie.

En cas d'insuffisance périphérique, l'absence de cortisol entraînera une levée de l'inhibition du rétro-contrôle de l'ACTH. Celui-ci sera donc très augmenté. L'ACTH agit au niveau des mélanocytes et entraînera une mélanodermie.

À l'inverse, en cas d'insuffisance corticotrope, il n'y aura pas d'ACTH et donc une tendance à la pâleur.

■ **Question 4** (5 points)

Réponse : ACTH

Commentaire L'ACTH permettra de les différencier :

- centrale : ACTH bas ou anormalement normal
- périphérique : augmentée

Question 5 (5 points)
Réponse : B

Question 6 (5 points)
Réponses : C et E

Commentaire L'hyperkaliémie est présente uniquement en cas d'insuffisance surrénale périphérique. Elle est liée à l'absence d'aldostérone.
Il existe une hyponatrémie dans les deux situations.
En cas de déficit central, il existe une hyponatrémie de dilution. Le cortisol à l'état physiologique inhibe l'ADH. En cas d'absence de cortisol, l'ADH va s'élever entraînant un excès d'eau par rapport au sel et donc une hyponatrémie.
Dans l'insuffisance périphérique à ce mécanisme s'ajoute la perte rénale de sodium secondaire à l'absence d'aldostérone (hyponatrémie de déplétion).

Question 7 (5 points)
Réponses : B, C, D

Commentaire M. M. présente une insuffisance surrénale périphérique.
Les étiologies possibles sont donc :
- rétraction auto-immune des surrénales (80 % des étiologies mais rare à cet âge)
- tuberculose surrénalienne (20 %)

Puis rares :
- Infection VIH
- Infiltrative : sarcoïdose, lymphome
- Iatrogène : surrénalectomie bilatéral
- Métastase bilatérale
- Vasculaire : hémorragie des surrénales bilatérales, thrombose des surrénales

Un adénome hypophysaire donnera une insuffisance corticotrope.
L'arrêt d'une corticothérapie entraîne également une insuffisance corticotrope ou centrale. En effet, l'activation prolongée du rétro-contrôle par les corticoïdes entraîne l'endormissement des cellules à ACTH hypophysaire.

Question 8 (5 points)
Réponses : A et E

Commentaire Le test au CRH est utilisé dans les hypercorticiscismes ACTH dépendant
La scintigraphie au iodo-cholestérol a de rares indications dans les hypercorticiscimes ACTH, indépendant.

Question 9 (10 points)
Réponse : D

Commentaire Il existe de multiples calcifications surrénaliennes, il s'agit donc d'une tuberculose surrénalienne.

Question 10 (5 points)
Réponses : A, B, E

Commentaire La tuberculose surrénalienne implique de rechercher d'autres localisations.

■ **Question 11** (5 points)

Réponses : A, B, E

Commentaire Le bilan pré-thérapeutique comporte

- Hémogramme.
- Transaminases, bilirubine, phosphatases alcalines et gamma GT.
- Créatininémie, natrémie, uricémie.
- Sérologie de dépistage VIH
- Sérologie de dépistage des hépatites B et C

Il s'agit probablement de séquelles d'une tuberculose qui entraîne l'insuffisance surrénale. La quadrithérapie anti-tuberculeuse reste discutée pour certains (mais souvent proposée en pratique).

■ **Question 12** (5 points)

Réponse : D

Commentaire L'insuffisance surrénale aiguë est à évoquer devant tout trouble digestif chez un patient avec une insuffisance surrénale chronique connue.

■ **Question 13** (10 points)

Réponses : B, C

Commentaire La rifampicine est un inducteur enzymatique, elle va augmenter les besoins en hydrocortisone.

La dose habituelle de 20 mg par jour ne sera pas suffisante, et une insuffisance aiguë pourra apparaître, le traitement aurait dû être augmenté.

Par ailleurs, devant des signes cliniques évoquant un sous-dosage (asthénie, nausées), le traitement aurait également dû être augmenté.

Enfin, en cas de vomissements, il faut maintenir une substitution en hydrocrotisone par exemple par voie intra-musculaire ou intra-veineuse (en milieu hospitalier)

En conclusion : un traitement à ne jamais arrêter et à augmenter en cas de stress organique (infection, chirurgie etc.)

■ **Question 14** (5 points)

Réponse : E

Commentaire Le suivi de l'insuffisance surrénale est principalement clinique.

Répéter les dosages et le scanner n'a pas d'intérêt. Le patient ne récupérera pas.

■ **Question 15** (5 points)

Réponses : B, D

Si E zéro à la question.

Commentaire Il s'agit probablement d'un surdosage (évaluation clinique).

Il ne faut pas introduire de traitement anti-hypertenseur. Celle-ci pourra se normaliser après disparition du surdosage.

IL NE FAUT JAMAIS ARRÊTER LE TRAITEMENT.

L'éducation est à revoir : respect des doses prescrites, des conditions d'augmentation des doses etc.

	Périphérique	Centrale
Déficit	Glucocorticoïdes Minéralocorticoïdes	Glucocorticoïdes
Clinique	Asthénie, amaigrissement Troubles digestifs Hypotension ++ Mélanodermie	Asthénie, amaigrissement Troubles digestifs Hypotension Pâleur
Biologie	Hyponatrémie Hyperkaliémie ACTH augmenté	Hyponatrémie ACTH diminué ou normal
Étiologies	Surrénaliennes : • auto-immune • tuberculose	Hypophysaire • adénome • arrêt corticoïdes
Traitement	Hydrocortisone Fludrocortisone	Hydrocortisone

ITEMS TRAITÉS

N° 155. Tuberculose de l'adulte et de l'enfant
N° 243. Insuffisance surrénale chez l'adulte et l'enfant
N° 265. Troubles de l'équilibre acido-basique et désordres hydro-électrolytiques
N° 321. Éducation thérapeutique, observance et automédication

ANNALES ECN

1995 - concours nord - QCM1
1995 - concours nord - QCM2
1996 - concours nord - QCM2
1996 - concours nord - QCM2
1999 - concours nord - CCQM
1999 - concours sud - QCM1
1999 - concours sud - QCM2
1999 - concours sud - dossier
2000 - concours sud - QCM1

RECOMMANDATIONS

Tuberculose ALD 2007

Dossier 25 *Papi fait de la résistance*

Énoncé

M. S, 83 ans, vous est adressé pour équilibration du diabète.

M. S était très en forme jusqu'à quelques mois, où on lui a diagnostiqué une maladie d'Alzheimer débutante (MMSE : 23/30).

Ses autres antécédents sont : HTA, dyslipidémie, cure de hernies inguinales en 1978 et 1983, cholécystectomie, DMLA débutante.

M. S est autonome à la maison. Il vit seul depuis le décès de sa femme il y a 10 ans. Ses 2 filles viennent régulièrement lui rendre visite.

Son diabète est connu depuis 5 ans. M. S vous dit faire tout le temps attention à ce qu'il mange, d'ailleurs il se souvient encore du dernier gâteau qu'il a mangé il y a 3 ans.

Son traitement comporte : amlor (amlodipine), crestor (rosuvastatine), metformine

Le bilan récent est le suivant :

Hb1ac : 10 %, créatinémie : 85 micromol/L, kaliémie : 4,4 mmol/L, Na : 143 mmol/L, Hb : 12,5 g/dL, plaquettes : 350,000, leucocytes : 4 800/mm^3

Poids : 75 kg, Taille : 75 kg, IMC 25 kg/m^2

1 **Que faites-vous concernant son diabète ?**

a. Pas de modification
b. Augmentation du traitement médicamenteux
c. Diminution du traitement médicamenteux
d. Augmentation des mesures hygiéno-diététiques
e. Diminution des mesures hygiéno-diététiques

2 **Quel est l'objectif d'Hb1ac de M. S ?**

a. 6,5 %
b. 7 %
c. 7,5 %
d. 8 %
e. 9 %

3 **M. S a un objectif à 8 %. Vous décidez d'augmenter son traitement médicamenteux. Que préconisez-vous ?**

a. Bithérapie par sulfamides hypoglycémiants
b. Bithérapie par inhibiteur des dpp4
c. Bithérapie par glinides
d. Insulinothérapie
e. Arrêt de la metformine

4 **Quel(s) autre(s) examen(s) demandez-vous ?**

a. ECG
b. Microalbuminurie
c. Électromyogramme
d. Bilan lipidique
e. Scanner cérébral

5 **M. S consulte un ophtalmologue. Voici son fond d'œil. Qu'en pensez-vous ?**

Voir photo dossier, page XI

a. Pas de rétinopathie diabétique
b. Rétinopathie diabétique non proliférante minime
c. Rétinopathie diabétique non proliférante modérée
d. Rétinopathie diabétique non proliférante sévère
e. Rétinopathie proliférante

6 **Vous diagnostiquez une rétinopathie diabétique modérée. Quand doit-il revoir son ophtalmologue ? (deux mots)**

....

7 **Faut-il rechercher une dénutrition chez M. S. ?**

a. Oui car plus de 75 ans
b. Non car moins de 85 ans
c. Non parce qu'il est diabétique
d. Oui car il suit un régime
e. Non car IMC supérieur à 25 kg/m²

8 **Quels sont les facteurs de risque de dénutrition chez ce patient ?**

a. Vit seul
b. Antécédent de cholecystectomie
c. Troubles cognitifs
d. Prise d'antihypertenseur
e. Régime diabétique

9 **Quel(les) est/sont le(s) critère(s) pour parler de dénutrition non sévère ?**

a. Perte de poids de plus de 5 % en 1 mois
b. Perte de poids de plus de 5 % en 6 mois
c. Albumine < 35 g/L
d. Albumine < 30 g/L
e. IMC < 18 kg/m²

10 **M. S a un poids stable à 75 kg, taille 1,75 m, IMC : 25 kg/m². Albumine : 30 g/L. Préalbumine : 0,3 g/L (N : 0,10 - 0,40 g/l). Que préconisez-vous ?**

a. Aucune mesure
b. Apports protéiques entre 0,8 et 1 g/kg/j
c. Apports protéiques entre 1,2 et 1,5 g/kg/j
d. Alimentation enrichie
e. Mise en place d'une sonde nasogastrique

M. S sort de votre service après intensification de son traitement par sulfamides oraux. Trois jours plus tard, il revient au SAU pour chute. En fin de matinée, alors qu'il regardait la télévision, il s'est senti faible, avec des sueurs et un flou visuel, en voulant se lever, il s'est pris les pieds dans le tapis et est tombé. L'examen clinique est rassurant, FC : 95/min, PA : 153/75, Temp. : 36,9

11 **Quel diagnostic vous paraît le plus probable ?**

a. Hypotension orthostatique
b. AVC cérébelleux
c. AVC occipital
d. Hypoglycémie
e. Syncope cardiaque

12 **Quels sont les facteurs de risque de chute de ce patient ?**

a. Diabète de type 2
b. Iatrogénie
c. Troubles cognitifs
d. Sexe masculin
e. Baisse de l'acuité visuelle

Il n'y a pas de complication immédiate à la chute. M. S. est hospitalisé dans votre service.
Les différents tests retrouvent :
Timed up and go test : 30 secondes
Station unipodale : 5 secondes
Pression artérielle couchée : 138/85, PA debout 1 min : 132/79 mmHg, PA 3 min : 157/90 mmHg, Pression artérielle 5 min : 144/78 mmHg

13 **Quel(les) est/sont le(s) prise(s) en charge possible(s) ?**

a. Arrêt de l'amlor
b. Introduction thiazidique
c. Arrêt sulfamides
d. Introduction inhibiteur des dpp4
e. Introduction glinides

14 **Quelles sont vos mesures associées ?**

a. Kinésithérapie
b. Prescription d'un fauteuil roulant
c. Vérification du chaussage
d. Retirer les tapis
e. Améliorer éclairage

15 **Vous revoyez M. S 5 ans plus tard, on vient malheureusement de lui diagnostiquer un cancer colique métastatique. Son Alzheimer a également progressé. Quel est son objectif d'Hb1ac ?**

a. 6,5 %
b. 7 %
c. 8 %
d. 9 %
e. 10 %

- **Question 1** (10 points)

Réponses : B, E

Commentaire Une Hb1ac à 10 % est toujours trop élevée.

Les dernières recommandations sont :

- Personnes âgées en forme : comme la population générale : 7 %
- Personnes âgées fragiles : 8 %
- Personnes âgées malades : 9 %

Plus l'espérance de vie d'une personne diminue, plus l'équilibre glycémique qui vise à prévenir des complications à long terme perd de son sens…

Donc, il faut faire quelque chose chez M. S. L'autre particularité des personnes âgées va être d'éviter la dénutrition. Il faudra donc éviter les régimes restrictifs, que ce soit pour le diabète ou le régime sans sel des cardiopathes.

- **Question 2** (5 points)

Réponse : D

Commentaire M. S va être considéré comme une personne fragile, donc objectif Hb1ac 8 %. Il faut éviter d'intensifier le traitement au risque de créer des hypoglycémies, qui peuvent entraîner chutes, fractures, hospitalisation et autres.

- **Question 3** (5 points)

Réponses : B, C

Commentaire Pour le moment monothérapie, donc on passe à la bithérapie médicamenteuse, pas d'indication à l'insulinothérapie.

Dans l'idée d'éviter les hypoglycémies, on évite quand possible leur plus grand pourvoyeur : les sulfamides.

Deux classes possibles :

- Glinides (novonorm©)
- Inhibiteur des dpp4 (januvia©)

Pour information, les analogues de Glp1 n'ont pas été étudiés et ne sont pas recommandés pour le moment (Victoza©). Ils existent en plus que sous forme injectable actuellement.

- **Question 4** (10 points)

Réponses : A, B, D

Commentaire Comme d'habitude, on dépiste TOUTES les complications du diabète :

- Microangiopathie :
  - Rétinopathie : Fond d'œil ou consultation ophtalmologie
  - Néphropathie : créatinurie, microalbuminurie
  - Neuropathie : examen clinique (paresthésie, monofilament). Pas d'indication à EMG sauf si atypies.
- Macroangiopathie
  - Cardiaque : ECG +/- épreuve d'effort (non systématique)
  - Vaisseaux : pouls et souffle (+/- doppler tous les 3/5 ans)

Et on recherche TOUS les facteurs de risque cardio-vasculaires associés :

- Modifiable : bilan lipidique, tabac (déjà HTA, diabète chez lui)
- Non modifiable : antécédents familiaux, âge, sexe

- **Question 5** (5 points)

Réponse : C

Commentaire Présence de microanévrysmes et hémorragie rétinienne punctiforme non présentes dans les 4 quadrants, nodules cotonneux. Pas d'hémorragie en tache.

- **Question 6** (5 points)

Réponse : 4 mois

Commentaire

- Pas de rétinopathie : tous les ans
- Rétinopathie pré-proliferante minime : tous les ans
- Rétinopathie pré-proliferante modérée : tous les 4 mois
- Rétinopathie pré-proliferante sévère et proliférante : prise en charge en ophtalmologie.

- **Question 7** (10 points)

Réponses : A, D

Commentaire Il est recommandé de dépister la dénutrition par :

- La recherche de facteurs de risque de dénutrition
- Estimation des apports alimentaires
- La surveillance du poids et de l'IMC

Elle doit être recherchée chez les plus de 75 ans :

- À chaque hospitalisation
- Tous les mois en institution
- Tous les ans en ville

- **Question 8** (5 points)

Réponses : A, C, E

Commentaire Facteurs de risque selon les recommandations

Psycho-socio-environnementales	**Toute affection aiguë ou décompensation d'une pathologie chronique**	**Traitements médicamenteux au long cours**
• Isolement social • Deuil • Difficultés financières • Maltraitance • Hospitalisation • Changement des habitudes de vie : entrée en institution	• Douleur • Pathologie infectieuse • Fracture entraînant une impotence fonctionnelle • Intervention chirurgicale • Constipation sévère • Escarres	• Polymédication • Médicaments entraînant une sécheresse de la bouche, une dysgueusie, des troubles digestifs, une anorexie, une somnolence, etc. • Corticoïdes au long cours
Troubles bucco-dentaires	**Régimes restrictifs**	**Syndromes démentiels et autres troubles neurologiques**
• Trouble de la mastication • Mauvais état dentaire • Appareillage mal adapté • Sécheresse de la bouche • Candidose oro-pharyngée • Dysgueusie	• Sans sel • Amaigrissant • Diabétique • Hypocholestérolémiant • Sans résidu au long cours	• Maladie d'Alzheimer • Autres démences • Syndrome confusionnel • Troubles de la vigilance • Syndrome parkinsonien
Troubles de la déglutition	**Dépendance pour les actes de la vie quotidienne**	**Troubles psychiatriques**
• Pathologie ORL • Pathologie neurologique dégénérative ou vasculaire	• Dépendance pour l'alimentation • Dépendance pour la mobilité	• Syndromes dépressifs • Troubles du comportement

- **Question 9** (5 points)

Réponses : A, C

Commentaire Critères dénutrition :

- IMC < 21 kg/m² (pas 18 !)
- Albumine < 35 kg/m²
- Perte de 5 % du poids en 1 mois ou 10 % en 6 mois

Critères dénutrition sévère :

- IMC < 18 kg/m²
- Albumine < 30 kg/m²
- Perte de 10 % du poids en 1 mois ou 15 % en 6 mois

Question 10 (5 points)

Réponses : C, D

Commentaire Il existe une dénutrition, il va falloir la prendre en charge. Il faut privilégier les moyens non invasifs.

Objectifs :

- Apports énergétiques de 30 à 40 kcal/kg/j
- Apports protéiques : 1,2 à 1,5 g/kg/j

Moyens :

- Conseils nutritionnels
  - Créer un environnement agréable pour le repas, aide au repas, repas en commun
  - Texture et goût adapté au patient (pas de steak chez les sans-dent)
  - Éviter une période de jeûne nocturne trop prolongé
- Alimentation enrichie : rajouter du beurre et du fromage dans les pâtes par exemple
- Compléments nutritionnels oraux
- Sonde nasogastrique
- Alimentation parentérale (IV) si contre-indication SNG

Question 11 (10 points)

Réponse : D

Commentaire Plus probable sur le terrain (prise de sulfamides récent), l'horaire (fin de matinée, avant déjeuner), clinique (signes neurovégétatifs (sueurs, faiblesse) et neuroglucopénique (flou visuel).

Question 12 (5 points)

Réponses : B, C, E

Commentaire Le diabète n'est pas en soi une cause de chute.
Le sexe féminin prédispose plus aux chutes

Question 13 (10 points)

Réponses : C, D, E

Commentaire Pas d'indication à modifier son traitement anti-hypertenseur.
On arrête les sulfamides hypoglycémiants et on privilégie les autres classes.

Question 14 (5 points)

Réponses : A, C, D, E

Question 15 (5 points)

Réponse : D

Commentaire Personne malade, espérance de vie faible, pas d'intérêt à prévenir les complications microangiopathiques à long terme. On maintient un objectif à 9 % afin d'éviter la glycosurie (au-dessus de 1,8 g/L) et la perte énergétique.

ITEMS TRAITÉS

N° 128. Troubles de la marche et de l'équilibre (voir item 107)

N° 126. La personne âgée malade : particularités sémiologiques, psychologiques et thérapeutiques

N° 129. Troubles cognitifs du sujet âgé (voir item 106) Orientation diagnostique devant des troubles cognitifs

N° 245. Diabète sucré de types 1 et 2 de l'enfant et de l'adulte. Complications

N° 250. Troubles nutritionnels chez le sujet âgé

RECOMMANDATIONS

Stratégie de prise en charge en cas de dénutrition protéino-énergétique chez la personne âgée, HAS 2007

Évaluation et prise en charge des personnes âgées faisant des chutes répétées, HAS, Avril 2009

Stratégie médicamenteuse du contrôle glycémique du diabète de type 2, 2013

ANNALES

2002 - concours nord - QCM1

2001 - concours nord - QCM2

2000 - concours sud - QCM1

1999 - concours nord - QCM2

Dossier 26

Les os de verre

Énoncé

Mme B., 55 ans, vous consulte parce qu'elle est ménopausée depuis 18 mois et elle veut un traitement contre ses bouffées de chaleurs et ses sautes d'humeur. Elle vous donne sa prise de sang qui confirme sa ménopause.

1 **Comment s'appelle l'association des symptômes (bouffées de chaleur, insomnie, sauts d'humeur), décrits par la patiente ? (2 mots)**

....

2 **Quelle est la définition de la ménopause ?**

a. Dysménorrhée de plus de 12 mois chez une femme de plus de 45 ans avec un syndrome climatérique
b. Dysménorrhée de plus de 6 mois chez une femme de plus de 50 ans avec un syndrome climatérique
c. Aménorrhée de plus de 6 mois chez une femme de plus de 45 ans avec un syndrome climatérique
d. Aménorrhée de plus de 12 mois chez une femme de plus de 45 ans avec un syndrome climatérique
e. Aménorrhée de plus de 12 mois chez une femme de plus de 50 ans avec un syndrome climatérique

3 **La patiente est effectivement ménopausée. Que vous attendez-vous à retrouver sur sa prise de sang ?**

a. Gonadotrophines élevées et estradiol bas
b. Gonadotrophines normale et estradiol bas
c. Gonadotrophines basses et estradiol bas
d. Gonadotrophines élevées et estradiol élevé
e. Gonadotrophines basses et estradiol élevé

4 **Quelles contre-indications absolues au traitement hormonal de la ménopause recherchez-vous l'interrogatoire ?**

a. Antécédents personnels de cancer du sein
b. Antécédents personnels de cancer de l'endomètre
c. Antécédents personnels de cancer de l'ovaire
d. Antécédents personnels d'accident thrombo-embolique artériel
e. Antécédents personnels d'accident thrombo-embolique veineux

La patiente ne présente pas de contre-indication au traitement hormonal de la ménopause. L'examen clinique est normal.
Après une information sur les bénéfices et les risques du traitement hormonal de la ménopause, vous débutez un traitement œstrogéno progestatif par œstrogel de J1 à J25 + Utrogestan de J12 à J25.

5 **La patiente revient vous voir au bout de 2 semaines parce qu'elle se plaint d'une tension mammaire depuis le début du traitement.**

Quel est votre diagnostic ?

a. Aggravation du syndrome climatérique
b. Hyperprolactinémie
c. Surdosage en œstrogène
d. Sous dosage en œstrogène
e. Sous dosage en progestérone

Vous diminuez la dose d'œstrogel et lui demandez de reconsulter si récidive des symptômes. Vous revoyez la patiente 5 ans plus tard. La patiente a arrêté son traitement hormonal depuis 2 ans car elle n'avait plus de symptômes.
Elle vous explique qu'elle a chuté en glissant dans son jardin la semaine dernière et qu'elle s'est cassé le poignet gauche. Le chirurgien qui l'a opéré lui a dit de venir vous voir pour traiter son ostéoporose qui se voit sur sa radio.

☛ *Voir photo dossier, page IV*

6 **Que voyez-vous sur la radio du poignet gauche ?**

a. Fracture de Pouteau Colles
b. Fracture de Gérard Marchand
c. Fracture de Goyrand Smith
d. Fracture avec déplacement antérieur de l'extrémité inférieure du radius
e. Fracture avec déplacement postérieur de l'extrémité inférieure du radius

7 **Concernant son ostéoporose, comment pouvez-vous confirmer le diagnostic ?**

a. À la biologie
b. À la radiologie sans fracture
c. À la radiologie avec fracture du col du fémur ou vertébrale ou de l'extrémité inférieure du radius
d. À l'ostéodensitométrie
e. À la scintigraphie osseuse

8 **Vous lui faites réaliser une ostéodensitométrie.**

☛ *Voir photo dossier, page XV*

A. Qu'est-ce qu'un T score normal ?

a. T score ≥ 2
b. T score ≥ 1
c. T score ≥ 0
d. T score ≥ - 1
e. T score ≥ - 2

B. Comment interprétez-vous cette ostéodensitométrie ?

a. La patiente a une ostéoporose fémorale
b. La patiente n'a pas d'ostéoporose fémorale
c. La patiente a une ostéoporose rachidienne
d. La patiente n'a pas d'ostéoporose rachidienne
e. En conclusion, la patiente a une ostéoporose

L'ostéodensitométrie confirme l'ostéoporose.

9 **Quelle(s) peu(ven)t être l'/les étiologie(s) responsable(s) d'ostéoporose secondaire ?**

a. Hyperthyroïdie
b. Hypothyroïdie
c. Hyperparathyroïdie
d. Hypoparathyroïdie
e. Hypercorticisme

Vous faites réaliser un bilan à votre patiente :
Hb = 11 g/dl, CRP = 13, GB = 7 000/mm^3, urée = 9 mmol/l, créatinine = 123 µmol/l, K+ = 4 ,1 mmol/l, calcémie = 2,8 mmol/l, phosphore = 0,99 mmol/l, Cl = 96 mmol/l.
Électrophorèse des protéines sériques : Protidémie 88 g/l, Albumine 35,8 g/l (36 et 50 g/l), Alpha 1 1,5 g/l (1 et 5 g/l.), Alpha 2 5,4 g/l (4 et 8 g/l.), Béta 5,7 g/l (5 et 12 g/l.) Gamma 39,6 g/l (8 et 16 g/l)
TSH = 2 (N = 0,3 et 5 µUI/ml)

10 **Quel diagnostic suspectez-vous ? (2 mots)**

Vous suspectez un myélome. L'immunofixation retrouve un pic monoclonal d'IgG type kappa.

11 **Vous réalisez un myélogramme. Que recherchez-vous pour confirmer votre suspicion de myélome ?**

a. > 10 % de blastes
b. > 20 % de blastes
c. > 30 % de blastes
d. > 10 % de plasmocytes
e. > 30 % de plasmocytes

Le diagnostic de myélome est confirmé.

12 **Quelle classification pronostique correspond au myélome multiple ?**

a. Ann Arbor
b. Salmon et Durie
c. Binet
d. FLIPI
e. IPI

13 **De quelles données avez-vous besoin pour cette classification de Salmon et Durie ?**

a. Hémoglobine
b. Béta-2-micro-globuline
c. Protéinurie
d. LDH
e. Albumine

Question 1 (10 points)
QROC : syndrome climatérique

Commentaire La carence estrogénique explique le syndrome climatérique, qui associe :
- des manifestations vasomotrices, souvent au premier plan, telles que bouffées de chaleur, crises sudorales, en particulier nocturnes et parfois très gênantes, entraînant ou majorant des troubles du sommeil et dont la physiopathologie n'est pas élucidée ;
- des troubles du sommeil et de l'humeur, qui sont inconstants, à type d'irritabilité, d'anxiété, d'insomnie et parfois à l'origine d'une authentique dépression ;
- une atrophie de la muqueuse vulvo-vaginale et une diminution des sécrétions vaginales qui peuvent entraîner une dyspareunie (rapports sexuels douloureux) ;
- des altérations de l'état cutané, avec en particulier un amincissement et une perte de l'élasticité de la peau par raréfaction des fibres élastiques et du collagène

Question 2 (10 points)
Réponse exacte : D

Question 3 (5 points)
Réponse exacte : A

Commentaire La périménopause se caractérise par une dysovulation puis une anovulation. L'anovulation est responsable de la chute de l'estradiol. Pour contre réguler cette hypœstrogénie (responsable su syndrome climatérique), les gonadotrophines s'élèvent pour stimuler les ovaires.

Question 4 (10 points)
Réponses exactes : A, B, D, E
Réponse indispensable : A

Commentaire Les cancers de l'ovaire et du col de l'utérus ne sont pas estrogeno-dépendants

Question 5 (5 points)
Réponse exacte : C

Question 6 (5 points)
Réponses exactes : C, E

Question 7 (10 points)
Réponse exacte : D

Question 8

A. (5 points)
Réponse exacte : D

Commentaire L'ostéopénie est definie par un T score entre -2,5 et -1 DS
L'ostéoporose est définie par un T score ≤ -2,5

B. (5 points)
Réponses exactes : A, D, E

Commentaire il suffit qu'il y ait 1 seul Tscore <-2,5 pour conclure à une ostéoporose

- **Question 9** (10 points)

Réponses exactes : A, C, E

Commentaire Les hormones thyroïdiennes augmentent le remodelage osseux.
Au niveau du tissu osseux, les corticoïdes diminuent la fonction et le nombre des ostéoblastes en diminuant l'ostéoblastogenèse. Ils favorisent par ailleurs l'activité ostéoclastique et donc la résorption osseuse.

- La PTH stimule l'ostéoclastogenèse et donc la résorption osseuse.
- La carence estrogénique provoque une augmentation du remodelage osseux au bénéfice de la résorption osseuse

- **Question 10** (10 points)

QROC : myélome multiple

- **Question 11** (5 points)

Réponse exacte : D

- **Question 12** (5 points)

Réponse exacte : B

- **Question 13** (5 points)

Réponse exacte : A, C

RÉFÉRENCES

Collège National des Gynécologues et Obstétriciens Français (CNGOF), 2010-2011
Polycopié des enseignants en Endocrinologie, Diabète et Maladies métaboliques (2e édition, 2011)
COFER (Collège Français des Enseignants en Rhumatologie)
HAS, indication à l'ostéodensitométrie, 2006

ITEMS TRAITÉS

N° 55. Ménopause et andropause
N° 56. Ostéoporose
N° 166. myélome multiple des os
N° 238. Fracture de l'extrémité inférieure du radius

ANNALES

Ostéoporose :
2003 - concours sud - QCM2
2004-dossier 3
2007-dossier 3

Ménopause :
1999 - concours sud - QCM2
2000 - concours sud - dossier
2001 - concours nord et sud
2002 - concours nord - QCM1
2004-dossier 3

Dossier 27

L'hypo du gros

Énoncé

Mlle S., 23 ans, est amenée par le SAMU pour une première crise d'épilepsie. La patiente n'a aucun antécédent particulier et ne prend aucun médicament. Elle était en train de regarder la télé après s'être levée vers 10 h . Sa mère, qui a assisté à la scène, vous explique que sa fille a commencé à se raidir et ne répondait plus, puis elle a présenté des secousses des 4 membres. C'est à ce moment que la mère de la patiente a appelé le SAMU.

À l'arrivée du SAMU, la patiente ne convulsait plus mais elle respirait bruyamment sans reprendre ses esprits.

Les constantes à l'arrivée du SAMU retrouvaient : FC = 113/min, PA = 145/95 mmHg, T°= 37,5, saturation = 95 % en air ambiant et glycémie = 0,4 g/l (2,2mmol/l).

À l'examen clinique, la patiente ouvre les yeux à la demande, elle présente une morsure du bord latéral de la langue et respire encore de façon bruyante. Elle répond de façon inappropriée par des mots mais lève les bras lorsque vous lui demandez.

Il n'y a pas de signes de localisation et l'examen des paires crâniennes est normal. Le reste de l'examen est sans particularité.

1 **Quel est le score de Glasgow de la patiente ?**

a. 9
b. 10
c. 11
d. 12
e. 13
f. 14

2 **Comment s'appelle la respiration bruyante décrite par la mère ? (2 mots)**

....

3 **La glycémie capillaire retrouvait à l'arrivée aux urgences, après resucrage par le SAMU est à 0,7 g/l (3,8 mmol/l).**

Que faites-vous ?

a. Resucrage par 1 ampoule de G30 % en IVD
b. Resucrage par 1 ampoule de G10 % en IVD
c. Resucrage par des morceaux de sucre per os puis avec des sucres lents (pain)
d. Pas de resucrage car la patiente a déjà était resucrée par le SAMU et sa glycémie est en train de remonter
e. Pas de resucrage car 0,7 g/l n'est pas une hypoglycémie
f. Pas de resucrage avant un contrôle par une glycémie veineuse

4 **Quel est le niveau seuil de glycémie habituellement retenu pour le diagnostic d'une hypoglycémie en dehors du diabète ?**

a. 0,2 g/l
b. 0,25 g/l
c. 0,3 g/l
d. 0,4 g/l
e. 0,5 g/l

Le bilan biologique retrouve : Hb = 13,3 g/dl, leucocytes = 3 700/mm^3, plaquettes = 212 000/mm^3, sodium = 142 mmol/l, potassium = 3,9 mmol/l, glycémie = 2 mmol/l, calcium = 2,44 mmol/l, urée = 5,5 mmol/l, albumine 40 g/l, créatinine = 81 µmol/l.
Le scanner cérébral est normal et l'EEG ne retrouve pas d'activité épileptique.
La patiente va mieux, sa glycémie est à 1,8 g/l.
La patiente est hospitalisée dans le service de diabétologie pour suite de prise en charge de sa crise convulsive sur hypoglycémie.

5 **Parmi les signes suivants, quel(s) est (sont) celui (ceux) qui appartien(nen)t aux signes de neuroglycopénie ?**

a. Tremblements
b. Syndrome confusionnel
c. Palpitation
d. Tachycardie
e. Diplopie
f. Crise comitiale

6 **Vers quoi vous orientent des signes neuroglycopéniques ?**

a. Hypoglycémie fonctionnelle
b. Hypoglycémie organique
c. Hypoglycémie sévère
d. Hypoglycémie à distance des repas (2-3h)
e. Hypoglycémie à jeun

7 **Quelles sont les hormones responsables de la contre-régulation face à une hypoglycémie ?**

a. Cortisol
b. Testostérone
c. Œstradiol
d. Catécholamines
e. Glucagon
f. Insuline

Avant de rechercher une hypoglycémie organique, vous décidez d'éliminer une hypoglycémie iatrogène.

8 **Quels médicaments peuvent être responsables d'une hypoglycémie iatrogène ?**

a. Glucophage (Biguanides)
b. Amarel (Sulfamides)
c. Lantus (insuline lente)
d. Novorapid (insuline rapide)
e. Quinine

La patiente vous assure, n'avoir pris aucun médicament.
Vous décidez de débuter une épreuve de jeune pour mettre en évidence une hypoglycémie organique.

9 **Quels sont les 3 dosages protéines que vous dosez pendant l'épreuve de jeune ? (3 mots)**

....

10 **A. Quel(s) peu(ven)t être le(s) diagnostic(s) si l'épreuve de jeune retrouve une hypoglycémie associée à :**

– une insuline basse

– un peptide C bas

a. Une insuffisance surrénalienne
b. Une prise cachée de sulfamides
c. Un insulinome
d. Une prise cachée d'insuline
e. Aucune de ces réponses

B. Quel(s) est/sont votre /vos diagnostic(s) si l'épreuve de jeune retrouve une hypoglycémie associée à :

– une insuline élevée

– un peptide C bas

a. une insuffisance surrénalienne
b. Une prise cachée de sulfamides
c. Un insulinome
d. Une prise cachée d'insuline
e. Aucune de ces réponses

C. Quel(s) est/sont votre /vos diagnostic(s) si l'épreuve de jeune retrouve une hypoglycémie associée à :

– une insuline élevée

– un peptide C élevé

a. une insuffisance surrénalienne
b. Une prise cachée de sulfamides
c. Un insulinome
d. Une prise cachée d'insuline
e. Aucune de ces réponses

L'épreuve de jeûne et la recherche de sulfamides dans le sang sont en faveur d'un insulinome. Vous réalisez l'imagerie suivante.

☛ *Voir photo dossier, page XVII*

11 **Quelle(s) est(sont) l'(les) information(s) exacte(s) ?**

a. C'est une écho endoscopie
b. C'est un scanner non injecté
c. C'est un scanner injecté
d. C'est un octreoscan
e. C'est une IRM non injectée
f. C'est une IRM injectée
g. C'est une coupe coronale
h. C'est une coupe axiale

12 **A. La flèche 1 correspond à :**

a. Pancréas
b. Insulinome
c. Estomac
d. Vésicule biliaire
e. Rate

B. La flèche 2 correspond à :

a. pancréas
b. Insulinome
c. Estomac
d. Vésicule biliaire
e. Rate

C. La flèche 3 correspond à :

a. pancréas
b. Insulinome
c. Estomac
d. Vésicule biliaire
e. Rate

D. La flèche 4 correspond à :

a. pancréas
b. Insulinome
c. Estomac
d. Vésicule biliaire
e. Rate

E. La flèche 5 correspond à :

a. pancréas
b. Insulinome
c. Estomac
d. Vésicule biliaire
e. Rate

L'opération de la patiente est prévue dans 1 semaine.

13 Pour compléter le bilan, que recherchez-vous ?

a. Un adénome hypophysaire
b. Une dysthyroïdie
c. Une hyperparathyroïdie
d. Un phéochromocytome
e. Un carcinome médullaire de la thyroïde

Question 1

Réponse exacte : D

Ouverture des yeux	Réponse verbale	Meilleure réponse motrice
❍ Spontanée (4)	❍ Orientée (5)	❍ Obéit à la demande verbale (6)
❍ À la demande (3)	❍ Confuse (4)	❍ Orientée à la douleur (5)
❍ À la douleur (2)	❍ Inappropriée (3)	❍ Évitement non adapté (4)
❍ Aucune (1)	❍ Incompréhensible (2)	❍ Décortication (flexion à la douleur) (3)
	❍ Aucune (1)	❍ Décérébration (extension à la douleur) (2)
		❍ Aucune (1)

Question 2

QROC : respiration stercoreuse

Question 3

Réponse exacte : A

Réponse inadmissible : D, E, F.

Commentaire La patiente a convulsé sur une hypoglycémie sévère jusqu'à preuve du contraire donc l'urgence c'est de la resucrer pour atteindre une glycémie > 1 g/l.
Donc on perfuse du G30 et non du G10 pour resucrer le plus rapidement possible. La patiente a des troubles de la conscience donc pas de resucrage per os à cause du risque de fausse route.

Question 4

Réponse exacte : E

Commentaire Le niveau seuil de glycémie habituellement retenu pour le diagnostic d'une hypoglycémie en dehors du diabète est de 0,50 g/L (2,8 mmol/L). Chez le diabétique, la valeur retenue est de 0,60 g/L (3,3 mmol/L).

Question 5

Réponses exactes : B, E, F

Commentaire Les autres signes font partis des signes neurovégétatifs

Question 6

Réponses exactes : B, C, E

Commentaire L'hypoglycémie fonctionnelle qui survient 2-3 h après les repas se révèle plutôt par des signes neurovégétatifs

Question 7

Réponses exactes : A, D, E

Commentaire Les principales hormones qui ont un effet significatif sur la glycémie sont :

- l'insuline, principal facteur hypoglycémiant, dont la concentration s'élève après le repas, et diminue pendant le jeûne ;
- les facteurs de croissance apparentés à l'insuline, IGF1 et IGF2, dont l'effet hypoglycémiant n'est significatif que pour des concentrations très fortes, pharmacologiques ou tumorales ;

- les hormones dites de contre-régulation ont un effet hyperglycémiant :
  - le glucagon,
  - l'hormone de croissance (GH),
  - les catécholamines,
  - le cortisol,
  - plus accessoirement, la somatostatine.

Question 8

Réponses exactes : B, C, D, E
Réponses indispensables : B, C, D
Réponse inadmissible : A

Commentaire les sulfamides sont de puissants hypoglycémiants, l'insuline, lente, semi lente ou rapide est par définition hypoglycémiante, la quinine entraîne également des hypoglycémies à rechercher lors des palu grave (avec l'allongement du QTc et le cinchonisme (acouphènes, vertiges, céphalées, troubles de la vision, baisse de l'acuité auditive, nausées et diarrhées) régressant à la diminution des doses ou l'arrêt du traitement et nécessitant rarement l'arrêt du traitement)

Question 9

QROC : glucose (glycémie) – insuline (insuinémie) – peptide C

Question 10

A. Réponse exacte : A

Commentaire Il s'agit d'une réponse adaptée : lorsque le sucre est bas, l'insuline s'effondre et le peptide C qui reflète la sécrétion endogène d'insuline s'effondre aussi.

B. Réponse exacte : D

Commentaire L'insuline est élevée du fait de l'injection, mais le peptide C est bas car il s'agit d'une insuline exogène et non endogène.

C. Réponses exactes : B – C

Commentaire L'insulinome, tout comme les sulfamides, stimule la production endogène d'insuline, d'où une élévation du peptide C et donc de l'insuline.

Question 11

Réponses exactes : C, H

Question 12

A. Réponse exacte : B

B. Réponse exacte : C

C. Réponse exacte : A

D. Réponse exacte : D

E. Réponse exacte : D

■ **Question 13**

Réponses exactes : A, C

Commentaire La néoplasie endocrinienne multiple type 1 ou NEM1 ou syndrome de Wermer est une maladie génétique impliquant plus de 20 tumeurs endocrines et non-endocrines.
Les tumeurs endocrines les plus fréquentes sont :

- Tumeur des parathyroïdes (hyperplasie), la plus fréquente des tumeurs endocrines rencontrées dans ce syndrome
- Atteinte pancréatique : gastrinome parfois responsable d'un syndrome de Zollinger-Ellison, insulinome, et plus rares, les vipomes, somatostatinomes et glucagonomes
- Adénome à prolactine, à GH, à ACTH ou à TSH de l'hypophyse

Dossier 28

Le diabète est un long fleuve tranquille

Énoncé

M.S., 65 ans, vous est adressé par son médecin traitant pour découverte d'un diabète. Il n'a pas d'antécédent particulier en dehors d'une cholecystectomie et d'une appendicectomie il y a plusieurs années. Il vous dit qu'on vient de découvrir un diabète chez son grand frère et que sa mère a eu le diabète à peu près à son âge. Il pèse 78 kg et mesure 171 cm soit un IMC à 26. Il fume environ 5 cigarettes par jour depuis l'âge de 35 ans et boit 1 verre de vin par jour. Il est marié et a 2 enfants en bonne santé.

Il vous tend les dernières prises de sang demandées par son médecin traitant.

1 **À combien estimez-vous son tabagisme ?**

a. 3 PA
b. 7,5 PA
c. 15 PA
d. 30 PA
e. 150 PA

2 **À combien estimez-vous sa consommation d'alcool ?**

a. 0,3 g d'alcool/j
b. 0,7 g d'alcool/j
c. 3 g d'alcool/j
d. 7 g d'alcool/j
e. 10 g d'alcool/j

3 **Si le diagnostic de diabète est posé sur des glycémies à jeun, que pouvez-vous retrouvez sur les bilans que vous tend M. S. ?**

a. Au moins 2 glycémies veineuses à jeun > 1,26 g/l
b. Au moins 2 glycémies veineuses à jeun > 5,5 mmol/l
c. Au moins 2 glycémies veineuses à jeun > 2 g/l
d. 1 seule glycémie veineuse > 2 g/l suffit
e. Il faut réaliser un test HGPO

Le patient vous dit qu'il a réalisé un test HGPO pour dépister son diabète car son médecin lui a parlé de syndrome cardinal.

4 **Que signifie le test HGPO ?**

a. Hyperglycémie provoquée par voie Orale
b. Hyperglycosurie provoquée par voie Orale
c. Prise de 75 g de glucose avec glycémie 1 h après
d. Prise de 75 g de glucose avec glycémie 2 h après
e. Prise de 75 g de glucose avec glycémie 3 h après

5 **Il vous demande d'ailleurs ce qu'est le syndrome cardinal ?**

a. Syndrome polyuro-polydipsique
b. Polyurie osmotique
c. Glycosurie
d. Leucocyturie
e. Prise de poids

M. S. ne présente pas les critères de syndrome cardinal, en revanche son test HGPO confirme bien le diagnostic de diabète sucré avec une glycémie 2 h après la prise de 75 G de glucose à 2,5 g/l.

6 **Il vous demande quel est son type de diabète. Quelle est votre hypothèse principale ?**

a. Diabète de type 1
b. Diabète de type 2
c. Diabète génétique
d. Diabète secondaire à une endocrinopathie
e. Diabète secondaire à l'alcool

7 **Quelle(s) endocrinopathie(s) est/sont responsable(s) d'un diabète secondaire ?**

a. Syndrome de Cushing ACTH dépendant
b. Syndrome de Cushing ACTH indépendant
c. Acromégalie
d. Hyperprolactinémie
e. Insulinome

Vous n'avez pas d'argument pour une endocrinopathie. Votre hypothèse principale est un diabète de type 2.
Vous expliquez au patient les règles hygiéno-diététiques, le suivi que vous allez organiser avec lui et vous décidez de le revoir après une consultation ophtalmologique et une prise de sang.

8 **Qu'est-ce que l'HbA1c ?**

a. Une fraction glycosylée de l'hémoglobine
b. Moyenne des glycémies sur 3 mois
c. Moyenne des glycémies sur 6 mois
d. Dépend de la durée de vie des globules rouges
e. S'exprime en g/l

9 **Dans la prise de sang vous demandez les Anticorps du diabète de type 1 pour éliminer un diabète de type 1 lent. Quels anticorps demandez-vous ?**

a. Anticorps anti-GAD
b. Anticorps anti-TPO
c. Anticorps anti-transglutaminase
d. Anticorps anti-îlots
e. Anticorps anti-thyroglobuline

Vous revoyez M. S 3 mois plus tard. Il vous tend le compte rendu de son ophtalmologue et son dernier bilan biologique : Ac anti-GAD négatif, Av anti-îlots négatif, glycémie à jeun = 1,8 g/l, LDL-cholestérol = 1,8 g/l, HDL-cholestérol = 0,5 g/l, triglycérides = 1 g/l, HbA1c = 8 %, créatinine = 86 µmol/l, urée = 7 mmol/l,potassium = 4,3 mmol/l, microalbuminurie = 80 mg/24 h.

10 **Que pouvez-vous dire au vu du bilan ?**

a. Dyslipidémie type IIa
b. Dyslipidémie type IIb
c. Dyslipidémie type IV
d. Néphropathie diabétique
e. Protéinurie

11 **L'ophtalmologue retrouve au fond d'œil plusieurs microanévrysmes sans hémorragie rétiniennes, et des nodules cotonneux.**

Quel est le stade de la rétinopathie diabétique de M.S. ?

a. Rétinopathie diabétique minime
b. Rétinopathie diabétique modérée
c. Rétinopathie diabétique sévère
d. Rétinopathie diabétique pré-proliférante
e. Rétinopathie diabétique proliférante

À l'examen clinique, tous les pouls sont perçus et M.S. ne présente pas de souffle carotidien. Vous décidez de ne pas réaliser de doppler artériels. Vous réalisez l'ECG suivant.

☛ *Voir photo dossier, page XIII*

12 **Que pouvez-vous dire ?**

a. BAV 1
b. BAV 2 mobitz 1
c. Bloc de branche droit
d. Hémibloc antérieur gauche
e. ECG normal

L'ECG est normal.

13 **Quelle(s) est/sont la/les particularité(s) de l'atteinte cardiaque chez les diabétiques ?**

a. Ischémie inférieure
b. Ischémie postérieure
c. Atteinte de la coronaire droite
d. Ischémie silencieuse
e. Atteinte pluritronculaire

14 **Vous terminez votre consultation en lui expliquant pourquoi vous décider de débuter un traitement pour le diabète, la dyslipidémie type IIa et la néphropathie débutante.**

A. Quel(s) anti-diabétique oral introduisez-vous en 1re intention ?

a. Sulfamide
b. Biguanide
c. Aucun, vous poursuivez les règles hygiéno-diététiques pendant 3 mois
d. Insuline lente
e. Insuline rapide

B. Quel(s) anticholestérolémiant (s) pouvez-vous introduire en 1re intention ?

a. rosuvastatine (Crestor®)
b. Atorvastatine (Tahor®)
c. Aucun, vous poursuivez les règles hygiéno-diététiques pendant 3 mois
d. Fénofibrate (liapanthyl®)
e. N'importe quelle statine à faible dose

C. Quel(s) traitement débutez-vous pour la néphropathie diabétique ?

a. aucun car il n'y a pas d'insuffisance rénale
b. Par un équilibre tensionnel < 140/90 mmHg
c. Par un équilibre tensionnel < 130/80 mmHg
d. Par un équilibre du diabète
e. Par un inhibiteur du système rénine angiotensine

D. Introduisez-vous un traitement par aspirine en prévention primaire ? (1 mot)

....

Question 1 (5 points)

Réponse exacte : B

Commentaire 1 paquet de cigarettes contient 20 cigarettes, donc 5 cigarettes représentent ¼ du paquet. M.S. a fumé pendant 30 ans ¼ de paquet soit 30X0,25 = 7,5 PA.

Question 2 (5 points)

Réponse exacte : E

Commentaire 1 verre standard d'alcool contient 10 g.

Question 3 (10 points)

Réponses exactes : A, D

Commentaire L'OMS définit le diabète sucré si

- glycémie à jeun > = 1,26 g/L ou 7 mmol/l (à 2 reprises), seuil d'apparition de la microangiopathie diabétique (rétinopathie),
- ou glycémie aléatoire > = 2 g/L et signes cliniques d'hyperglycémie.

Question 4 (5 points)

Réponses exactes : A, D

Question 5 (5 points)

Réponses exactes : A, B, C

Commentaire syndrome cardinal (polyuro-polydypsie, amaigrissement, polyphagie)
le syndrome polyuro-polydipsique s'explique par une glycosurie, secondaire au dépassement de la capacité de réabsorption du glucose au niveau rénal, qui entraîne une polyurie osmotique et donc une polydipsie secondaire pour compenser.

Question 6 (5 points)

Réponse exacte : B

Commentaire Par argument de fréquence le diabète de type 2 est le plus probable chez un patiente en surpoids, après 50 ans, avec une prédisposition génétique et sans syndrome cardinal. Un diabète génétique se révèle à un âge plus jeune : vers 20-30ans.

Question 7 (5 points)

Réponses exactes : A, B, C

Commentaire Le cortisol et la GH sont des hormones hyperglycémiantes

Question 8 (10 points)

Réponses exactes : A, B, D

Commentaire L'HbA1c correspond à la moyenne des glycémies sur les 3 derniers mois. Elle correspond à la fraction glycosylée de l'hémoglobine accumulée. Elle s'exprime en %. L'HbA1c normale est entre 4 et 6 % chez un non diabétique.

Question 9 (5 points)

Réponses exactes : A, D

Commentaire Au moins l'un des auto-anticorps témoins circulants suivants est détectable dans 95 % des cas au diagnostic (+++) :

- les anticorps anti-îlots (ICA) ;
- les anticorps anti-GAD ;
- les anticorps anti-IA2 ;
- les anticorps anti-insuline.

Les Ac anti-TPO et thyroperoxydase sont les Ac de l'hypothyroïdie

L'Ac anti-transglutaminase est l'Ac de la maladie caeliaque.

Question 10 (5 points)

Réponses exactes : A, D

Commentaire La dyslipidémie est de type IIA car seuls les LDL sont élevés (> 1,6 g/l). La dyslipidémie type IV correspond à une élévation isolée des TG > 1,5 g/l et le type IIb est l'élévation du LDL et VLDL.

La microalbuminurie est positive car elle est entre 30 et 300 mg/24 h. C'est le stade 3 de la néphropathie diabétique ou néphropathie incipiens ou débutante. Au-delà de 300 mg/24H c'est la protéinurie.

Question 11 (10 points)

Réponse exacte : B

Commentaire pour faire simple :

- rétinopathie diabétique minime = un petit nombre de microanevrysmes isolés
- rétinopathie diabétique modérée = plusieurs microanevrysmes + nodules cotonneux + exsudats secs
- rétinopathie diabétique sévère = rétinopathie diabétique pré-proliférante = hémorragie rétinienne et signes d'ischémie
- rétinopathie diabétique proliférante = néovaisseaux

Question 12 (5 points)

Réponse exacte : E

Question 13 (5 points)

Réponse exacte : D

Commentaire Liée à la neuropathie végétative

Question 14

A. (5 points)

Réponse exacte : B

Commentaire toujours commencer par les biguanides (= Metformine®= Glucophage®) en 1re intention

B. (5 points)

Réponses exactes : A, B, E

Commentaire les fibrates sont plutôt réservés aux hypertriglycéridémies isolées

C. (5 points)

Réponses exactes : C, D, E

D. (5 points)

QROC : non

Commentaire L'aspirine n'est pas recommandée en prévention primaire chez les patients diabétiques à risque faible.

RÉFÉRENCE

Diabète de type 1 et 2, HAS, Mars 2014
Stratégie médicamenteuse du contrôle glycémique du diabète de type 2, janvier 2013, HAS
Dépistage de la rétinopathie diabétique par lecture différée de photographies du fond d'œil, décembre 2010, HAS
Collège des Enseignants en Endocrinologie, Diabète et Maladies Métaboliques, 2011

ITEMS TRAITÉS

N° 233. diabète sucré de type 1 et 2 – complications
N° 73. addiction au tabac
N° 309. électrocardiogramme
N° 129. facteurs de risque cadio vasculaire
N° 209 bis. dyslipidémie

ANTÉRIORITÉS

ECN 2013, dossier 2, ECN 2077, dossier 1, ECN 2006, dossier 4 et 5, ECN 2004, dossier 2, concours sud et nord, 2003, concours sud et nord 2002, concours sud et nord 2001, concours sud et nord 2000, concours sud et nord 1999, concours sud et nord 1998, concours sud et nord 1997, concours sud et nord 1996, concours sud et nord 1995

Dossier 29 *Le swing de la thyroïde*

Énoncé

M. M. 55 ans, consulte aux urgences pour dyspnée.

Ce patient avocat, n'avait aucun antécédent jusque-là. Il ne prend aucun traitement.

Il présente depuis quelques jours des palpitations associées à une gêne cervicale.

Cet après-midi, alors qu'il souhaitait faire son jogging hebdomadaire, il s'est senti essoufflé et n'a pas pu courir, il est venu consulter.

L'examen retrouve : PA : 15/8, FC : 122/min, Sat. : 97 % au repos, Temp. : 37,8 °C.

Auscultation pulmonaire normale, auscultation cardiaque : tachycardie, pas de signe d'insuffisance cardiaque, mollets souples. Palpation abdominale sans particularité.

1 Quel(s) examen(s) complémentaire(s) demandez-vous ?

a. D-Dimères
b. AngioTDM
c. ECG
d. Troponine
e. Radiographie pulmonaire

2 Voici l'ECG de votre patient. Qu'en pensez-vous ?

Voir photo dossier, page VI

a. Normal
b. Tachycardie sinusale
c. Fibrillation auriculaire
d. Flutter auriculaire
e. Tachycardie ventriculaire

3 Quel traitement pouvez-vous proposer dans l'immédiat ?

a. Héparine
b. Anti-vitamine K
c. Cardioversion électrique
d. Cardioversion médicamenteuse
e. Bêta-bloquant

4 **M. M. est hospitalisé, quel bilan étiologique de première intention demandez-vous ?**

a. Ionogramme
b. TSH
c. Cathécolamines urinaires
d. Bilan d'hemostase
e. Polygraphie nocturne

Le bilan retrouve : Na : 143 mmol/L, K+ : 3,9 mmol/L, créatinine : 70 micromol/L, ASAT : 36Ui/L (N : 10-35), ALAT : 42 Ui/L (N : 10-33), GGT : 80Ui/L, TSH : 0,01 mUi/L (N : 0,4-4)

5 **Quel diagnostic suspectez-vous ?**

a. Hépatite aiguë médicamenteuse
b. Hépatite aiguë alcoolique
c. Hyperthyroïdie périphérique
d. Hypothyroïde centrale
e. Hyperthyroïdie centrale

6 **Vous suspectez une hyperthyroïdie. Quel(s) signe(s) étiologique(s) allez-vous rechercher ?**

a. Diarrhée
b. Trouble du champ visuel
c. Exophtalmie
d. Douleur cervicale
e. Antécédents familiaux de maladie auto-immune

7 **Quel(s) examen(s) demandez-vous ?**

a. CRP
b. Échographie thyroïdienne
c. Scanner thyroïdien
d. Scintigraphie thyroïdienne
e. Anticorps antirécepteur de la TSH

La scintigraphie demandée est la suivante.

☛ *Voir photo dossier, page XVII*

8 **Qu'en pensez-vous ?**

a. Aspect normal
b. Hyperfixation diffuse homogène
c. Scintigraphie blanche
d. Examen mal réalisé
e. Goitre multinodulaire toxique

9 **Devant une scintigraphie blanche, quelles sont les étiologies possibles ?**

a. Thyroïdite de De Quervain
b. Thyrotoxicose factice
c. Surcharge iodée
d. Adénome toxique
e. Thyroïdite du post-partum

10 **Qu'allez-vous rechercher à l'interrogatoire ?**

a. Syndrome viral
b. Prise de levothyrox
c. Prise de cordarone
d. Scanner injecté récent
e. Consommation d'alcool

11 **Quelles propositions sont vraies ?**

a. La scintigraphie est un examen fonctionnel
b. La scintigraphie est blanche en cas de surcharge iodée en partie par effet de dilution isotopique
c. La scintigraphie est blanche en cas d'adénome toxique car il y a une autonomisation cellulaire
d. La scintigraphie est blanche en cas de De Quervain car il y a une lyse cellulaire
e. Une scintigraphie blanche est en faveur d'une maladie de Basedow

M. M n'a pris aucun médicament, n'a pas eu d'examen injecté et se plaint d'insomnie. Le bilan demandé retrouve : Antirécepteur de la TSH : 1,3 (N < 1,5), échographie : thyroïde hétérogène, hypoéchogène, pas de nodule, douloureuse au passage de la sonde. CRP : 20Ui/L (N < 5)

12 **Quel est votre diagnostic chez ce patient ?**

a. Maladie de Basedow
b. Adénome toxique
c. Surcharge iodée de type 1
d. Thyroïdite de De Quervain
e. Thyrotoxicose factice

13 **Quel(s) traitement(s) mettez-vous en place ?**

a. Antithyroïdiens de synthèse
b. Anti-inflammatoires non stéroïdiens
c. Poursuite des bêta-bloquants
d. Benzodiazépine
e. Antidiarrhéique

14 **M. M revient 3 semaines plus tard, il a pris 5 kg et est fatigué. Que suspectez-vous ?**

a. Normalisation du bilan thyroïdien
b. Grippe
c. Hypothyroïdie
d. Maladie d'Hashimoto
e. Lymphome

15 **Quelle(s) proposition(s) est/sont vraie(s) concernant le De Quervain ?**

a. Récidive fréquente
b. Normalisation du bilan après phase d'hyperthyroïdie
c. Apparition d'une hypothyroïdie après phase d'hyperthyroïdie
d. Normalisation du bilan après phase d'hypothyroïdie
e. Plus fréquent au printemps et à l'automne

■ **Question 1** (5 points)
Réponses : A, C, E

Commentaire Suspicion faible d'embolie pulmonaire, on commence par les D-Dimères. Pas de douleur thoracique orientant vers un IDM, la troponine dépendra de l'ECG.

■ **Question 2** (10 points)
Réponse : C

Commentaire Tachycardie irrégulière à QRS fins, trémulation de la ligne de base à fibrillation auriculaire

■ **Question 3** (10 points)
Réponses : A, E

Commentaire Fibrillation auriculaire persistance depuis plus de 48 h :

- Anticoagulation par HBPM si absence d'insuffisance rénale, HNF sinon. Les AVK seront introduit en salle de cardiologie pour le relais.
- Ralentisseur du rythme cardiaque : bêta-bloquant, ou vérapamil ou diltiazem ou digoxine.

Si plus de 48 h d'évolution, on ne réalise pas la cardioversion à cause du risque de migration d'un caillot (sauf si on réalise une échographie trans-œsophagienne avant). Elle sera réalisée à 3 semaines. Dans notre cas, elle ne sera réalisée que si persistance malgré l'obtention de l'euthyroïdie.

■ **Question 4** (5 points)
Réponses : A, B

Commentaire Recherche des causes secondaires de FA :

- Cardiaque
  - HTA (surtout si hypertrophie ventriculaire gauche)
  - valvulopathies (surtout si mitrales)
  - IDM récent ou séquelles
  - Chirurgie cardiaque
- Pulmonaire
  - Pneumopathie
  - Embolie pulmonaire
  - Syndrome d'apnée du sommeil
- Métabolique :
  - Hypokaliémie
  - Alcool
  - Hyperthyroïdie
  - Phéochromocytomes (rare)

Le bilan minimal recommandé est :

- Cardiaque : ECG, échocardiographie transthoracique
- Pulmonaire : radiographie thoracique
- Métabolique : TSHus, ionogramme, fonction rénale, bilan hépatique

Les autres examens (cathécolamines) sont guidés par la clinique

■ **Question 5** (10 points)

Réponse : C

Commentaire TSH effondrée le plus probable car le plus fréquent (et de loin) sera une hyperthyroïdie périphérique.
La cytolyse modérée est secondaire à l'hyperthyroïdie
Les autres signes biologiques d'hyperthyroïdie sont :

- leuconeutropénie avec lymphocytose relative ;
- diminution du cholestérol et des triglycérides
- hypercalcémie modérée (activation des ostéoclastes)
- hyperglycémie (inconstante)

■ **Question 6** (5 points)

Réponses : C, D, E

Commentaire cf. tableau de fin

■ **Question 7** (5 points)

Réponses : A, B, D, E

Commentaire **Devant toute hyperthyroïdie : TRAK, Échographie thyroïdienne, Scintigraphie thyroïdienne.**
On peut y rajouter la CRP et NFS pour le De Quervain.

■ **Question 8** (5 points)

Réponse : C

Commentaire On ne voit pas de tout le papillon thyroïdien : scintigraphie blanche.
La scintigraphie blanche traduit une absence d'utilisation de l'iode (examen fonctionnel) par la thyroïde. En cas de maladie de Basedow, les anticorps vont stimuler le récepteur de la TSH. La synthèse de T4/T3 et l'utilisation d'iode seront augmentées, il y aura donc une hyperfixation. En cas d'adénome ou de goitre multinodulaire, c'est le récepteur qui est muté dans certaines zones et cela aura les mêmes conséquences augmentation de la fixation. Par contre, les autres zones (non mutées) ne seront pas stimulées (TSH effondrée) donc elles ne synthétiseront pas de T3/T4, leurs fixations seront effondrées.
Dans le De Quervain, il existe une inflammation qui entraîne la lyse des cellules et le relargage d'hormones. Il n'existe pas de synthèse de T3/T4, pas d'utilisation d'iode, scintigraphie blanche.
Dans la surcharge iodée, deux mécanismes s'additionnent :

- la lyse cellulaire par effet toxique de l'iode
- la dilution isotopique (il y a tellement d'iode que la marquée est noyée dans les autres est invisible)

Enfin, la thyrotoxicose iatrogène. Le patient (ou la patiente souvent) consomme du levothyrox. La TSH s'abaisse, plus de stimulation de la synthèse, la scintigraphie est blanche.

■ **Question 9** (10 points)

Réponses : A, B, C, E

Commentaire Pour la thyroïdite du post-partum, il s'agit également d'un effet lytique.

- **Question 10** (5 points)
Réponses : A, B, C, D

Commentaire cf. tableau

- **Question 11** (5 points)
Réponses : A, B, D

- **Question 12** (5 points)
Réponse : D

- **Question 13** (10 points)
Réponses : B, C, D

Commentaire L'hyperthyroïdie est liée à une lyse cellulaire et au relargage d'hormones. Les antithyroïdiens de synthèse empêche la synthèse des T3/T4, ils sont donc sans intérêt dans cette situation. Le traitement de choix est les AINS ou les corticoïdes.
Un traitement symptomatique est également bénéfique par bêta-bloquants et benzodiazépine. Les anti-diarrhéiques ne sont pas systématiques.

- **Question 14** (5 points)
Réponse : C

Commentaire Après le relargage les cellules sont « fatiguées ». Une phase d'hypothyroïdie s'installe, puis le bilan se normalise.

- **Question 15** (5 points)
Réponses : C, D, E

	Basedow	Adénome	GMNT	De Quervain	Surchargé iodée
Clinique	Exophtalmie Goitre homogène Femme jeune		Goitre Personne âgée	Goitre douloureux Fébricule	Cordarone Bétadine Produits iodés
Biologie	TRAK +	Anticorps négatifs	Anticorps négatifs	CRP augmentée Hyperleucocytose	Iodurie augmentée
Échographie	Goitre homogène hypervascularisé	Nodule hypoéchogène, hypervascularisé	Goitre multinodulaire, parenchyme hétérogène	Douleur au passage de la sonde	Type 1 : pathologie sous-jacente (goitre, adénome) Type 2 : normale
Scintigraphie	hyperfixation diffuse, homogène, symétrique	Fixation localisée Extinction du reste du parenchyme	Zones d'hyperfixation et d'hypofixation	Blanche	Type 1 : pathologie sous-jacente atténuée Type 2 : blanche
Évolution	Récidive	Stabilité	Stabilité	Hyperthyroïdie Hypothyroïdie Récupération	Récupération
Traitement	ATS 18 mois Si récidive : • iode 131 • chirurgie	• iode 131 • chirurgie (ATS pour euthyroïdie si nécessaire)	• iode 131 • chirurgie (ATS pour euthyroïdie si nécessaire)	AINS Corticothérapie	Type 1 : ATS

ITEMS TRAITÉS

N° 199. Dyspnée aiguë et chronique
N° 230. Fibrillation atriale
N° 235. Palpitations
N° 240. Hyperthyroïdie
N° 239. Goitre, nodules thyroïdiens et cancers thyroïdiens

ANNALES

1995 - concours sud - QCM2
1997 - concours nord - QCM1
1998 - concours nord - QCM 2
2000 - concours nord - QCM1
2000 - concours nord – dossier
2001 - concours nord - QCM1
2001 - concours sud - QCM1
2003 - concours sud - QCM2

RECOMMANDATIONS

Collège de cardiologie
Collège d'endocrinologie

Dossier 30

La puberté a un train de retard

Énoncé

Mme K. vous amène en consultation son fils Kevin. À 15 ans, celui-ci ne présenterait pas une puberté suffisamment développée.

Kevin a 15 ans, il n'a aucun antécédent particulier, vous dit-il.

Il ne prend aucun traitement.

Il est actuellement en seconde générale.

1 Quel est l'âge de la puberté normale chez le garçon ?

a. Entre 8 et 12 ans
b. Entre 10 et 14 ans
c. Entre 12 et 16 ans
d. Entre 14 et 18 ans
e. Entre 16 et 20 ans

2 Que recherchez-vous spécifiquement à l'interrogatoire ?

a. Antécédent de cancer dans l'enfance
b. État vaccinal
c. Âge de puberté chez la mère
d. Âge de puberté chez le père
e. Antécédent de cryptorchidie

3 Que recherchez-vous à l'examen clinique ?

a. Stade de Tanner
b. IMC
c. Syndrome dysmorphique
d. Volume testiculaire
e. Exophtalmie

4 Quel est le premier signe pubertaire chez le garçon ?

a. Augmentation de la taille de verge
b. Développement de la pilosité
c. Modification de la voix
d. Augmentation du volume testiculaire
e. Apparition d'une acné

5 **Kevin n'a aucun antécédent et ne prend aucun traitement.**

M. K. vous rapporte que sa puberté avait débuté tardivement également.

À l'examen, Poids : 60 kg Taille : 1,70 m IMC à 21 kg/m^2, pas de syndrome dysmorphique.

Le volume testiculaire est à 10 mL, pilosité pubienne débutante. Que faites-vous ?

a. Réalisation d'une IRM cérébrale
b. Réalisation d'un caryotype
c. Administration de testostérone
d. Administration de FSH LH
e. Surveillance clinique

6 **La puberté de Kevin s'est bien déroulée. Mme K. consulte deux ans après avec sa fille de 15 ans également, car chez elle aussi la puberté se fait attendre.**

Elle n'a aucun antécédent connu, ne prend aucun traitement. Elle n'a pas encore présenté ses règles. Quel est l'âge normal de la puberté chez une fille ?

a. 6 à 11 ans
b. 7 à 12 ans
c. 8 à 13 ans
d. 9 à 14 ans
e. 10 à 15 ans

7 **Quel(s) est(sont) le(s) premier(s) signe(s) de puberté chez une fille ?**

a. Ménarche
b. Pubarche
c. Télarche
d. Apparition d'un bourgeon mammaire
e. Première menstruation

8 **Voici sa courbe de croissance. Que voyez-vous ?**

Voir photo dossier, page VIII

a. Infléchissement statural
b. Infléchissement pondéral
c. Accélération statural
d. Accélération pondérale
e. Aucune anomalie

9 **Quelles sont les causes d'infléchissement statural avec prise de poids ?**

a. Retard pubertaire simple
b. Craniopharyngiome
c. Hypothyroïdie
d. Syndrome de Cushing
e. Syndrome de Turner

10 **Quel(s) examen(s) faites-vous ?**

a. Aucun
b. FSH, LH
c. Œstradiol
d. Radiographie âge osseux
e. Caryotype

Votre bilan initial trouve
FSH : 3 mUi/L (N : 3-10), LH : 2 mUi/L (N : 3-10), œstradiol : 9 pg/mL (N : 16-100), prolactine 35 ng/mL (N : 6-20).

11 **Quel(s) examen(s) réalisez-vous ?**

a. Aucun
b. Caryotype
c. Échographie pelvienne
d. IRM hypophysaire
e. Scanner surrénalien

12 **Voici l'imagerie. Quel est votre diagnostic ?**

☛ *Voir photo dossier, page VI*

a. Adénome à prolactine
b. Malbsorption
c. Syndrome de Turner
d. Craniopharyngiome
e. Anorexie

13 **Quels autres dosages demandez-vous ?**

a. Cortisol à 8 h
b. Cortisol à 0 h
c. TSH
d. T4
e. Test au TRH

Le bilan retrouve :
cortisol à 8 h : 20 ng/mL (N : 80-200), ACTH : 5 pg/mL (N : 6-50)
TSH : 2 mUi/L (N : 0,4-4), T4 : 2 pg/mL (N : 10-22)
FSH : 3 mUi/L (N : 3-10), LH : 2 mUi/L (N : 3-10), œstradiol : 9 pg/mL (N : 16-100).

14 **Quel(s) médicament(s) débutez-vous ?**

a. Œstradiol
b. Hydrocortisone
c. Agoniste dopaminergique
d. Levothyrox
e. Aucun

15 **Mlle K. vous rapporte également une polyurie-polydipsie à 4 L par jour. Quel diagnostic vous paraît le plus probable ?**

a. Hypercalcémie
b. Hypokaliémie
c. Diabète de type 1
d. Diabète de type 2
e. Diabète insipide

Question 1
Réponse : B

Question 2
Réponses : A, C, D, E

Commentaire L'interrogatoire spécifique comprend :
- Antécédents familiaux, notamment les tailles parentales et l'âge de début pubertaire et de stérilité
- Antécédent personnel (tumeur dans l'enfance, cryptorchidie)
- Traitement
- Statut nutritionnel

Question 3
Réponses : A, B, C, D

Commentaire Examen clinique :
- Poids, taille, IMC
- Examen des organes génitaux externes (taille verge et testicules)
- Syndrome dysmorphie
- Anosmie (oriente vers le syndrome de Kallman)

On évalue le stade pubertaire par le stade de Tanner

Question 4
Réponse : D

Commentaire Augmentation du volume testiculaire supérieure à 4 mL

Question 5
Réponse : E

Commentaire La puberté a en fait commencé car le volume testiculaire est augmenté.
Le fait que le père ait également eu une puberté tardive est un élément rassurant.
Il s'agit donc probablement d'un retard simple, surveillance clinique.

Question 6
Réponse : C

Question 7
Réponses : C, D

Commentaire Le premier signe est l'apparition d'un bourgeon mammaire (télarche).
Suivie de la pubarche (apparition d'une pilosité) puis de la ménarche (apparition de menstruations)

Question 8
Réponses : A, D

Question 9
Réponses : B, C, D

Commentaire Les autres causes vont plutôt donner un infléchissement staturo-pondéral.

Question 10

Réponses : B, C, D

Commentaire Les examens à demander sont :

- FSH-LH, œstradiol (différencier un retard central d'un retard périphérique)
- Âge osseux

Question 11

Réponse : D

Commentaire Le bilan retrouve une insuffisance gonadotrope, c'est-à-dire une pathologie hypophysaire. Il faut donc réaliser une IRM.

Question 12

Réponse : D

Commentaire Il existe une portion kystique et charnue avec des calcifications. Il s'agit donc d'un craniopharyngiome.
Si on ne reconnaît pas l'image, on peut procéder par exclusion :

- Image supérieure à 1 cm, la prolactine devrait être supérieure à 150 mg/L
- L'anomalie est supra-sellaire (on voit l'hypophyse), il ne peut s'agir d'un adénome gonadotrope
- Le syndrome de Turner donne une insuffisance ovarienne
- L'anorexie entraîne une insuffisance gonadotrope avec IRM normale

Question 13

Réponses : A, C, D

Commentaire Devant toute atteinte d'un axe hypophysaire on recherche une insuffisance des autres axes :

- Axe corticotrope : cortisol à 8 h +/- test de stimulation (synacthène, hypoglycémie insulinique)
- Axe thyréotrope : TSH, T4
- Axe somatotrope : IGF1, GH
- Axe lactotrope : prolactine
- Axe gonadotrope : FSH, LH, œstradiol (testostérone si sexe masculin)

Question 14

Réponses : A, B, D

Commentaire Il existe un déficit corticotrope et thyréotrope à substituer respectivement par hydrocortisone et levothyrox.
Pour l'axe gonadotrope, on induira la puberté d'abord par des œstrogènes, puis substitution œstro-progestative.

Question 15

Réponse : E

Commentaire On a évalué les atteintes anté-hypophysaires, mais il peut exister également des atteintes de la post-hypophyse : le diabète insipide.

ITEMS TRAITÉS

N° 47. Puberté normale et pathologique
N° 242. Adénome hypophysaire

RECOMMANDATIONS

Collège des enseignants de pédiatrie
Collège des enseignants d'endocrinologie

ANNALES

Jamais tombé

Dossier 31

Un rein de fer

Énoncé

Vous voyez en consultation M. F., 64 ans, que vous suivez pour un diabète de type 2 depuis une quinzaine d'années compliqué d'une néphropathie diabétique avec une dernière créatinine à 150 µmol/l il y a 1an et d'une rétinopathie modérée. Ses autres antécédents sont une hypertension, une dyslipidémie et une cardiopathie ischémique stentée il y a 5 ans. Sa dernière ETT retrouvait une FEVG à 60 %.

Son tabagisme est estimé à 20 PA non sevré. Il pèse 89 kg pour 1,75 m soit un IMC à 29.

Son traitement comporte : Kardegic® 75 mg (aspirine), Tareg®(Valsartan) 80 mg, Amlor® 10 mg (amlodipine), Crestor® 5 mg (rosuvastatine), Esidrex®25 mg (hydrochlorothiazide), Glucophage®1 000 mg (Metformine) et Amarel®4 mg (sulfamide).

1 **Concernant le risque cardio-vasculaire de M. F, que pouvez-vous dire :**

a. Son risque cardio-vasculaire est faible
b. Son risque cardio-vasculaire est modéré
c. Son risque cardio-vasculaire est haut
d. Il est en prévention primaire
e. Il est en prévention secondaire

2 **Quel est son objectif de LDL-Cholestérol ?**

a. < 2,2
b. < 1,9
c. < 1,6
d. < 1,3
e. < 1

3 **Quel est son objectif d'HbA1c ?**

a. ≤ 6,5 %
b. ≤ 7 %
c. ≤ 7,5 %
d. ≤ 8 %
e. ≤ 9 %

Il vous apporte son dernier bilan sanguin : Urée = 6 mmol/l, créatinine = 165 µmol/l soit un MDRD = 39 ml/min/1,73, glycémie = 1,8 g/l, HbA1c = 8 %, Sodium = 136 mmol/l, Potassium = 4 mmol/l, Chlore = 97 mmol/l, albumine = 37 g/l, Leucocytes = 8 710.10^9/l, hémoglobine = 11,3 g/dl, plaquettes = 347.10^9/l, LDL Cholestérol = 0,8 g/l, HDL Cholestérol = 1,2 g/l,Triglycérides = 1,3 g/l.

4 **Quel est le stade de son insuffisance rénale ?**

a. Stade 1
b. Stade 2
c. Stade 3
d. Stade 4
e. Stade 5

5 **Quels signes en faveur d'une insuffisance rénale chronique pouvez-vous retrouver ?**

a. Anémie microcytaire
b. Anémie normocytaire
c. Hyperparathyroïdie primaire
d. Hyperparathyroïdie secondaire
e. Hyperparathyroïdie tertiaire

Vous retrouvez en effet une anémie normocytaire et une hyperparathyroïdie secondaire.

6 **L'hyperparathyroïdie est secondaire à quoi ?**

a. Hypercalcémie
b. Hypocalcémie
c. Hyperphosphorémie
d. Hypophosphorémie
e. Hyperplasie des parathyroïdes

7 **Que recherchez-vous dans la maladie osseuse rénale liée au déficit en vitamine D ?**

a. Une ostéomalacie
b. Une ostéoporose
c. Une ostéite fibreuse
d. Des stries de Looser-Milkman
e. Une résorption sous-périostée des phalanges

8 **Que recherchez-vous dans la maladie osseuse rénale liée à l'hyperparathyroïdie secondaire ?**

a. Une ostéomalacie
b. Une ostéoporose
c. Une ostéite fibreuse
d. Des stries de Looser-Milkman
e. Une résorption sous périostée des phalanges

9 **A. Quels signes en faveur d'une néphropathie d'origine diabétique pouvez-vous retrouver ?**

a. Une augmentation de la taille des reins
b. Une taille des reins conservée
c. Une diminution de la taille des reins
d. Une leucocyturie
e. Une protéinurie

B. Dans quelle(s) autre(s) pathologie(s) pouvez-vous aussi retrouver une taille des reins conservée ?

a. Myélome multiple
b. Amylose
c. Hépatite B
d. Lupus
e. Maladie de Berger

(Rappel : HbA1c du patient = 8 %.)
Vous expliquez au patient la nécessité d'équilibrer son diabète et d'obtenir un objectif d'HbA1c à 7 % ainsi que les règles de néphroprotection.

10 **Quelle stratégie proposez-vous au patient concernant son diabète ?**

a. Arrêt des anti-diabétiques oraux et mise sous insuline basal bolus
b. Poursuite des anti-diabétiques oraux et mise sous insuline basal bolus
c. Poursuite du même traitement et introduction des règles hygiéno-diététiques
d. Poursuite des anti-diabétiques oraux et introduction d'une insuline lente
e. Arrêt des anti-diabétiques oraux et introduction d'une insuline lente

Vous poursuivez ses antidiabétiques oraux et introduisez une insuline lente.
Vous revoyez M.F. 6 mois plus tard. Il vous apporte son bilan et vous retrouvez un syndrome néphrotique.

11 **Que retrouvez-vous dans son bilan pour poser le diagnostic de syndrome néphrotique ?**

a. Microalbuminurie > 300 mg/24 h
b. Protéinurie > 3 g/24 h
c. Albuminémie < 20 g/l
d. Albuminémie < 30 g/l
e. Albuminémie < 60 g/l

Son bilan retrouve : Urée = 18 mmol/l, créatinine = 185 µmol/l soit un MDRD = 34 ml/min/1,73, glycémie = 1,2 g/l, HbA1c = 7,2 %, Sodium = 136 mmol/l, Potassium = 4,5 mmol/l, Chlore = 97 mmol/l, albuminémie = 28 g/l, Leucocytes = 8 000.10^9/l, hémoglobine = 11 g/dl, plaquettes = 343.10^9/l
Urinaire : bandelette : pas d'hématurie, pas de leucocyturie, 3 croix de protéinurie, pas de cétonurie, 1 croix de glycosurie et protéinurie = 3,1 g/24 h
Vous posez le diagnostic de syndrome néphrotique sur néphropathie diabétique stade 4.

12 **Sur quel(s) argument(s) décidez-vous de ne pas réaliser de ponction biopsie rénale ?**

a. Diabétique depuis plus de 5 ans
b. Âge > 50 ans
c. Taille des reins conservée
d. Présence d'une HTA
e. Présence d'une rétinopathie

13 **Quel(s) type(s) de lésion(s) auriez-vous retrouvé si vous aviez réalisé la PBR chez ce patient ?**

a. Présence de podocytes glomérulaires
b. Présence de nodules mésangiaux de Kimmelstiel Wilson
c. Dépôts extra-membraneux
d. Prolifération extra-capillaire
e. Dépôts mésangiaux d'IgA

14 **M.F. présente-t-il une indication à une anticoagulation ?**

a. Oui car albuminémie < 30 g/l
b. Non car albuminémie > 20 g/l
c. Oui par héparine non fractionnée
d. Oui par héparine de bas poids moléculaire
e. Oui parce que le patient est à haut risque cardio-vasculaire

M. F ne présente pas d'indication à l'anticoagulation.

15 **M. F commence à vous poser des questions sur les différents types de dialyse. Combien existe-t-il de techniques pour la suppléance de la fonction rénale ?**

a. 1
b. 2
c. 3
d. 4
e. 5

■ **Question 1** (10 points)
Réponses exactes : C, E

Commentaire Le patient est à haut risque cardio-vasculaire car il est diabétique avec au moins 2 autres facteurs de risque cardio-vasculaire (âge > 60, tabac, dyslipidémie, HTA).
Il est en prévention secondaire car il a déjà fait un infarctus.

■ **Question 2** (5 points)
Réponse exacte : E
Cf. Conférence de consensus ci-dessous.

■ **Question 3** (5 points)
Réponse exacte B
Cf. Conférence de consensus ci-dessous.

■ **Question 4** (5 points)
Réponse exacte : C

■ **Question 5** (10 points)
Réponses exactes : B, D

Commentaire L'anémie est normocytaire normochrome arégérative secondaire à une carence en EPO (fabriquée dans le rein).
L'hyperparathyroïdie est dite « secondaire » car son augmentation est due à l'hypocalcémie et non à un adénome parathyroïdien ou à une hyperplasie parathyroïdienne. L'hypocalcémie est liée à la diminution d'absorption digestive de calcium par la vitamine D active qui est elle-même diminuée car son hydroxylation qui la rend active et qui a lieu dans le rein, est diminuée par l'insuffisance rénale.

■ **Question 6** (5 points)
Réponses exactes : B, C

Commentaire À terme il peut y avoir une hyperplasie des parathyroïdes secondaire à l'hyperstimulation des parathyroïdes chronique qui finissent par s'« autonomiser ». On parle alors d'hyperparathyroïde tertiaire.

■ **Question 7** (5 points)
Réponses exactes : A, D

■ **Question 8** (5 points)
Réponses exactes : C, E

Commentaire Les troubles du métabolisme phosphocalcique et osseux sont caractérisés par :
- une **hyperparathyroïdie secondaire**, précoce ;
- un **déficit en vitamine D** active secondaire à la diminution de l'activité 1-alpha hydroxylase rénale ;
- une **hypocalcémie**, tardive ;
- une **hyperphosphatémie**, tardive, liée à la diminution de l'excrétion rénale des p- osphates ;
- **l'acidose métabolique** aggrave les lésions osseuses.

Deux grands types de lésions osseuses peuvent s'associer à des degrés divers pour constituer **la maladie osseuse rénale (anciennement ostéodystrophie rénale)** :

- **l'ostéomalacie** (diminution de la formation osseuse) secondaire au déficit en vitamine D :
  - signes cliniques : douleurs osseuses,
  - signes radiologiques : déminéralisation, stries de Looser-Milkman,
  - signes biologiques : diminution de la concentration de la 1,25 (OH)2– vitamine D3 ;
- **l'ostéite fibreuse** (destruction osseuse accélérée) secondaire à l'hyperparathyroïdie :
  - signes cliniques : douleurs osseuses, fractures pathologiques,
  - signes radiologiques : résorption des extrémités osseuses (phalanges et clavicules), lacunes au niveau des phalanges des doigts, déminéralisation,
  - signes biologiques : concentration de PTH à plus de 3 fois la normale.

Question 9

A. (5 points)

Réponses exactes : B, E

B. (5 points)

Réponses exactes : B

Commentaire la taille des reins est conservée dans l'amylose, la sarcoïdose, la polykystose (où la taille peut même être augmentée), l'hydronéphrose, la thrombose des veines rénales et le diabète

Question 10 (10 points)

Réponse exacte : D

Commentaire on ne débute pas d'emblée un schéma basal bolus alors que le diabète n'est pas très déséquilibré.
Les règles hygiéno-diététiques ont normalement déjà été expliquées et débutée au tout début du traitement ou avant même tout traitement.
On n'arrête pas les ADO à l'introduction d'une insuline lente qui ne sert qu'à potentialiser l'effet des ADO.

Question 11 (10 points)

Réponses exactes : B, D

Commentaire Le syndrome néphrotique est défini par une protéinurie > 3 g/24 h, une albuminémie < 30 g/l ou une protidémie < 60 g/l

Question 12 (5 points)

Réponses exactes : A, E

Commentaire La PBR est inutile devant un diabète évoluant depuis plus de 5 ans, une rétinopathie diabétique, l'absence d'hématurie, l'absence de syndrome néphrotique explosif et l'absence d'une insuffisance rénale aiguë rapidement progressive.

Question 13 (5 points)

Réponse : B

Commentaire Les lésions glomérulaires de la néphropathie diabétique sont l'épaississement de la membrane basale glomérulaire et du mésangium, l'épaississement des artérioles pré et post-glomérulaires, la présence de dépôts d'IgG et d'albumine le long des capillaires et la présence pathognomonique des nodules mésangiaux de Kimmelstiel-Wilson.

- **Question 14** (5 points)

Réponses exactes : B

Commentaire L'indication à une anticoagulation curative est une albumine < 20 g/l. Une anticoagulation par HNF est alors débutée avec un relais par AVK. Les HBPM sont contre-indiqués si le MDRD < 30 ml/min

- **Question 15** (5 points)

Réponse exacte : C

Commentaire **Techniques :**

- Transplantation rénale (préparation du donneur éligible).
- Hémodialyse (création précoce d'un abord vasculaire : fistule artério-veineuse).
- Dialyse péritonéale.

RÉFÉRENCES

Les nouvelles recommandations européennes sur la prévention des maladies cardiovasculaires en pratique clinique (version 2012)
Prévention cardio-vasculaire : le choix de la statine la mieux adaptée dépend de son efficacité et de son efficience, HAS 2012
Stratégie médicamenteuse du contrôle glycémique du diabète de type 2, HAS 2014
Collège Universitaire des Enseignants de Néphrologie (CUEN)
Collège des Enseignants en Endocrinologie, Diabète et Maladies Métaboliques, 2011

ITEMS TRAITÉS

N° 233. diabète sucré de type 1 et 2 – complications
N° 253. insuffisance rénale chronique
N° 328. syndrome néphrotique
N° 310. élévation de la créatinine
N° 127. transplantation rénale
N° 264. néphropathie glomérulaire

ANTÉRIORITÉS

Néphropathie diabétique :
1995 - concours nord - QCM1
1999 - concours sud - dossier
2001 - concours sud - dossier
Diabète :
ECN 2013, dossier 2, ECN 2077, dossier 1, ECN 2006, dossier 4 et 5, ECN 2004, dossier 2, concours sud et nord, 2003, concours sud et nord 2002, concours sud et nord 2001, concours sud et nord 2000, concours sud et nord 1999, concours sud et nord 1998, concours sud et nord 1997, concours sud et nord 1996, concours sud et nord 1995

Dossier 32 *Le géant qui ronflait fort*

Énoncé

M. G, 60 ans, vient vous consulter car sa femme se plaint de ses ronflements.

M. G est cuisinier. Il est père de deux enfants en bonne santé.

Son principal antécédent est une hypertension artérielle traitée par ramipril (IEC)

Poids : 75 kg Taille : 1,85 m

1 **Que demandez-vous spécifiquement à l'interrogatoire ?**

a. Consommation d'alcool
b. Sinusite chronique
c. Somnolence diurne
d. Prise d'un traitement sédatif
e. Polyurie nocturne

2 **M. G vous dit s'assoupir de temps en temps pendant la journée. Quel score pouvez-vous utiliser pour quantifier sa somnolence ? (1 mot)**

....

3 **Le score d'Epworth est à 15. Vous évoquez un syndrome d'apnée du sommeil. Quel examen demandez-vous ?**

a. TDM des voies aériennes supérieures
b. Électomyogramme au repos
c. IRM fonctionnelle du sommeil
d. Éléctoencéphalogramme nocturne
e. Polysomnographie nocturne

4 **La polygraphie nocturne retrouve un index d'apnée/hypopnée à 35/heure. Quelle est votre conclusion ?**

a. Pas de syndrome d'apnée du sommeil
b. Apnée du sommeil léger
c. Apnée du sommeil modéré
d. Apnée du sommeil sévère
e. Apnée du sommeil terminal

5 **Vous annoncez le diagnostic à M. G. Il vous demande quelles peuvent être les complications sur le long terme si le syndrome n'est pas traité.**

a. Fibrillation auriculaire
b. Hypothyroïdie
c. Infarctus du myocarde
d. Insuffisance respiratoire
e. Insuffisance cardiaque

6 **Quel(s) traitement(s) en première intention pouvez-vous proposer au patient ?**

a. Mesures hygiéno-diététiques
b. Médicamenteux
c. Orthèse dentaire
d. Appareillage en pression positive continue
e. Appareillage à deux niveaux de pression

7 **M. G vous rapporte des sueurs nocturnes importantes. Il se plaint également d'arthralgies lombaires et des genoux. Que pouvez-vous évoquer ?**

a. Hyperthyroïdie
b. Hypothyroïdie
c. Acromégalie
d. Maladie de Vasquez
e. Insuffisance gonadotrope

8 **Vous évoquez l'acromégalie. Quel(s) signe(s) clinique(s) en faveur allez-vous rechercher ?**

a. Élargissement des extrémités
b. Amyotrophie proximale
c. Prognastisme
d. Rétrognatisme
e. Épaississement du nez

9 **Pour confirmer votre suspicion clinique, quel(s) test(s) statique(s) demandez-vous ?**

a. Cortisol à 8 h
b. GH
c. Cortisol à 0 h
d. IGF1
e. IGF2

10 **La GH est à 10 mui/L (N : 3-7), IGF1 : 455 mUi/L (N : 100-200). Que faites-vous ?**

a. Arrêt des investigations
b. Test de freinage à HGPO
c. Test de stimulation par hypoglycémie insulinique
d. Biopsie hépatique
e. IRM rénale

11 **Votre externe, curieux, vous demande quel organe synthétise l'IGF1 ?**

a. Cœur
b. Poumon
c. Estomac
d. Foie
e. Rein

12 **Le test de freinage à l'HGPO a confirmé une hypersécrétion. Quel examen diagnostique prescrivez-vous ?**

a. Échographie hépatique
b. IRM hépatique
c. Scanner cérébral
d. IRM hypophysaire
e. Cathétérisme des sinus pétreux

13 **Voici l'IRM hypophysaire de M. G, quel(les) sont vos conclusion(s) ?**

Voir photo dossier, page III

a. IRM normale
b. Microadénome hypophysaire
c. Macroadénome hypophysaire
d. Envahissement sinus caverneux gauche
e. Refoulement du chiasma optique

14 **Quel(s) examen(s) de dépistage des complication(s) demandez-vous ?**

a. glycémie à jeun
b. Échographie cardiaque
c. Coloscopie
d. Fibroscopie
e. Échographie thyroïdienne

15 **Quelle(s) est/sont le(s) complication(s) cardiaque(s) possible(s) de l'acromégalie ?**

a. Hypertrophie du septum
b. Hypertrophie ventriculaire
c. Fibrillation auriculaire
d. Insuffisance cardiaque congestive
e. Insuffisance cardiaque ischémique

Question 1 (5 points)
Réponses : A, B, C, E

Commentaire Il faut rechercher les autres signes cliniques du SAS : somnolence diurne, polyurie nocturne, pauses respiratoires pendant le sommeil remarquées par l'entourage.
Les sinusites vont donner une obstruction des voies aériennes pouvant entraîner des ronflements.
Si vous ne croyez pas que l'alcool fait ronfler, on vous laisse essayer.

Question 2 (5 points)
Réponse : Epworth

Question 3 (5 points)
Réponse : E

Commentaire Le TDM des voies aériennes est plutôt réalisé une fois le diagnostic posé, pour recherche d'une obstruction.

Question 4 (10 points)
Réponse : D

Commentaire
- < 5 apnées/heure : pas de SAS
- 5-15 : SAS léger
- 15-30 : SAS modéré
- > 30 : SAS sévère

Le SAS terminal n'existe pas...

Question 5 (5 points)
Réponses : A, C, E

Commentaire Les principales complications du SAoS sont cardio-vasculaires :
- HTA
- Coronaropathie
- Arythmie
- Insuffisance cardiaque

Le SAS n'entraîne pas d'insuffisance respiratoire.
L'hypothyroïdie peut entraîner un SAOS (infiltration des tissus)

Question 6 (5 points)
Réponses : A, D

Commentaire Mesures hygiéno-diététiques pour favoriser la perte de poids.
Le premier traitement est une ventilation en pression positive pour l'apnée obstructive (la plus fréquente)
La ventilation combinée est utilisée dans les syndromes d'apnée du sommeil central.
Il n'existe pas de traitement médicamenteux.
L'orthèse est plutôt un traitement de seconde intention.

■ **Question 7** (10 points)

Réponse : C

Commentaire Devant le SAOS, les sueurs et les arthralgies.
Un SAOS n'est pas typique dans l'hyperthyroïdie
Les bouffées de chaleur ne sont pas typiques d'hypothyroïdie
Une insuffisance gonadotrope n'a pas de bouffée de chaleur, ni d'arthralgies.
Une maladie de Vasquez n'est pas caractérisée par des sueurs ou des palpitations

■ **Question 8** (10 points)

Réponses : A, C, E

Commentaire Syndrome dysmorphique de l'acromégalie :

- extrémités élargies : changement de taille de bague, de pointure
- Prognatisme
- Épaississement des traits, rides et sillons naso-géniens marqués
- Élargissement du nez

Les sueurs sont un signe d'activité de la maladie.

■ **Question 9** (5 points)

Réponses : B, D

Commentaire La GH hypophysaire va aller stimuler la synthèse d'IGF1 hépatique.
L'IGF1 agit entre autres sur les cartilages de croissance pour la croissance.
La GH est pulsatile, l'IGF1 plus stable donc intéressante à doser.

■ **Question 10** (10 points)

Réponse : B

Commentaire On retient la règle d'or

- **Pour dépister une hypersécrétion, on freine**
- **Pour dépister une insuffisance, on stimule**

L'hormone de croissance est une hormone hyperglycémiante. Le glucose va donc la freiner, l'hypoglycémie la stimuler.
De plus, cela explique que l'acromégalie puisse entraîner un diabète.

■ **Question 11** (5 points)

Réponse : D

■ **Question 12** (10 points)

Réponse : D

Commentaire L'acromégalie est liée à une hypersécrétion de GH hypophysaire. Il faut donc faire une IRM hypophysaire (on ne voit rien sur le scanner).

■ **Question 13** (5 points)

Réponses : C, E

Commentaire Il s'agit d'un macro-adénome refoulant le chiasma optique et envahissant le sinus caverneux droit.

■ Question 14 (5 points)

Réponses : A, B, C, E

Commentaire Complications :

- rhumatologiques
- Cardiaque (cf. question suivante)
- Intolérance au glucose ou diabète
- HTA
- Augmentation des nodules et goitre thyroïdien
- Organomégalie
- Polypes du côlon (cancer colo-rectal discuté)

■ Question 15 (5 points)

Réponses : A, B, D

Commentaire Complications cardiaques :

- hypertrophie myocardique (septum et paroi postérieure du VG)
- insuffisance cardiaque congestive

Les complications cardiovasculaires sont la première cause de mortalité des acromégales.

ANNALES

1995 - concours nord - QCM2
2001 - concours sud - QCM2

RECOMMANDATIONS

Collège national d'endocrinologie
Collège national de pneumologie

ITEMS TRAITÉS

N° 242. Adénome hypophysaire
N° 108. Troubles du sommeil de l'enfant et de l'adulte
N° 239. Goitre, nodules thyroïdiens et cancers thyroïdiens
N° 245. Diabète sucré de types 1 et 2 de l'enfant et de l'adulte. Complications
N° 232. Insuffisance cardiaque de l'adulte

Dossier 33 *La femme à barbe*

Énoncé

Mlle F, 24 ans, vous consulte par une augmentation de la pilosité.

Elle n'a aucun antécédent personnel. Elle a une sœur de 20 ans.

Son seul antécédent familial est un cancer du côlon chez sa grand-mère à 75 ans.

Elle est étudiante en droit.

Sa puberté s'est déroulée sans anomalie à 13 ans.

Poids : 72 kg, Taille : 1,62 m

1 Quel score permet d'évaluer la pilosité ?

a. Framigham
b. Ferriman
c. Epworth
d. Tanner
e. Mac Isaac

2 Quels signes d'hyperandrogénie associée recherchez-vous ?

a. Raucité de la voix
b. Acanthosis nigricans
c. Acné
d. Amyotrophie
e. Hypertrophie clitoridienne

3 Quels autres éléments recherchez-vous spécifiquement ?

a. Syndrome polyuro-poydipsique
b. Origine ethnique
c. Méthode d'épilation
d. Troubles de cycles
e. Antécédent de radiothérapie

4 **Mlle F a effectivement une pilosité augmentée par rapport à sa famille. Elle a également des troubles du cycle.**

Quels examens complémentaires demandez-vous ?

a. Testostérone
b. Œstradiol
c. FSH LH
d. AMH
e. Capillaroscopie

5 **Le bilan retrouve : FSH : 4 mUi/L (N : 3-10), LH : 7 mUi/L (N : 2-8), œstradiol 30 ng/mL (N : 18-100), Testostérone : 1,2 ng/mL (N : 0,3-0,9). Qu'en pensez-vous ?**

a. Insuffisance gonadotrope périphérique
b. Insuffisance gonadotrope centrale
c. Hyperandrogénie biologique
d. Absence d'hyperandrogènie biologique
e. Bilan normal

6 **Vous évoquez une hyperandrogénie. Vous souhaitez rechercher des signes de syndrome de Cushing, lesquels sont-ils ?**

a. Élargissement des sillons naso-géniens
b. Amyotrophie proximale
c. Sueurs
d. Palpitations
e. Comblement des creux sus-claviculaires

7 **Mlle F a un petit comblement des creux sus-claviculaires. Vous souhaitez en avoir le cœur net. Biologiquement que demandez-vous ?**

a. Cortisol à 8 h
b. Cortisol à 0 h
c. Test au synacthène
d. Test de freinage minute
e. Cortisol libre urinaire des 24 h (FLU)

8 **Le bilan du cortisol est à la limite supérieure de la normale, cortisol à 0 h : 30 ng/mL (N : < 20 ng/mL), FLU : 77 microg/24 h (N < 65 microg/L).**

Quel examen demandez-vous pour vous orienter ?

a. IRM hypophysaire
b. Scanner surrénalien
c. ACTH
d. Test au CRH
e. Test au minirin

9 **Vous avez dosé l'ACTH. Le résultat est 3 pg/mL (N : 7-15). Quel examen demandez-vous ?**

a. IRM hypophysaire
b. Scanner surrénalien
c. Scintigraphie au noriodo-cholestérol
d. Test au CRH
e. Test au minirin

10 **Si son TDM était celui-la quel(les) serai(en)t les signes de malignité ?**

a. Taille > 4 centimétriques
b. Densité spontanée < 10 UH
c. Densité spontanée > 20 UH
d. Centre nécrotique
e. Unilatéral

☛ *Voir photo dossier, page IX*

11 **Quel diagnostic auriez-vous évoqué ?**

a. Adénome corticotrope
b. Adénome de Conn
c. Phéochromocytome
d. Corticosurrénalome
e. Hyperplasie macronodulaire

12 **Finalement, tout va bien. Le bilan du cortisol recontrôlé est normal, l'imagerie surrénalienne également. Devant cette hyperandrogénie modérée et ces troubles du cycle, quel(s) diagnostic(s) pouvez-vous évoquer ?**

a. Grossesse
b. Syndrome des ovaires polykystiques
c. Aménorrhée hypothalamique
d. Iatrogène
e. Insuffisance surrénale

13 **Vous évoquez un SOPK. Parmi les propositions suivantes, lesquelles font partie des critères diagnostiques ?**

a. Hyperandrogénie clinique
b. Anovulation
c. Dysovulation
d. Présence d'au moins 5 follicules de 2 à 9 mm au sein de chaque ovaire
e. Présence d'au moins 10 follicules de 2 à 9 mm au sein de chaque ovaire

14 **Avant de conclure à un SOPK, il vous reste une dernière pathologie à éliminer, laquelle est-elle ?**

a. Syndrome de Turner
b. Syndrome de Klinefelter
c. Bloc en 21-hydroxylase
d. Bloc en 27-hydroxylase
e. Acromégalie

■ **Question 1**

Réponse : B

Commentaire Il s'agit du score de Ferriman.

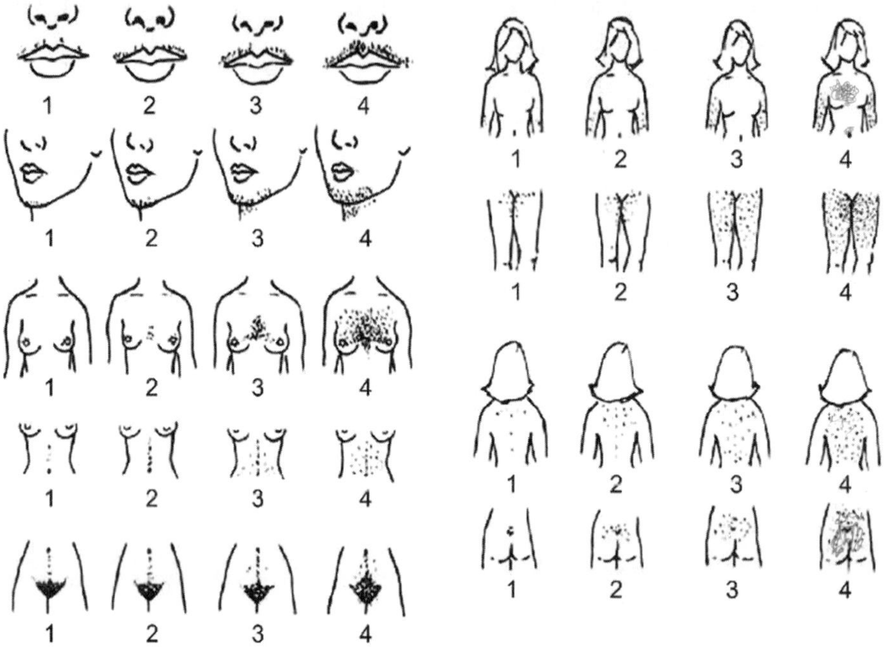

Pour info,
Framingham : risque cardio-vasculaire
Epworth : apnée du sommeil
Tanner : stade pubertaire
Mac Isaac : angine

■ **Question 2**

Réponses : A, C, E

Commentaire Signes d'hyperandrogénie : séborrhée, acné, hirsutisme, alopécie, hypertrophie musculaire, raucité de la voix.
L'acanthosis nigricans est un signe d'hyperinsulinisme.

■ **Question 3**

Réponses : B, C, D

Commentaire Il faut demander l'origine ethnique et la pilosité dans la famille, afin de s'assurer qu'il ne s'agit pas d'un état « normal » pour une patiente donnée.
Le rasoir est à proscrire car aggrave la pilosité.

■ **Question 4**

Réponses : A, B, C

Commentaire Testostérone à la recherche d'une hyperandrogènie biologique.
Et devant les troubles du cycle, évaluation de l'axe gonadotrope.
L'AMH évalue la réserve ovarienne, pas indiqué en première intention.

Question 5

Réponse : C

Commentaire FSH, LH œstradiol sont normales. Par contre, testostérone un peu augmentée, ce qui signe l'hyperandrogénie biologique.

Question 6

Réponses : B, E

Commentaire Signes liés à l'effet glucocorticoïdes : comblement des creux sus-claviculaires, bosse de bison, visage lunaire
Signes liés à l'effet minéralocorticoïdes : HTA, hypokaliémie
Signes liés à l'hypercatabolisme : amyotrophie, vergetures, Érythrose faciale

Question 7

Réponses : B, D, E

Commentaire Une dernière fois : **Syndrome de Cushing = Cortisol à 0 h, Cortisol libre urinaire des 24 h, test de freinage minute.**
Il s'agit d'une hypersécrétion donc on freine.
Pour l'insuffisance en cortisol : cortisol à 8 h, test de stimulation par le synacthène.

Question 8

Réponse : C

Question 9

Réponse : B

Commentaire **ACTH indépendant : pathologie surrénalienne.**

Question 10

Réponses : A, C, D

Commentaire Devant tout nodule surrénalien, les critères de suspicion sont :

- Taille > 4 cm
- Densité spontanée > 15 UH
- Wash out < 50 %

Ici, la tumeur avait une taille de 17 cm, densité spontanée 58 UH

Question 11

Réponse : D

Commentaire Devant l'aspect morphologique très suspect, l'hyperandrogènie, l'hypercorticisme, le seul diagnostic possible était le corticosurrénalome.
Le corticosurrénalome est une tumeur rare mais grave.

Question 12

Réponse : B

Question 13

Réponses : A, B, C, E

Commentaire Critères diagnostiques SOPK : au moins 2 parmi les 3

- Hyperandrogénie clinique OU biologique
- **Anovulation ou dysovulation**
- présence d'au moins 10 follicules de 2 à 9 mm au sein de chaque ovaire

Après exclusion, des autres causes d'hirsutisme.
Le SOPK est une pathologie extrêmement fréquente touchant 5 à 10 % des femmes. 50 % des patientes sont en surpoids. Le traitement est hygiéno-diététique est souvent la mise en place d'une pilule œstro-progestative.
Il s'agit d'une pathologie qu'on peut aborder avec les troubles des cycles ou l'infertilité.

Question 14

Réponse : C. Bloc en 21-hydroxylase

Commentaire Il s'agit d'un bloc incomplet. C'est-à-dire qu'une des enzymes de la synthèse des corticoïdes (la 21-hydroxylase) est mutée. Mais, une synthèse du cortisol reste possible, il n'y a donc pas de diagnostic lors de l'enfance.
Ensuite, une partie de la synthèse est dirigée vers la voie des androgènes, d'où l'hirsutisme.
Le diagnostic se fait en dosant la 17-hydroxy-progestérone.
Étiologies des hirsutismes :

- **fréquents et bénins**
  - **Hirsutisme idiopathie (familiale)**
  - **SOPK**
- **Rares**
  - **Bloc en 21-hydroxylase**
  - **Syndrome de Cushing**
  - **Malins (mais rares)**
  - **Corticosurrénalome**
  - **Tumeur ovarienne sécrétante d'androgène**

ANNALES

2002 - concours nord - QCM1
2003 - concours nord - QCM1

ITEMS TRAITÉS

N° 40. Aménorrhée

RECOMMANDATIONS

Collège d'endocrinologie
Collège de gynécologie
Consensus de la société française d'endocrinologie sur l'hyperandrogènie féminine 2010

Dossier 34 *Le diabète s'envoie en l'air*

Énoncé

Mlle S, 27 ans, est amenée aux urgences par son petit ami qui ne la trouve pas comme d'habitude.

Mlle S. est hôtesse de l'air. Elle est de retour à Paris depuis 3 jours. Son compagnon la trouve de plus en plus somnolente et tout à l'heure elle se croyait encore à Bruxelles.

Mlle S. prend comme seul médicament une contraception œstro-progestative.

À l'accueil : PA : 85/55, FC : 120/min, Sat. : 99 %, Temp. : 36,7 °C, dextro : HI.

1 **Quels signes de choc recherchez-vous ?**

a. Marbrures
b. Confusion
c. Fièvre
d. Abolition des pouls périphériques
e. Adénopathies

L'examen est le suivant :
PA : 70/55, FC : 120/min, Sat. : 99 %, Temp. : 36,7°, dextro : HI.
Cardio-vasculaire : bruit du cœur régulier, tachycarde, pas de souffle. Pas de crépitants, pas d'œdème des membres inférieurs, pas d'hépatomégalie, pouls périphérique non perçu, marbrures des 2 genoux.
Pneumologique : murmure vésiculaire bilatéral et symétrique sans bruit sur-ajouté.
Abdomen : sensible mais souple dans son ensemble.
Neurologique : pas de signe de localisation. Somnolence.
Cutanée : langue sèche, pli cutanée.
bHCG urinaire négatif

2 **Quel est votre diagnostic ?**

a. Pas de choc
b. Choc septique
c. Choc cardiogénique
d. Choc hypovolémique
e. Choc anaphylactique

3 **La bandelette urinaire retrouve : Sang : négatif, Nitrites négatif, leucocytes +, cétone 3 croix.**

Quel est votre diagnostic ?

a. Rupture d'anévrysme avec choc hémorragique
b. Grossesse extra-utérine rompue avec choc hémorragique
c. Acido-cétose avec choc hypovolémique
d. Choc septique sur pyelonéphrite aiguë
e. Embolie pulmonaire avec choc cardiogénique

4 **Vous retenez le diagnostic d'acido-cétose diabétique, en attendant le bilan sanguin, vous souhaitez réhydrater la patiente. Quel soluté prescrivez-vous ?**

a. Glucose 5 %
b. Glucose 10 %
c. NaCl 4,5 ‰
d. NaCl 9 ‰
e. Eau stérile

Q5. Voici le bilan.
Na+ : 139 mmol/L, K+ : 6,3 mmol/L, Bicarbonates 15mmol/L, créatinine : 150 micromol/L, urée : 31 mmol/L ASAT : 35 Ui/L, ALAT : 29 mmol/L, glycémie 4 g/dL, Hb : 14,5 g/dL, plaquettes : 360 000/mm^3, leucoytes : 9 300/mm^3.
GDS : pH : 7,0, pO2 : 110 mmHg, pCo2 : 10 mmHG

5 **Quel examen demandez-vous en priorité ?**

a. Échographie rénale
b. ECG
c. Ionogramme urinaire
d. TSH
e. T4

6 **L'infirmière vous tend un ECG, peut-il être celui de votre patiente ?**

☛ *Voir photo dossier, page XVI*

a. Oui
b. Non

7 **Il ne s'agissait pas de celui de votre patiente, qui est heureusement normal. Quel traitement commencez-vous ?**

a. Insuline par voie IV
b. Diurétique de l'anse
c. Gluconate de calcium
d. Chélateur du potassium (Kayexalate)
e. Apports potassiques

8 **Concernant la kaliémie dans l'acido-cétose, quelles propositions sont vraies ?**

a. Il existe une hyperkaliémie extra-cellulaire et une hypokaliémie intra-cellulaire
b. Il existe une hyperkaliémie intra-cellulaire et une hypokaliémie extra-cellulaire
c. Si ECG normal, il faut apporter du potassium même si hyperkaliémie
d. Si ECG normal, il ne faut apporter du potassium si hyperkaliémie
e. Il existe un transfert du potassium du milieu intra-cellulaire vers l'extra-cellulaire.

9 **La situation est stabilisée. Mlle S, 27 ans, passe en salle.**

Son poids est de 52 kg, taille : 1,64 m. Dernièrement, elle a perdu 7 kg en 1 mois.

Dans sa famille, personne n'est diabétique, par contre sa mère a des nodules thyroïdiens. Quels sont les arguments pour un diabète de type 1 ?

a. Perte de poids
b. Âge
c. BMI
d. Absence d'antécédents familiaux de diabète
e. Pathologie thyroïdienne chez la mère

10 **Concernant le syndrome cardinal, quelles propositions sont vraies ?**

a. La polydipsie entraîne la polyurie
b. La polyurie entraîne la polydipsie
c. L'amaigrissement est accompagné d'une perte d'appétit
d. L'amaigrissement est accompagné d'une augmentation d'appétit
e. Le syndrome cardinal ne se voit que chez les diabétiques de type 1

11 **Que demandez-vous pour infirmer ou confirmer le diabète de type 1 ?**

a. Anticorps anti-insuline
b. Anticorps anti-GAD
c. Anticorps anti-IA2
d. Anticorps anti-îlots
e. Scanner pancréatique

12 **Pour le long cours, quel traitement mettez-vous en place ?**

a. Metformine
b. Sulfamides oraux
c. Insuline rapide
d. Insuline semi-lente
e. Insuline lente

13 **Concernant le schéma basal-bolus, quelles propositions sont vraies ?**

a. Il contient 3 injections d'insuline rapide et 1 injection d'insuline lente
b. Il contient 1 injection d'insuline rapide et 3 injections d'insuline lente
c. Il contient 3 injections d'insuline rapide et 2 injections d'insuline semi-lente
d. L'insuline rapide est à réaliser avant les repas
e. L'insuline rapide est à réaliser à heure fixe

14 **Que doit-elle trouver son ordonnance de sortie ?**

a. Paracétamol
b. Aiguilles fines
c. Seringues
d. Bandelettes pour lecteur glycémique
e. Lancettes pour autopiqueur

15 **La patiente vous demande comment faire, si elle a une gastro-entérite avec des vomissements sans pouvoir manger. Que lui conseillez-vous ?**

a. Arrêter ses insulines lentes
b. Arrêter ses insulines rapides
c. Augmenter ses surveillances glycémiques
d. Réaliser des bandelettes urinaires si glycémie > 3 g/L
e. Réaliser une injection par le Glucagen Kit

■ **Question 1**

Réponses : A, B, D

Commentaire Le choc est un état d'hypoperfusion d'abord cutanée (on sacrifie le moins important), puis rénal et enfin cérébral (le sacrifice des autres territoires n'a pas été suffisant).
Les signes sont donc :

- hypotension et tachycardie compensatrice
- cutanée : abolition des pouls périphériques, marbrures, froideur des extrémités
- rénal : insuffisance rénale aiguë
- cérébrale : confusion, somnolence, coma

■ **Question 2**

Réponse : D

Commentaire Aux signes de choc, vont s'associer les signes spécifiques de chaque choc qui permettent de s'orienter.

- Hypovolémique : déshydratation extra +/- intracellulaire, pâleur si hémorragie (ou hémorragie externe)
- Cardiogénique : signes d'insuffisance cardiaque
- Anaphylatique : œdème généralisé avec hypotension (fuite capillaire vers l'interstitium)
- Septique : fièvre avec plus moins un point d'appel (pulmonaire, urinaire, méningé etc.)

■ **Question 3**

Réponse : C

Commentaire HI au lecteur correspond à une glycémie supérieure à 5-6 g/L.
La présence de cétone signe l'acido-cétose.
L'hypovolémie va être secondaire à la polyurie dûe à la glycosurie.
Les troubles neurologiques peuvent être liés à la fois à l'hyperperfusion et au choc.

■ **Question 4**

Réponse : D

Commentaire Devant une hypovolémie, il va falloir remplir.
À part dans le choc cardiogénique, il s'agit du premier traitement des chocs.
Devant une acido-cétose, il existe toujours une déshydratation à compenser.
Il faut apporter du sel en isotonique donc du sérum physiologique.
L'eau pure ne se transfuse jamais (entraîne la lyse cellulaire à cause des phénomènes osmotiques).

■ **Question 5**

Réponse : B

Commentaire **Devant toute dyskaliémie, un réflexe : l'ECG.**

Question 6

Réponse : B

Commentaire Non l'ECG montre des signes d'hypokaliémie : aplatissement de l'onde T et présence d'une onde U.
Les signes ECG d'hyperkaliémie sont :

- ondes T amples, pointues et symétriques
- puis bradycardie par trouble de conduction sino-auriculaire (diminution puis disparition de l'onde P) ou auriculo-ventriculaire
- puis élargissement des complexes QRS

Enfin tachycardie ventriculaire, fibrillation ventriculaire et l'arrêt cardiaque

Question 7

Réponses : A, E

Commentaire **Le traitement de l'acido-cétose comprend 3 éléments (à savoir +++)**

- **Réhydratation par sérum physiologique**
- **Insulinothérapie**
- **Apports potassiques**

Question 8

Réponses : A, C, E

Commentaire En situation d'acido-cétose, aussi bien la carence en insuline que l'acidose vont entraîner un transfert du milieu intra-cellulaire vers l'extra-cellulaire des ions potassium. (Les ions H+ vont entrer dans la cellule pour être tamponner, afin de maintenir l'équilibre hydro-électriques d'autres ions positifs doivent en sortir : les ions k+).
Il y aura donc un déficit intra-cellulaire de potassium même s'il existe une hyperkaliémie plasmatique.
Donc, si l'ECG est normal, on APPORTE du potassium même si HYPERKALIÉMIE. En effet, après injection d'insuline, tous les ions vont entrer dans la cellule et on risque l'hypokaliémie et les troubles cardiaques.

Question 9

Réponses : B, C, D

Commentaire Schématiquement :

	DT1	**DT2**
Âge	< 40 ans	> 40 ans
BMI	Normal	Surpoids ou obésité
Antécédents familiaux	Maladie auto-immune Rarement diabète	Diabète type 2
FDRCV associés	Non	oui
Complications au diagnostic	Non	oui
Mode de révélation	Acido-cétose Syndrome cardinal	fortuit

Les nodules thyroïdiens ne sont pas une pathologie auto-immune.

Question 10

Réponses : B, D

Commentaire Quand la glycémie dépasse 1,8 g/L, cela va entraîner une glycosurie. Les molécules seront entourées de molécule d'eau donc polyurie.

Pour éviter la déshydratation, il y aura une polydipsie.

Par ailleurs, la glycosurie entraîne une perte de substrats énergétiques, il y aura amaigrissement.

L'appétit sera conservé voir augmenté.

Le syndrome cardinal existe quand la glycémie dépasse 1,8 g/L au minimum. Il peut donc exister dans les 2 types de diabète.

Question 11

Réponses : A, B, C, D

Commentaire Peuvent se rajouter les ZnT8

Question 12

Réponses : C, E

Commentaire Le diabète de type 1 est une carence stricte en insuline par destruction des îlots beta-pancréatiques.

Donc, il ne sert à rien de les stimuler : pas d'insulinosecreteur.

Par ailleurs, il n'existe pas de troubles de l'insulino-sensibilité, donc pas d'indication aux insulino-sensibilisateurs (metformine).

Au total, pas de place pour les anti-diabétiques oraux dans le diabète de type 1.

Question 13

Réponses : A, D

Commentaire Le schéma basal-bolus est le traitement de référence du diabète de type 1 car il mime la sécrétion physiologique d'insuline :

- 1 insuline lente pour les besoins permanents en insuline (même à jeun il faut de l'insuline)
- 3 injections de rapide au moment des repas

Question 14

Réponses : B, D, E

Commentaire Sur l'ordonnance de sortie doit figurer :

- Stylo à insuline lente et rapide
- Aiguilles à fixer sur les stylos
- Lecteur glycémique et les bandelettes à fixer dessus
- Auto-piqueur et les lancettes à fixer dessus
- GLucagen Kit à injecter en cas d'hypoglycémies sévères (c'est-à-dire sans resucrage per os possible)
- Bandelettes urinaires (recherche de cétone en cas d'hyperglycémie)

■ **Question 15**

Réponses : B, C, D

Commentaire Les insulines rapides ne doivent être réalisées que si on mange, donc à arrêter.
L'INSULINE RAPIDE NE DOIT JAMAIS ÊTRE ARRÊTÉE MÊME À JEUN
(message s'adressant en particulier à tous les futurs anesthésistes).
Elle correspond à l'insuline pour le métabolisme de base, on n'a jamais une glycémie égale à 0, donc on a toujours besoin d'insuline.

ITEMS TRAITÉS

N° 245. Diabète sucré de types 1 et 2 de l'enfant et de l'adulte. Complications.

N° 265. Troubles de l'équilibre acido-basique et désordres hydro-électrolytiques

N° 338. État de choc. Principales étiologies : hypovolémique, septique (voir item 154), cardiogénique, anaphylactique

RECOMMANDATIONS

ALD n° 8 - Diabète de type 1 chez l'enfant et l'adolescent (HAS 2008)

Polycopié national d'endocrinologie

ANNALES

2013 - dossier 2

1995 - concours sud - QCM2

1999 - concours nord - QCM1

1999 - concours sud - dossier

2000 - concours sud - QCM1

2002 - concours nord - QCM2

Dossier 35

Une pilule à digérer

Énoncé

Mlle S., 18 ans, vient vous voir en consultation avec sa mère parce qu'elle aimerait débuter une contraception.

Elle est réglée depuis l'âge de 11 ans, n'a jamais eu de rapports sexuels, ses règles sont régulières et elle ne prend aucun médicament.

1 Quel(s) antécédent(s) recherchez-vous qui pourrai(en)t avoir une influence sur le choix de la contraception ?

a. Diabète
b. Tabagisme
c. Cystite
d. Vaccination contre le Papilloma Virus
e. Fracture osseuse

Mlle S. ne présente aucun antécédent particulier. Elle pèse 52 kg pour 164 cm soit un IMC à 20.

2 Quelle(s) contraception(s) pouvez-vous lui proposer en 1re intention ?

a. Pilule œstro progestative
b. Pilule microprogesttaive
c. Pilule macroprogestative
d. Dispositif intra utérin
e. Implant sous cutané

Vous lui proposez une pilule œstro-progestative microdosée. La mère vous demande comment est évaluée l'efficacité d'une contraception ?

3 Que lui répondez-vous ?

a. Avec l'indice de Pearl
b. Avec la dose d'ethinyl-œstradiol compris dans la pilule
c. Avec la dose de progestatif contenu dans la pilule
d. Avec des études randomisées de supériorité
e. Avec des études cas témoins

Vous lui répondez que l'efficacité est évaluée par l'indice de Pearl.

4 Qu'est ce que l'indice de Pearl ?

a. Nombre de grossesses survenues chez 100 femmes exposées pendant 12 cycles
b. Nombre de grossesses évitées chez 100 femmes exposées pendant 12 cycles
c. Nombre de grossesses survenues chez 100 femmes en fonction du nombre de rapports
d. Nombre de grossesses évitées chez 100 femmes en fonction du nombre de rapports
e. Il est exprimé en pourcentage

5 Comment agit la pilule œstro progestative pour être contraceptive ?

a. Modification de la glaire cervicale
b. Hypertrophie endométriale
c. Atrophie endométriale
d. Inhibe le péristaltisme des trompes
e. Blocage de l'ovulation

Vous demandez à la mère de Mlle S. de sortir le temps de l'examen clinique. Elle vous demande si vous allez réaliser un frottis cervico-vaginal.

6 Que lui répondez-vous ?

a. Oui car c'est systématique avant la mise sous contraception
b. Oui car c'est systématique à la 1re contraception gynécologique
c. Non car il n'y a pas d'antécédent de cancer du col de l'utérus dans la famille
d. Non car elle est vierge et a moins de 25 ans
e. Non car c'est contre indiqué en l'absence de rapport sexuel

Vous lui répondez que non. La mère vous demande jusqu'à quand, elle, devra se faire dépister ?

7 Jusqu'à quel âge dépistez-vous le cancer du col de l'utérus ?

a. 55 ans
b. 60 ans
c. 65 ans
d. 70 ans
e. 75 ans

L'examen de Mlle S. est normal. Vous lui donnez son ordonnance de contraception et une ordonnance de bilan biologique.

8 Quand commence-t-elle la pilule ?

a. Dès le lendemain
b. Le 1er jour de ses prochaines règles
c. Le dernier jour de ses prochaines règles
d. Après les résultats du bilan biologique
e. Le jour de sa prise de sang

9 **Mlle S. vous pose des questions sur les effets secondaires de sa pilule. Que lui dites-vous ?**

a. Diminution du risque de thrombose veineuse
b. Diminution du risque de cancer de l'ovaire
c. Diminution du risque de cancer de l'endomètre
d. Diminution du risque d'infection sexuellement transmissible
e. Diminution des spottings

10 **Quand revoyez-vous Mlle S. ?**

a. Dans 3 mois
b. Dans 6 mois
c. Dans 12 mois
d. Dans 18 mois
e. Dans 24 mois

Vous revoyez Mlle S., seule, au bout de 3 mois avec son bilan biologique.

11 **Qu'avez-vous prescrit comme bilan biologique ?**

a. NFS
b. Ionogramme, urée, créatinine
c. Bilan lipidique
d. Glycémie à jeun
e. Bilan de thrombophilie

Elle vous tend son bilan : LDL-Cholestérol = 3 g/l, HDL-Cholestérol = 0,4 g/l, Triglycérides = 3 g/l, glycémie à jeun = 0,9 g/l.

12 **Que faites-vous ?**

a. Poursuite de la pilule œstrogeno-progestative avec nouveau contrôle dans 3 mois
b. Poursuite de la pilule œstrogeno-progestative avec introduction d'une statine
c. Poursuite de la pilule œstrogeno-progestative avec introduction d'un fibrate
d. Arrêt de la pilule œstrogeno-progestative car LDL cholesterol élevé
e. Arrêt de la pilule œstrogeno-progestative car Triglycérides élevés

Vous arrêtez donc sa pilule et vous lui donnez un bilan de contrôle à réaliser dans 1 mois.
1 semaine après, Mlle vous appelle en panique car elle a eu un rapport sexuel non protégé.

13 **Que lui conseillez-vous ?**

a. Prendre une contraception d'urgence par lévonorgestrel (Norlevo®) immédiatement
b. Contre indication à la contraception d'urgence par lévonorgestrel (Norlevo®)
c. Faire un test de grossesse immédiatement
d. Faire un test de grossesse si les règles ne surviennent pas dans les 5 à 7 jours après la date attendue
e. Débuter une trithérapie en urgence

14 **Il est recommandé de recourir à cette pilule d'urgence jusqu'à combien de temps après le rapport sexuel à risque ?**

a. 12 h
b. 24 h
c. 48 h
d. 72 h
e. 96 h

Finalement Mlle S. a ses règles à la date attendue.
Elle revient vous voir pour reprendre une contraception.

15 **Quelle(s) contraception(s) pouvez-vous lui proposer ?**

a. Pilule microprogestatif
b. Implants sous cutané
c. Patch œstrogénique
d. Anneau à l'ethinylœstradiol
e. Courbe de température

- **Question 1** (10 points)
  Réponses exactes : A, B

- **Question 2** (5 points)
  Réponse exacte : A

  Commentaire Les méthodes de 1er choix pour les adolescentes sont le préservatif masculin et la contraception hormonale, surtout œstroprogestative.
  La contraception microprogestative peut être envisagée et préférée à une contraception œstroprogestative, si la jeune fille ne présente pas d'indication particulière (telle que kystes fonctionnels de l'ovaire, acné, etc.), et supporte bien ce type de contraception. Elle est surtout indiquée en cas de CI à la contraception œstroprogestative.
  Le DIU est également utilisable chez les adolescentes, mais son utilisation en est limitée compte tenu du risque potentiellement plus élevé de maladie inflammatoire pelvienne liée à la prévalence plus élevée des IST à cet âge.

- **Question 3** (10 points)
  Réponse exacte : A

- **Question 4** (5 points)
  Réponses exactes : A, E

- **Question 5** (5 points)
  Réponses exactes : A, C, E

  Commentaire L'effet principal des estroprogestatifs est d'inhiber l'ovulation, mais le progestatif joue aussi un rôle important vis-à-vis de la glaire cervicale et de l'endomètre.

- **Question 6** (5 points)
  Réponse exacte : D

- **Question 7** (5 points)
  Réponse exacte : C

- **Question 8** (5 points)
  Réponse exacte : B

  Commentaire La première plaquette est débutée le premier jour des règles. Les plaquettes suivantes sont reprises après 7 jours d'arrêt entre chaque cycle d'utilisation de 21 jours. Certaines pilules sont conditionnées pour une prise en continu : soit 21 comprimés (cp) de pilule plus 7 cp de placébo, soit, dans le cas de certaines pilules minidosées, 24 cp de pilule plus 4 cp de placébo. La prise doit être régulière, sans oubli, au même moment de la journée.
  En cas d'oubli, il faut prendre le comprimé oublié le plus vite possible et reprendre ensuite le comprimé suivant à l'heure habituelle
  Avec les pilules estroprogestatives actuelles, faiblement dosées, aucun problème ne se pose lorsque l'oubli a duré moins de 12 heures. Au-delà, par prudence, une contraception mécanique est souhaitable pendant au moins 7 jours.

- **Question 9** (5 points)

Réponses exactes : B, C

Commentaire bien que le risque de thrombose veineuse augmente avec les COC, le risque absolu est très faible (grade B)
Cancer de l'ovaire : Le risque de cancer de l'ovaire est diminué de 50 % chez les femmes utilisant une contraception orale par rapport aux femmes n'en utilisant pas.
Cancer de l'endomètre : Le risque diminue de 50 % avec les pilules combinées.
Cancer du sein : Certaines études semblent indiquer l'association à une très faible augmentation du risque de cancer du sein. Heureusement, il s'agit surtout de formes localisées, facilement dépistées par un examen régulier. On peut d'ailleurs se demander s'il ne s'agit pas de biais de dépistage (plus de femmes sous contraception orale ont en effet un examen gynécologique de dépistage).

- **Question 10** (5 points)

Réponse exacte : A

Commentaire une consultation 3 mois après la mise en route de la méthode puis une consultation annuelle est recommandée au minimum.
Les mineurs doivent être conseillés d'effectuer un suivi sous les 3 mois après le début d'une contraception hormonale (accord d'experts). Il s'agit de vérifier les effets secondaires potentiels, et de s'assurer de l'utilisation correcte de la méthode contraceptive (accord d'experts).

- **Question 11** (5 points)

Réponses exactes : C, D

Commentaire En l'absence de facteur de risque de thromboses veineuse ou artérielle, seul un bilan lipidique avec une glycémie à jeun est recommandé.

- **Question 12** (10 points)

Réponses exactes : D, E

Commentaire L'identification d'un taux plasmatique élevé de LDL cholestérol (> 2,20 g/l en l'absence de facteur de risque associé) ou de triglycérides (> 2 g/l) impose l'arrêt de la contraception œstroprogestative

- **Question 13** (10 points)

Réponses : A, D

- **Question 14** (10 points)

Réponse exacte : D

- **Question 15** (5 points)

Réponses exactes : A, B

Commentaire La patiente présente une contre-indication aux œstrogènes quel que soit le mode d'absorption. La courbe de température n'est pas recommandée en 2e intention car l'indice de Pearl est trop élevé.

RÉFÉRENCES

Collège des enseignants en endocrinologie, diabète et maladies métaboliques, 2011
Contraception chez l'homme et chez la femme, HAS, avril 2013

ITEMS

N° 21. Contraception
N° 147. tumeur du col utérin

ANTÉRIORITÉS

Concours de l'internat :

1995 - concours nord - QCM1
1996 - concours sud - CCQM
1999 - concours sud - QCM2
2000 - concours nord - QCM2
2001 - concours nord - dossier
2001 - concours sud - QCM2
2002 - concours nord – dossier

ECN :

2004-dossier 4

Dossier 36 *La route de la soif*

Énoncé

M. L 20 ans vient vous consulter parce que depuis quelques jours, il n'arrête pas d'uriner et boit jusqu'à 7 litres par jour.

Son seul antécédent est une appendicectomie à l'âge de 7 ans. Il n'y a pas d'antécédents familiaux particuliers.

L'examen clinique que vous pratiquez est sans anomalie, hormis cette soif persistante.

Les constantes sont : PA : 10/6 mmHg, FC : 85/minutes,

1 **Quel examen réalisable au cabinet pratiquez-vous immédiatement ? (2 mots)**

....

2 **La glycémie capillaire est à 1,26 g/L. Quels troubles ioniques peuvent également être responsable d'un syndrome polyuro-polydipsique ?**

a. Hypokaliémie
b. Hyperkaliémie
c. Hypercalcémie
d. Hypernatrémie
e. Hypophosphatémie

Le bilan biologique que vous aviez demandé est le suivant :
Natrémie : 143 mmol/L, kaliémie : 4,1 mmol/L, calcémie : 2,26 mmol/L, glycémie veineuse à jeun : 0,83 mmol/L, créatinémie : 85 mmol/L, Hb : 16 g/dL, leucocytes 8000, plaquettes 354 000.

3 **Quels diagnostics pouvez-vous évoquer pour le syndrome polyuropolydipsique ?**

a. Potomanie
b. Diabète insipide néphrogénique
c. Diabète insipide central
d. Diabète sucré de type 1
e. Diabète sucré de type 2

4 **Vous vous orientez un diabète insipide. Quel(s) médicament(s) allez-vous rechercher à l'interrogatoire ?**

a. Insuline
b. Lithium
c. Antituberculeux
d. Paracétamol
e. Quinine

5 **Il ne prend aucun traitement. Quelles questions vous semblent utiles pour différencier une potomanie d'un diabète insipide ?**

a. Des troubles du champ visuel
b. Des sueurs nocturnes
c. Réveils nocturnes
d. Un prurit
e. Début brutal ou progressif de la polydipsie

6 **Le patient ne rapporte aucun symptôme particulier. Quel examen vous paraît le plus utile pour avancer dans votre démarche diagnostique ?**

a. Un scanner surrénalien
b. Une fibroscopie bronchique
c. Un TEP TDM
d. Une IRM hypophysaire
e. Une coloscopie

7 **Si l'IRM hypophysaire de votre patient était celle-ci, réalisez-vous un test de restriction hydrique ?**

Voir photo dossier, page VII

a. Oui
b. Non

Finalement, vous recevez le compte rendu de l'IRM de votre patient. La conclusion est « IRM cérébrale normale »

8 **Vous demandez un test de restriction hydrique. Quels sont vos paramètres de surveillance ?**

a. Le poids
b. La natrémie
c. La glycémie
d. La densité urinaire
e. L'hémoglobine

9 **Quelles propositions sont justes ?**

a. Un test de restriction hydrique permet d'éliminer une potomanie
b. Une natrémie stable est en faveur d'une potomanie
c. Une hyponatrémie est en faveur d'un diabète insipide
d. En cas d'augmentation de la densité urinaire, le test est en faveur d'un diabète insipide
e. Ce test peut être réalisé en ambulatoire

10 **Lors de ce test, votre patient a perdu 2 kg, sa natrémie est montée à 149 mmol/L. Ce patient peut-il avoir une potomanie ?**

a. Oui
b. Non

11 **Avant de finir ce test, quelle mesure supplémentaire pouvez-vous prendre ?**

a. Injection de CRH
b. Injection de cathécolamines
c. Injection de sérum glycosé
d. Injection de vitamine D
e. Injection de desmopressine (Minirin)

12 **Après injection de desmopressine, la natrémie de votre patient se normalise. Le volume urinaire diminue. Quelle est la proposition exacte ?**

a. Le patient ne présente pas de diabète insipide
b. Le patient présente un diabète insipide d'origine centrale
c. Le patient présente un diabète insipide d'origine néphrogénique
d. Ce test ne permet pas de conclure
e. Un nouveau test de restriction hydrique doit être réalisé.

Vous avez retenu le diagnostic de diabète insipide d'origine centrale. Vous regardez à nouveau les images. La tige pituitaire est épaissie et le signal de la post-hypophyse a disparu.

13 **Vous vous orientez vers une pathologie infiltrative de la post hypophyse. Votre externe vous demande quelles en sont les causes possibles, que lui répondez-vous ?**

a. Maladie de Horton
b. Sarcoïdose
c. Wegener
d. Tuberculose
e. Histiocytose

14 **Finalement, vous penchez pour une sarcoïdose. Quels examens demandez-vous en 1re intention ?**

a. Un scanner thoracique
b. Une fibroscopie bronchique
c. Une coloscopie
d. Un octréoscanner
e. Une BGSA

15 **Un traitement par corticothérapie est débuté par les internistes. Le patient vous demande quelles mesures diététiques sont à prendre.**

a. Limiter les apports en glucides
b. Limiter les apports protidiques
c. Augmenter les apports calciques
d. Augmenter les apports en potassium
e. Augmenter les apports en sel

Question 1 (10 points)
Réponse : Glycémie capillaire

Commentaire Devant tout syndrome poyluro-polydipsique de l'enfant ou de l'adulte, éliminer systématiquement un diabète sucré.

Question 2 (5 points)
Réponse : A et C

Commentaire L'hypercalcémie et l'hypokaliémie entraînent un syndrome polyuro-polydipsique en altérant la physiologie rénale (perte des gradients de dilution).

Question 3 (5 points)
Réponses : A, B, C
D et E éliminatoires

Commentaire Après avoir éliminé un diabète et les troubles ioniques, il reste ces 3 étiologies.
Le diabète insipide est lié à l'absence d'hormone anti-diurétique. Cette hormone permet la concentration des urines. Si elle est absente, le patient urinera de grandes quantités de liquide hypotonique, la polyurie. Afin d'éviter la déshydratation, il y aura une polydipsie.
Cette hormone est sécrétée au niveau hypophysaire et utilisé au niveau rénal.

- Soit il s'agit d'un défaut de sécrétion = diabète insipide central
- Soit il s'agit d'une impossibilité de l'utilisation au niveau rénal = diabète insipide central.

Le diabète insipide central pourra donc être corrigé par la supplémentation en ADH. Au contraire, dans le cas d'un diabète insipide néphrogénique, cette supplémentation sera inutile, le rein n'arrivant pas à utiliser l'ADH.
La potomanie est une pathologie psychologique. Le sujet va boire de grandes quantités d'eau et cela entraînera la polyurie. Cependant les mécanismes de concentration urinaire ne sont pas alternés.

Question 4 (5 points)
Réponse : B

Commentaire Le lithium entraîne des diabètes insipides néphrogéniques.

Question 5 (10 points)
Réponses : A, C, E

Commentaire Certains éléments peuvent orienter entre diabète insipide et potomanie.

	Diabète insipide	**Potomanie**
Début	Brutal	progressif
Réveils nocturnes (nycturie)	Présent	absent
Signes associés	insuffisance hypophysaire syndrome tumoral	pathologies psychiatriques
Natrémie	Normale ou hypernatrémie	Normale ou hyponatrémie

Question 6 (5 points)
Réponse : D

Commentaire L'IRM hypophysaire permet d'emblée de rechercher certaines étiologies.

Question 7 (10 points)
Réponse : B

Commentaire Non, il ne faut pas réaliser de test de restriction hydrique en cas de pathologie hypophysaire avéré. Celui-ci peut s'avérer extrêmement dangereux (déshydratation, hypernatrémie). Pour information, sur l'IRM il s'agit d'un craniopharyngiome (portion kystique et portion charnue). Un adénome hypophysaire ne donne pas de diabète insipide.

Question 8 (5 points)
Réponses : A, B, D

Question 9 (5 points)
Réponses : A, B

Commentaire Le test de restriction hydrique se fait en milieu hospitalier. Le patient arrête de boire en fin de nuit. Il est ensuite surveillé régulièrement par des paramétres cliniques (poids, pression artérielle, volume urinaire) et biologique (natrémie, osmolarité urinaire)
En cas de potomanie, les mécanismes de concentration urinaire sont toujours fonctionnels. Donc, le volume urinaire va diminuer et sa concentration augmentée. La natrémie restera stable. Au contraire, en cas de diabète insipide, la diurèse sera inchangé, et le patient se déshydratera progressivement avec apparition d'une hypernatrémie.

	Diabète insipide	**potomanie**
Poids	Perte de poids	Stable
Natrémie	Hypernatrémie	stable
Volume urinaire	Stable	Diminution
Concentration urinaire (osmol/L)	Stable	augmentation

Question 10 (5 points)
Réponse : Non.

Question 11 (10 points)
Réponse : E

Commentaire Une fois la potomanie éliminée, il reste à distinguer le diabète insipide central et néphrogénique.
Pour cela, on injecte de la desmopressine (=ADH = minirin), en cas de d'origine centrale (c'est-à-dire un défaut de sécrétion), le rein pourra à nouveau concentrer les urines.
En cas d'origine rénale, cela sera sans effet.

Question 12 (5 points)
Réponse : B

Question 13 (5 points)
Réponses : B, D, E

Commentaire Les causes de diabète insipide central sont :

- Pathologies infiltratives : sarcoïdose, hystiocytose, tuberculose
- Pathologies tumorales : craniopharyngiome, métastases, germinomes
- Chirurgies hypophysaires
- Traumatisme crânien

■ **Question 14** (5 points)

Réponse : A et E

Commentaire Recherche d'autres localisations et d'une preuve histologique.

■ **Question 15** (10 points)

Réponse : A et D

Commentaire En cas de prise d'une corticothérapie :

- limiter les apports en glucides et lipides pour éviter la prise de poids
- augmenter les apports protidiques pour limiter la perte protéique (hypercatabolisme)
- augmenter les apports potassiques

Habituellement, les apports calciques sont à augmenter. Dans la sarcoïdose, il existe déjà une hypercalcémie (liée à la production de vitamine D par les granulomes), donc pas de supplémentation en plus.

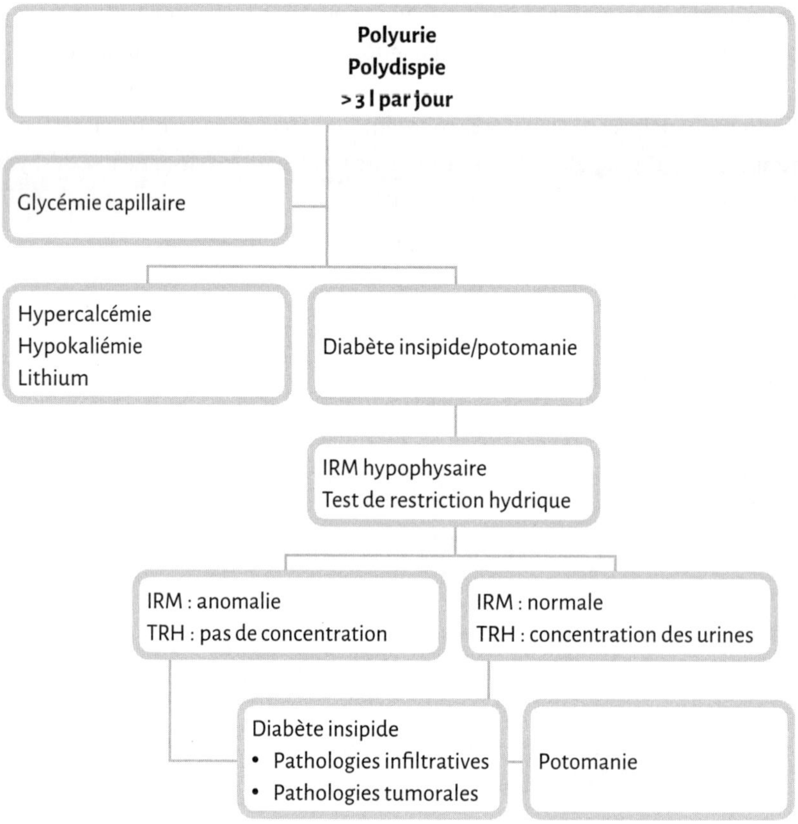

ITEMS TRAITÉS

N° 242. Adénome hypophysaire

N° 245. Diabète sucré de types 1 et 2 de l'enfant et de l'adulte. Complications

N° 265. Troubles de l'équilibre acido-basique et désordres hydro-électrolytiques

N° 266. Hypercalcémie

ANNALES ECN

1996- concours nord - QCM2

1996 - concours sud - QCM2

1997 - concours nord - QCM2

Un sujet peu traité, mais qui tombe en QCM, alors autant avoir les idées claires.

RECOMMANDATIONS

Polycopié national d'endocrinologie

Polycopié national de néphrologie

Dossier 37 — Au cœur du diabète

Énoncé

Vous voyez en hôpital de jour de diabétologie M.L., 71 ans, que vous suivez pour un diabète de type 2 évoluant depuis l'âge de 50 ans. Il vient pour son bilan annuel. Il a comme principaux antécédents une HTA, une dyslipidémie type IIa, une rétinopathie diabétique minime, une néphropathie diabétique avec une insuffisance rénale stade 3, un SAS appareillé et une obésité avec un IMC à 32.

Il a arrêté de fumer depuis 5 ans et son tabagisme est estimé à 20 PA.

Son traitement comporte : Glucophage®(Metformine)3 g/j, Diamicron®(sulfamide) 60 mg/j, Crestor®(rosuvastatine) 10 mg/j, Cotareg®(valsartan et hydrochlorothiazide) 160/25 mg/j et amlor®(amlodipine) 10 mg/j.

Il vous apporte son dernier bilan : Urée = 11 mmol/l, créatinine = 135 µmol/l, MDRD = 48 ml/min/1,73, glycémie = 1 g/l, Sodium = 136 mmol/l, Potassium = 4,8 mmol/l, Chlore = 97 mmol/l, protides = 59 g/l, HbA1c = 8,2 %, LDL-Cholestérol = 0,9 g/l, HDL-Cholestérol = 0,3 g/l, Triglycérides = 1,4 g/l, Leucocytes = 9 710.10^9/l, hémoglobine = 13,3 g/dl, plaquettes = 347.10^9/l, microalbuminurie = 95 mg/24 h.

1 Le diabète de M.L. est-il équilibré ?

a. Non car son HbA1c est > 6,5 %
b. Non car son HbA1c est > 7 %
c. Non car son HbA1c est > 8 %
d. Oui car sa glycémie à jeun est < 2 g/l
e. Oui car sa glycémie à jeun est < 1,26 g/l

2 La dyslipidémie 2a de M.S. est-elle équilibrée ?

(rappel : : Urée = 11 mmol/l, créatinine = 135 µmol/l, MDRD = 48 ml/min/1,73, glycémie = 1 g/l, Sodium = 136 mmol/l, Potassium = 4,8 mmol/l, Chlore = 97 mmol/l, protides = 59 g/l, HbA1c = 8,2 %, LDL-Cholestérol = 0,9 g/l, HDL-Cholestérol = 0,3 g/l, Triglycérides = 1,4 g/l, Leucocytes = 9 710.10^9/l, hémoglobine = 13,3 g/dl, plaquettes = 347.10^9/l, microalbuminurie = 95 mg/24 h.)

a. Non car son LDL est > 0,4 g/l
b. Non car les triglycérides sont < 1 g/l
c. Oui car les triglycérides sont < 1,5 g/l
d. Oui car son LDL est < 1,3 g/l
e. Oui car son LDL est < 1 g/l

Son poids est stable à 102 kg pour 179 cm soit un IMC = 32. Sa pression artérielle est à 128/75 mmHg et sa fréquence cardiaque est à 70/min.
(rappel : Urée = 11 mmol/l, créatinine = 135 µmol/l, MDRD = 48 ml/min/1,73, glycémie = 1 g/l, Sodium = 136 mmol/l, Potassium = 4,8 mmol/l, Chlore = 97 mmol/l, protides = 59 g/l, HbA1c = 8,2 %, LDL-Cholestérol = 0,9 g/l, HDL-Cholestérol = 0,3 g/l, Triglycérides = 1,4 g/l, Leucocytes = 9 710.10^9/l, hémoglobine = 13,3 g/dl, plaquettes = 347.10^9/l, microalbuminurie = 95 mg/24 h.)

3 Que pouvez-vous conclure ?

a. M.L. a une obésité modérée
b. M.L. a une obésité sévère
c. Sa pression artérielle est contrôlée
d. Sa pression artérielle n'est pas contrôlée
e. Il a une protéinurie

Donc en dehors de son diabète, sa dyslipidémie et sa tension artérielle sont contrôlées.
À l'interrogatoire M. S se plaint de douleurs à la marche disparaissant à l'arrêt.

4 Que suspectez-vous ? (4 mots)

....

Vous suspectez une artériopathie oblitérante des membres inférieurs (AOMI).

5 Avec quelle donnée clinique allez-vous poser le diagnostic d'AOMI ? (3 mots)

....

Vous utilisez l'index de pression systolique (IPS)

6 Quelle valeur vous confirme l'AOMI :

a. IPS > 0,9
b. IPS > 0,4
c. IPS < 1
d. IPS < 0,9
e. IPS < 0,4

M.L. présente bien une AOMI avec un IPS < 0,9. Vous poursuivez votre examen clinique et vous mettez en évidence un souffle carotidien droit.

7 Que recherchez-vous pour savoir si la sténose carotidienne est symptomatique ?

a. Une HTA
b. Une amaurose fugace
c. Une douleur cervicale
d. Une turgescence jugulaire
e. Des signes d'AIT

M.L. ne présente pas de signes d'AIT en faveur d'une sténose symptomatique. Vous l'envoyez réaliser un doppler des troncs supra-aortiques. M.L. revient avec don doppler qui retrouve une sténose carotidienne droite de 55 %.

8 **Y a-t-il une indication à la revascularisation de cette sténose asymptomatique ?**

a. Oui car la sténose est > 50 %
b. Oui car la sténose est supérieure à 50 % et M.L. est à haut risque cardio-vasculaire
c. Non car la sténose est < 60 %
d. Non car la sténose est < 70 %
e. Non car le patient est à haut risque opératoire

M.L. ne présente pas d'indication à la revascularisation. Vous l'envoyez réaliser son épreuve d'effort.

9 **Quelles épreuves d'efforts peuvent être réalisées en pratique courante ?**

a. ECG d'effort
b. Échographie cardiaque d'effort
c. Scanner coronarien d'effort
d. Scintigraphie myocardique d'effort
e. IRM coronaire d'effort

M. S réalise un ECG d'effort jusqu'à se fréquence maximale théorique (FMT) ;

10 **Quelle est la FMT de M.S. ?**

(rappel : 71 ans, 102 kg pour 179 cm soit un IMC = 32, PA 128/75 mmHg et FC à 70/min).

a. 140/min
b. 141/min
c. 149/min
d. 179/min
e. 190/min

L'épreuve d'effort se déroule sans épisode de douleur thoracique. L'ECG réalisé est le suivant.

☛ *Voir photo dossier, page V*

11 **Que pouvez-vous dire de cet ECG ?**

a. Lésion sous épicardique
b. Lésion sous endocardique
c. Infarctus inférieur
d. Infarctus antérieur
e. ECG normal

L'ECG retrouve un infarctus inférieur et le patient est transféré en urgence en USIC.
La coronarographie retrouve une sténose de la coronaire droite traitée par angioplastie avec pose d'un stent actif.

12 **Quel(s) traitement(s) retrouvez-vous dans son ordonnance à son retour en USIC ?**

a. Aspirine
b. Clopidogrel
c. Aténolol
d. Metformine
e. Rosuvastatine

Tous les autres traitements du patient sont poursuivis en dehors des antidiaébétiques oraux qui sont remplacés par l'insuline.

13 **Quel est l'objectif de M. S en USIC au décours de son SCA ?**

a. Glycémie capillaire < 2 g/l
b. Glycémie capillaire entre 0,8 et 1,4 g/l
c. Glycémie capillaire à jeun entre 0,8 et 1,4 g/l et en post-prandial < 1,6 g/l
d. Glycémie capillaire entre 1,4 et 1,8 g/l
e. Glycémie capillaire < 1,4 g/l

Le lendemain le bilan biologique est le suivant : : Urée = 18 mmol/l, créatinine = 209 µmol/l, glycémie = 1,5 g/l, Sodium = 136 mmol/l, Potassium = 5,5 mmol/l, Chlore = 97 mmol/l, protides = 50 g/l, Leucocytes = 8 000.10^9/l, hémoglobine = 12,3 g/dl, plaquettes = 340.10^9/l.

14 **Quels mécanismes suspectez-vous ?**

a. Insuffisance rénale aiguë obstructive
b. Insuffisance rénale aiguë fonctionnelle
c. Insuffisance rénale aiguë organique
d. Nécrose tubulaire aiguë
e. Aggravation de la néphropathie diabétique

Vous suspectez une insuffisance rénale aiguë principalement sur nécrose tubulaire aiguë avec une part de fonctionnelle.

15 **Quel est le principal facteur déclenchant ?**

a. Le syndrome coronaire aigu
b. La coronarographie
c. Le diabète déséquilibré
d. L'introduction de béta bloquant
e. L'introduction d'aspirine

- **Question 1** (5 points)

Réponse exacte : B

Commentaire Le patient rentre dans la catégorie « la plupart des DT2 » selon la classification HAS c'est-à-dire que son diabète est ancien, il ne présente pas de comorbidités graves ni d'insuffisance rénale sévère.

- **Question 2** (5 points)

Réponse exacte : E

Commentaire La dyslipidémie ne touche que les LDL
Le patient est dans la catégorie HAS des patients à haut risque cardio-vasculaire avec un objectif de LDL < 1 g/l

- **Question 3** (5 points)

Réponses exactes : A, C

Commentaire Obésité modérée = IMC entre 30 et 34,9
Objectif de pression artérielle chez un diabétique avec une atteinte rénale < ou = 130/80
Protéinurie = microalbuminrie > 300 mg/j

- **Question 4** (10 points)

QROC : Artériopathie oblitérante des membres inférieurs ou claudication artérielle

- **Question 5** (10 points)

QROC : index de pression systolique

- **Question 6** (10 points)
Réponse exacte : D
Commentaire Le critère diagnostique retenu de l'artériopathie oblitérante des membres inférieurs (AOMI) est un index de pression systolique (IPS = rapport de la pression systolique à la cheville sur la pression systolique humérale) inférieur à 0,90.

- **Question 7** (5 points)
Réponses exactes : B, E

- **Question 8** (5 points)
Réponse exacte : C
Commentaire Dans la sténose carotidienne aymptomatique, la HAS recommande la revascularisation si la sténose est > à 60 %.

- **Question 9** (5 points)
Réponses exactes : A, B, D

- **Question 10** (5 points)
Réponse exacte : C
Commentaire FMT = 220-age

- **Question 11** (10 points)
Réponses exactes : A, D
Commentaire Sus ST en D2,D3,aVF

- **Question 12** (5 points)
Réponses exactes : A, B, C, E
Commentaire Les anti-diabétiques oraux sont systématiquement suspendus avec un relais par insuline en USIC au décours d'un SCA. (HAS 2012)

- **Question 13** (5 points)
Réponse exacte : D
Commentaire L'objectif principal et d'éviter les hypoglycémies.

- **Question 14 :** (5 points)
Réponses exactes : B, C, D
Commentaire Une part de fonctionnelle lié au ARA2 poursuivis
Une part d'organique avec la nécrose tubulaire aiguë liée à l'iode

- **Question 15** (10 points)
Réponse exacte : B
Commentaire Lié à l'iode

RÉFÉRENCE

Sténoses carotidiennes : place de la chirurgie et de l'angioplastie, HAS 2006
Syndromes coronariens aigus et diabète : prise en charge en cardiologie, HAS 2012
Collège des Enseignants en Endocrinologie, Diabète et Maladies Métaboliques, 2011

ITEMS TRAITÉS

N° 233. Diabète sucré de type 1 et 2 – complications
N° 253. Insuffisance rénale chronique
N° 310. Élévation de la créatinine
N° 309. Électrocardiogramme indication et interprétation
N° 129. Facteurs de risques cardio-vasculaires
N° 129. Dyslipidémie
N° 131. AOMI
N° 132. Angine de poitrine et infarctus myocardique

ANTÉRIORITÉS

ECN 2013, dossier 2, ECN 2077, dossier 1, ECN 2006, dossier 4 et 5, ECN 2004, dossier 2, concours sud et nord, 2003, concours sud et nord 2002, concours sud et nord 2001, concours sud et nord 2000, concours sud et nord 1999, concours sud et nord 1998, concours sud et nord 1997, concours sud et nord 1996, concours sud et nord 1995

Dossier 38 *Le calcium en folie Acte 2*

Énoncé

Mme P., 55 ans, est amenée aux urgences par son mari pour une confusion depuis 2 jours. Elle ne prend aucun traitement. Ses antécédents sont une cholécystectomie il y a 10 ans et 2 césariennes. Elle a 2 enfants en bonne santé et travaille comme auxiliaire puéricultrice.

Ses constantes sont : PA 125/70 mmHg, FC 103/min, sat. 99 % en air ambiant, gly. 1,02 g/l.

L'examen clinique retrouve une patiente obnubilée sans signes de localisation. Le reste de l'examen clinique est sans particularité en dehors d'une déshydratation extra-cellulaire.

1 **Quels signes reflétant la déshydratation extra-cellulaire connaissez-vous ?**

a. Tachycardie
b. Hypertension
c. Sécheresse cutanée
d. Sécheresse des muqueuses
e. Fièvre

Vous récupérez le bilan de Mme P. : Urée = 5 mmol/l, créatinine = 65 µmol/l, Sodium = 139 mmol/l, Potassium = 4 mmol/l, Chlore = 97 mmol/l, calcium = 2,9 mmol/l, albumine = 36 g/l, Leucocytes = 8 710.10^9/l, hémoglobine = 11,3 g/dl, plaquettes = 347.10^9/l.

2 **A. La calcémie corrigée est à :**

a. 2,8
b. 3
c. 3,3
d. 3,8
e. 4,8

B. À quoi correspond la calcémie mesurée dans le sang ?

a. à la calcémie liée à l'albumine uniquement
b. À la calcémie non liée à l'albumine uniquement
c. À la calcémie sérique
d. À la calcémie ionisée en partie
e. À la calcémie liée à l'albumine en partie

C. À quoi correspond le calcium ionisé ?

a. au principe actif du calcium
b. Au calcium lié à l'albumine
c. Au calcium non lié
d. Au calcium libre
e. Au calcium mesuré dans les gaz du sang

La calcémie corrigée est à 3 mmol/l.

3 Quelles sont vos hypothèses concernant l'hypercalcémie de Mme P. ?

a. Hyperparathyroïdie
b. Métastases osseuses d'un cancer du sein
c. Sarcoïdose
d. Sécrétion ectopique de PTHrp d'un cancer bronchique
e. Fausse hypercalcémie

le phosphore est à 0,6 mmol/l (N = 0,8-1,35).

4 Quelles hypothèses vous reste-t-il ?

a. Hyperparathyroïdie
b. Métastases osseuses d'un cancer du sein
c. Sarcoïdose
d. Sécrétion ectopique de PTHrp d'un cancer bronchique
e. Fausse hypercalcémie

5 Quels signes ECG recherchez-vous ?

a. Ondes T amples et pointues
b. Ondes T plates
c. Allongement du QT
d. Raccourcissement du QT
e. QRS élargis

Mme P. ne présente pas de signes ECG de son hypercalcémie.

6 Quel(s) traitement(s) débutez-vous en urgence ?

a. Hyperhydratation IV
b. Corticothérapie
c. Biphosphonates IV
d. Dialyse
e. Parathyroïdectomie

Vous récupérez la PTH qui est à 150 pg/ml (10-80).

7 Quelles sont les conséquences d'une élévation de la PTH ?

a. Augmentation de la calcémie
b. Augmentation de la calciurie
c. Diminution de la calciurie
d. Diminution de la phosphorémie
e. Diminution de la phosphaturie

Vous suspectez une hyperparathyroïdie primaire chez Mme P.

8 **Quelles sont les causes d'hyperparathyroïdie ?**

a. Adénome parathyroïdien
b. Hyperplasie parathyroïdienne
c. Parathyroïdite auto immune
d. Infiltration parathyroïdienne
e. Cancer parathyroïdien

Vous explorez les parathyroïdes de Mme P.

9 **Quel est cet examen ?**

Voir photo dossier, page X

a. Échographie des parathyroïdes
b. Echo-doppler des parathyroïdes
c. Radio des parathyroïdes
d. Scintigraphie des parathyroïdes
e. Pet scanner des parathyroïdes

Il s'agit d'une scintigraphie au Tc99-MIBI des parathyroïdes.

10 **Quel est le diagnostic le plus probable chez Mme P. ?**

a. Adénome parathyroïdien
b. Hyperplasie parathyroïdienne
c. Parathyroïdite auto immune
d. Infiltration parathyroïdienne
e. Cancer parathyroïdien

Vous évoquez un adénome parathyroidien.

11 **La parathyroïde est composée de combien de glandes ?**

a. 1
b. 2
c. 3
d. 4
e. 5

Avant de l'opérer, le chirurgien vous demande de faire le point sur les complications de cette hyperparathyroïdie.

12 Quelles peuvent être les complications de l'hyperparathyroïdie ?

a. Hépatique
b. Rénale
c. Cardiaque
d. Osseuse
e. Thyroïdienne

Vous décidez donc de réaliser une ostéodensitométrie à Mme P.

13 Comment posez-vous le diagnostic d'ostéoporose ?

a. Tscore < 2,5DS
b. Tscore < 1 DS
c. Tscore < 0 DS
d. Tscore < -1DS
e. Tscore < -2,5 DS

Mme P. présente en effet une ostéoporose. Vous explorez l'atteinte rénale.

14 Quel(s) est/sont le(s) risque(s) de l'hypercalciurie ?

a. Colique hépatique
b. Colique néphrétique
c. Cryoglobulinémie
d. Néphrocalcinose
e. Syndrome de Fanconi

Mme P. ne présente pas d'atteinte rénale.
Elle se fait finalement opérer.

15 Quelle est la complication biologique grave à rechercher systématiquement en post-op ?

a. Hypothyroïdie
b. Hyperthyroïdie
c. Hypocalcémie
d. Hypercalcémie
e. Hyperphosphorémie

Question 1 (5 points)

Réponses exactes : A, C

Commentaire La fièvre et la sécheresse des muqueuses sont des signes de déshydratation intracellulaire

Question 2 (5 points)

A. Réponse exacte : B

Commentaire calcémie corrigée = calcémie mesurée + ([40-albumine]/40)

B. (5 points)

Réponse exacte : C, D, E

C. (5 points)

Réponse exacte : A, C, D, E

Commentaire La calcémie mesurée représente la somme du calcium lié (53 % du calcium total) et du calcium libre ou ionisé (47 %).

Le calcium lié comprend le calcium lié aux protéines (40 % du calcium total), en particulier à l'albumine, et le calcium complexé à des anions (13 %), sous forme de bicarbonate, phosphate, sulfate ou citrate.

Seuls le calcium ionisé et le calcium complexé sont diffusibles et ultrafiltrables. Le calcium ionisé est le principe actif des mécanismes physiologiques auxquels il participe ; en particulier, c'est le calcium ionisé qui est l'élément fondamental de la régulation de la sécrétion de la parathormone par l'intermédiaire d'un récepteur transmembranaire (calcium sensor), présent au niveau des cellules parathyroïdiennes. L'hypercalcémie est donc mieux définie par la détermination du calcium libre ou ionisé que par celle du calcium total.

Question 3 (10 points)

Réponses exactes : A, B, C, D

Question 4 (5 points)

Réponses exactes : A, D

Commentaire la PTH augmente la calcémie et augmente la phophaturie. La phosphorémie est donc abaissée.

Question 5 (10 points)

Réponses exactes : B, D

Question 6 (5 points)

Réponses exactes : A, C

Commentaire La corticothérapie n'est utile que pour les myélomes et les autres hémopathies. La dialyse est réalisée dans les hypercalcémies malignes > 3,7mmol/l avec des sigens ECG. La parathyroïdectomie ne se fait jamais en urgence d'autant plus que le diagnostic d'hyperparathyroïdie primaire n'est pas certain.

Question 7 (5 points)

Réponses exactes : A, B, D

■ **Question 8** (5 points)

Réponses exactes : A, B, E

Commentaire L'adénome est l'étiologie la plus fréquente (90 %), puis l'hyperplasie est retrouvée dans environ 8 % des cas. Le cancer parathyroïdien est rare (2 %).

■ **Question 9** (5 points)

Réponse exacte : D

■ **Question 10** (5 points)

Réponse exacte : A

■ **Question 11** (5 points)

Réponse exacte : D

■ **Question 12** (5 points)

Réponses exactes : B, C, D

■ **Question 13** (5 points)

Réponse exacte : E

Commentaire

- Ostéoporose = T score < -2,5DS
- Ostéopénie = T score entre -1 et -2,5 DS

■ **Question 14** (5 points)

Réponses : B, D

Commentaire La cryoglobulinémie peut se voir dans les myélomes multiples avec atteinte glomérulaire, de même que la maladie de Fanconi qui est secondaire à une atteinte du tubule proximal

■ **Question 15** (5 points)

Réponse exacte : C

RÉFÉRENCE

Collège Universitaire des Enseignants de Néphrologie (CUEN)
Collège des Enseignants en Endocrinologie, Diabète et Maladies Métaboliques, 2011
Prise en charge de l'hyperparathyroïdie, NIH 2009, SFE 2006

ITEMS TRAITÉS

N° 319. hypercalcémie
N° 5. Indications et stratégies d'utilisation des principaux examens d'imagerie
N° 253. insuffisance rénale chronique
N° 264. néphropathie glomérulaire

ANTÉRIORITÉS

1997 - concours sud - QCM2
1998 - concours nord - QCM 1
1998 - concours nord - dossier
1999 - concours nord - QCM1
1999 - concours sud - QCM2
2000 - concours nord - QCM2
2001 - concours sud - QCM2
2003 - concours nord - QCM1
2003 - concours sud - QCM2
2008-dossier 2

Dossier 39 — *Un estomac à trou*

Énoncé

Mme P., 51 ans, consulte pour des « douleurs à l'estomac » qui évoluent depuis 2-3 mois.

Elle n'a aucun antécédent particulier en dehors de l'appendicite quand elle était jeune. Elle ne prend aucun traitement sauf depuis 1 semaine où elle prend 3 comprimés de Maalox par jour. Elle a 1 fille en bonne santé et travaille comme secrétaire.

Vous pensez à un ulcère gastrique. Quels symptômes typiques d'ulcère recherchez-vous à l'interrogatoire ?

1 Syndrome postural

a. Douleurs post-prandiales
b. Régurgitations acides
c. Douleurs calmées par le lait
d. Douleurs calmées par l'alimentation
e. Les symptômes sont typiques d'une douleur ulcéreuse.

2 Comment confirmez-vous votre diagnostic ?

a. Le diagnostic est clinique car la douleur est typique
b. Le diagnostic sera posé si les douleurs s'améliorent après 4 à 6 semaines de traitement par IPP
c. Le diagnostic est confirmé après une endoscopie œso-gastro-duodénale systématique
d. Le diagnostic est confirmé après une endoscopie œso-gastro-duodénale car l'âge est > 50 ans
e. Le diagnostic est histologique

Vous réalisez une endoscopie œso-gastro-duodénale systématique.

3 Vous visualisez correctement un ulcère duodénal. Que faites-vous ?

a. Pas de biopsies car l'ulcère est duodénal
b. Pas de biopsies car l'ulcère est visualisé correctement
c. Biopsies des berges de l'ulcère
d. Biopsies antrales
e. Biopsies fundiques

Vos biopsies antrales et fundiques ne retrouvent pas Helicobacter Pylori. Vous traitez la patiente par IPP simple dose pendant 4 semaines et la revoyez en consultation.
La patiente a bien suivi son traitement et les symptômes ont disparu.

4 **Que lui proposez-vous ?**

a. Pas d'endoscopie de contrôle car disparition des symptômes
b. Pas d'endoscopie de contrôle car ulcère duodénal
c. Endoscopie de contrôle systématique
d. Endoscopie de contrôle pour contrôle de la cicatrisation
e. Endoscopie de contrôle pour biopsies

Vous lui proposez donc d'arrêter le traitement et l'informez qu'il n'y a pas d'indication à réaliser une endoscopie de contrôle.
2 ans plus tard, la patiente est amenée aux urgences par les pompiers pour une douleur violente du ventre qui ne passe pas.
Elle ne prend plus de médicaments. L'hémodynamique est stable : PA = 158/110 mmHg, FC = 110/min, T° = 36,8. L'examen clinique retrouve une défense abdominale généralisée.
La biologie retrouve :
Hb = 13,2 g/dl, leucocytes = 11 200.10^9/ml, plaquettes = 245 000.10^9/ml, Sodium = 144 mmol/l, potassium = 3,5 mmol/l, créatinine = 98 µmol/l, urée = 7 mmol/l, ASAT = 35 UI/L (15-37), ALAT = 39 UI/L (12-78), bilirubine totale = 5 µmol/l (1-17), GGT = 33 UI/ml (15-85), PAL = 118 UI/ml (50-136) le scanner abdominal est le suivant.

☛ *Voir photo dossier, page XVI*

5 **Que montre la flèche ? (1 mot)**

....

6 **Devant ce pneumopéritoine, quel est votre diagnostic ? (2 mots)**

....

Vous posez le diagnostic d'ulcère perforé avec pneumopéritoine.

7 **Que faites-vous ?**

a. Appel de l'endoscopiste
b. Appel du chirurgien
c. Mise en aspiration gastrique
d. Traitement par IPP en IV
e. Endoscopie œso-gastro-duodénale en urgence

La patiente est opérée en urgence d'une exérèse – suture d'un ulcère gastrique perforé.
Le scanner post-opératoire retrouve une masse du duodénum. Sa biopsie conclue à un gastrinome.

8 **Quel syndrome suspectez-vous chez cette patiente ? (2 mots)**

....

La patiente est opérée sans complications avec une résection Ro puis est perdue de vue.
3 ans plus tard, la patiente consulte aux urgences pour une douleur aiguë du genou droit depuis 24 h survenue après une randonnée de la veille.
À son arrivée, les constantes sont : PA = 136/95 mmHg, FC = 92/min, T°= 38,2. Elle pèse 85 kg pour 1,68 m. Votre examen retrouve un genou chaud, douloureux avec un choc rotulien. Les autres articulations sont indolores.

9 **Quel(s) est/sont le(s) diagnostic(s) le(s) plus probable(s) ?**

a. Arthrite septique
b. Poussée de gonarthrose
c. Poussée de chondrocalcinose
d. Poussée de goutte
e. Fracture de fatigue

Vous réalisez une ponction du liquide articulaire qui est sérosanglant et demandez une radio des genoux.
La radio du genou gauche est normale, celle du genou droit et la suivante.

Voir photo dossier, page V

10 **Que suspectez-vous à présent en 1re intention ?**

a. Arthrite septique
b. Poussée de gonarthrose
c. Poussée de chondrocalcinose
d. Poussée de goutte
e. Fracture de fatigue

Vous suspectez une poussée de chondrocalcinose. La cytologie du liquide articulaire plus de 2000 leucocytes/mm^3 sans germes au direct.

11 **Quel(s) type(s) de cristaux vous attendez-vous à retrouver ?**

a. Urate de sodium
b. Pyrophosphate de calcium
c. Oxalate de calcium
d. Des cristaux fins, allongés et pointus
e. Des cristaux courts et carrés

12 **Quel(s) traitement(s) débutez-vous ?**

a. AINS
b. Corticoïdes
c. Aspirine
d. Colchicine
e. Hypo-uricémiant

Vous débutez un traitement pas Colchicine, ce qui permet de contrôler la douleur de la patiente. Le bilan étiologique de cette CCA est le suivant : Calcium = 2, 85 mmol/l, albumine = 39 mmol/l, PTH = 63 ng/ml (10-65), 25OHvitD3 : 25 ng/ml (20-50), créatinine = 78 µmol/l, ferritine = 45 µg/l (30-50)

13 **Quel est votre diagnostic ?**

a. Hémochromatose
b. Hyperarathyroïdie primaire
c. Hyperparathyroïdie secondaire
d. Hyperparathyroïdie tertiaire
e. Hypercalcémie

Vous posez le diagnostic d'hyperparathyroïdie primaire.

14 **Comment doit être le phosphore ?**

a. Augmenté
b. Diminué
c. Indosable
d. Normal
e. On ne peut pas savoir

15 **Dans quelle maladie s'inscrit probablement cette patiente ?**

a. Hémochromatose
b. Néoplasie auto immune type 1
c. Néoplasie auto immune type 2a
d. Néoplasie auto immune type 2b
e. Polyendocrinopathie auto immune

- **Question 1** (5 points)

Réponses exactes : B, D, E

Commentaire Les régurgitations et le syndrome postural correspondent au RGO
La dysphagie et les vomissements ne sont pas des signes typiques et doivent faire évoquer le cancer de l'estomac.

- **Question 2** (5 points)

Réponses exactes : C

Commentaire Le diagnostic n'est pas histologique. Les biopsies sont réalisées pour éliminer un cancer et rechercher la présence d'Helicobacter Pylori. Le diagnostic est macroscopique.

- **Question 3** (5 points)

Réponses exactes : D, E

Commentaire Les biopsies antrale et fundique sont systématiques, que l'ulcère soit gastrique ou duodénal, afin de rechercher Helicobacter Pylori. HP ne retrouve pas dans le cardia.
Les biopsies des berges ne sont réalisées que si l'ulcère est gastrique afin d'éliminer un cancer de l'estomac. Il n'y a pas de risque qu'un ulcère duodénal révèle un cancer du duodénum.

- **Question 4** (5 points)

Réponse exacte : B

Commentaire L'endoscopie de contrôle est systématique dans les ulcères gastriques pour vérifier la cicatrisation toujours pour la même crainte : l'absence de cicatrisation doit faire rechercher un cancer gastrique. Il n'y a pas de risque de cancer duodénal et donc pas d'intérêt à faire un contrôle endoscopique.

- **Question 5** (5 points)

QROC : pneumopéritoine

- **Question 6** (10 points)

QROC : Ulcère perforé

- **Question 7** (5 points)

Réponses exactes : B, C, D
Réponse indispensable : B

Commentaire L'ulcère perforé est une urgence chirurgicale. (dans de rare cas on peut traiter l'ulcère perforé par une méthode non chirurgicale, la méthode de Taylor, mais c'est au chirurgien d'en décider et le patient sera hospitalisé en chirurgie pour la surveillance).
La patiente est hémodynamiquement stable et va passer au bloc en urgence
L'ulcère perforé est une CONTRE INDICATION ABSOLUE à l'EOGD qui risquerait d'aggraver le pneumopéritoine à l'insufflation !

- **Question 8** (5 points)

Réponse : Le syndrome de Zollinger-Ellison.

Commentaire Il est a évoqué devant des ulcères à répétition. Il est lié à une hypersécrétion de gastrine, par une tumeur endocrine : le gastrinome qui se trouve soit dans le duodénum soit dans le pancréas. L'hypergastrinémie entraîne une hypersécrétion d'acide responsable d'ulcères.

- **Question 9** (5 points)

Réponses exactes : A, C

Commentaire L'arthrite septique est l'urgence diagnostique à éliminer devant un épanchement du genou fébrile.
L'autre diagnostic le plus probable est la poussée de CCA devant une arthropathie inflammatoire et l'atteinte du genou et l'antécédente de gastrinome dans le cadre d'une NEM.

- **Question 10** (10 points)

Réponse exacte : C

Commentaire Le genou est l'articulation la plus souvent impliquée dans la maladie par dépôt de pyrophosphate de calcium et un aspect de CCA de l'interligne fémoro est facilement visible. Un pincement de l'interligne fémoro-patellaire isolé, sans atteinte fémoro-tibial est classique.

- **Question 11** (5 points)

Réponses exactes : B, E

Commentaire Les cristaux d'urate de sodium sont les cristaux fins, allongés et pointus que l'on retrouve dans la goutte.

- **Question 12** (10 points)

Réponse exacte : D
Réponse inadmissible : A

Commentaire Le traitement de 1re intention de la CCA est les AINS. La patiente ayant un antécédent de gastrinome avec ulcère perforé, les AINS sont contre-indiqués. On débutera en 1re intention un traitement par Colchicine.
Les traitements hypo-uricémiant ne concernent, par définition que les excès d'acide urique, c'est-à-dire la goutte. Il n'y a donc aucune indication dans une CCA à utiliser un hypo-uricémiant.

- **Question 13** (10 points)

Réponse exacte : B

Commentaire La PTH est anomalement normale ou inadaptée à l'hypercalcémie.

- **Question 14** (5 points)

Réponse exacte : B

Commentaire La PTH diminue la réabsorption du phosphore au niveau du rein.

■ **Question 15** (10 points)

Réponse exacte : B

Commentaire La NEM associe une tumeur endocrine (gastrinome ou insulinome), une hyperparathyroïdie primaire et un adénome hypophysaire.
La confirmation du diagnostic est génétique avec la mutation du gène de la Ménine.

RÉFÉRENCE

Polycopié des enseignants en Endocrinologie, Diabète et Maladies métaboliques (2e édition, 2011)
Le COFER (Collège Français des Enseignants en Rhumatologie)
EULAR 2014, chondrocalcinose

ITEMS TRAITÉS

N° 319. hypercalcémie
N° 225. arthropathies microcristallines
N° 290. ulcère gastrique et duodénal

ANNALES

1997 - concours sud - QCM2
1998 - concours nord - QCM 1
1999 - concours nord - QCM1
2000 - concours nord - QCM2
2001 - concours sud - QCM2
2002 - concours sud - QCM2
2003 - concours nord et sud
2008-dossier 2 et dossier

Dossier 40 *La thyroïde se fait la malle*

Énoncé

Mme R, 53 ans, vous consulte pour des tremblements des mains. Ses symptômes existent depuis quelques mois.

Mme R est originaire de Côte d'Ivoire. Elle est arrivée en France, il y a 2 ans. Elle fait des ménages chez des particuliers.

Elle a deux enfants de 15 et 18 ans. Elle ne prend aucun médicament.

Ses antécédents sont une appendicectomie et une chirurgie de la thyroïde en Afrique, il y a 5 ans.

Poids : 75 kg, Taille : 1,65 m

1 Quelle est la définition des tremblements ?

a. Oscillations arythmiques involontaires autour de la position d'équilibre
b. Oscillations rythmiques volontaires autour de la position d'équilibre
c. Oscillations rythmiques involontaires autour de la position d'équilibre
d. Oscillations arythmiques volontaires autour de la position d'équilibre
e. Définition sur l'éléctromyogramme

2 Quelles questions posez-vous pour tenter de les définir ?

a. Aggravé par les émotions
b. Prédominant à l'action
c. Prédominant au repos
d. Prédominant le matin
e. Prédominant le soir

3 Quelle(s) pathologie(s) responsable tremblement de repos ?

a. Tremblement essentiel
b. Maladie de Parkinson
c. Tremblement cérébelleux
d. Syndrome des neuroleptiques
e. Sclérose en plaque

4 **Finalement Mme R ressent plutôt des fourmis dans les mains. Comment s'appelle ce symptôme ?**

a. Myoclonies
b. Dystonie
c. Chorée
d. Paresthésie
e. Dyskinésie

5 **Le bilan biologique que vous avez demandé est le suivant :**

Na : 138 mmol/L, K+ : 3,9 mmol/L , Créatinine : 57 micromol/L, calcémie : 0,9 mmol/L, albumine : 36 g/dL, Hb : 14 g/dL, leucocytes : 6 000/mm^3, neutrophile : 4 000/mm^3. Quelle est la calcémie corrigée de Mme R ?

a. 1,2
b. 1,1
c. 1
d. 0,9
e. 0,8

6 **Vous souhaitez rechercher le signe de Chekstov ; à quoi cela correspond-il ?**

a. Contracture des muscles de la face après percussion de la région de la parotide
b. Contracture des muscles de la main après percussion du canal carpien
c. Contracture des muscles du pied après percussion de la région maléolaire
d. Contracture des muscles abdominaux après percussion hépatique
e. Contracture des muscles thoracique après percussion du mamelon

7 **Quel examen réalisez-vous immédiatement ?**

a. Phosphorémie
b. ECG
c. PTH
d. Échographie des glandes parathyroïdiennes
e. Vitamine D

8 **Voilà l'ECG, que notez-vous ?**

Voir photo dossier, page XIII

a. Rythme sinusal
b. Rythme non sinusal
c. Raccourcissement du QT
d. Allongement du QT
e. Ondes T en tente

9 **Quels médicaments peuvent donner une hypocalcémie ?**

a. Interféron
b. Vitamine D
c. Biphosphonates
d. Diurétique de l'anse
e. Lithium

10 **Il est confirmé que Mme R ne prend aucun médicament.**

Quel(s) examen(s) demandez-vous pour avancer dans votre démarche étiologique ?

a. NFS-plaquettes
b. Scintigraphie des glandes parathyroïdes
c. PTH
d. Échographie des glandes parathyroïdiennes
e. Vitamine D

11 **Votre bilan est : PTH : 3 pg/mL (N : 15-50), vitamine D : 34 pg/mL (N : 30-100). Quel(les) est/sont le(s) diagnostic(s) possible(s) ?**

a. Hyperparathyroïdie secondaire
b. Hyperparathyroïdie primaire
c. Pseudo-hypoparathyroïdie
d. Hypoparathyroïdie post-chirurgicale
e. Hypoparathyroïdie auto-immune

12 **Vous retenez le diagnostic d'hypoparathyroïdie post-chirurgicale. Quel traitement mettez-vous en place ?**

a. Biphosphonates
b. Vitamine D
c. Un alpha-vitamine D
d. Calcium
e. Hyperhydratation

13 **Quel autre examen vous semble utile chez Mme R ?**

a. TP
b. Bilan hépatique
c. NFS-plaquettes
d. Bilan lipidique
e. TSH

14 **Concernant l'hypoparathyroidie dans l'insuffisance rénale, quelles propositions sont vraies ?**

a. L'hypocalcémie est liée à un défaut de vitamine D
b. L'hypocalcémie est liée à un défaut de la PTH
c. La PTH a tendance à être augmentée
d. La PTH a tendance à être diminuée
e. Il existe un défaut d'hydroxylation de la vitamine D

Question 1 (5 points)
Réponse : C

Commentaire Les tremblements sont des oscillations rythmiques involontaires autour de la position d'équilibre.
Il s'agit donc de mouvements involontaires, ils peuvent être symétriques ou non.

Question 2 (5 points)
Réponses : A, B, C

Commentaire Tremblements de repos :
- Apparaît au relâchement musculaire
- Favorisé par les émotions et la concentration (calcul mental)
- Ne touche jamais la tête
- Étiologies : la maladie de Parkinson, et les syndromes apparentés (iatrogène aux neuroleptiques,)

Tremblement d'attitude :
- Apparaît au maintien volontaire d'une position
- Disparaît au repos
- Prédomine aux membres supérieurs et à la tête
- Calmé par l'alcool
- Étiologies : tremblement essentiel.

Tremblement d'action :
- Lors des mouvements volontaires
- Étiologies : syndrome cérébelleux

Question 3 (5 points)
Réponses : B, D

Question 4 (5 points)
Réponse : D

Question 5 (10 points)
Réponse : C

Commentaire Calcémie corrigée = Ca mesure + (40-albumine)/40

Question 6 (5 points)
Réponse : A

Commentaire Ce signe est classiquement décrit mais en fait moyennement sensible et spécifique

Question 7 (10 points)
Réponse : B

Commentaire ECG pour évaluer le retentissement cardiaque.

- **Question 8** (10 points)

Réponses : A, D

Commentaire Signes électriques d'hypocalcémie :

- allongement du QT
- ondes T en tentes (non présente ici)
- tachycardie ventriculaire

- **Question 9** (5 points)

Réponses : C, D

Commentaire Les biphosphonates inhibent les ostéoclastes et peuvent induire une hypocalcémie. D'ailleurs, ils sont un traitement de l'hypercalcémie...
Les diurétiques de l'anse induisent une perte calcique rénale et une hypocalcémie.

- **Question 10** (10 points)

Réponses : C, E

Commentaire **Les deux hormones hypercalcémiantes sont la vitamine D et la PTH.**
La PTH est hypercalcémiante en augmentant la réaborption rénale de calcium, en activant les ostéoclastes.
La vitamine D est hypercalcémiante en augmentant l'absorption digestive de calcium.
Un défaut de l'un ou l'autre peut entraîner une hypocalcémie.

- **Question 11** (5 points)

Réponses : D, E

Commentaire La patiente a dû être opérée d'une « thyroïdectomie » en Afrique, une ablation des glandes parathyroïdes est le plus probable (auto-immun rare).
Les étiologies d'hypoparathyroïdie sont :

- post-chirurgicale
- post-irathérapie
- auto-immune
- Hypomagnésémie (nécessaire à la production de PTH)

Les étiologies de carence en vitamine D sont :

- défaut d'apport (ensoleillement)
- malabsorption
- insuffisance rénale (défaut d'hydroxylation)
- cirrhose (défaut d'hydroxylation)

Par ailleurs, les autres étiologies n'étaient pas possibles :

- pseudo-hypoparathyroïdie : PTH dosée normale mais non fonctionnelle (rare).
- Insuffisance rénale chronique : induit une absence de phosphorylation de la vitamine D, et une hypocalcémie par carence en vitamine D. La PTH tente de réagir en augmentant (hyperparathyroïdie secondaire).

- **Question 12** (5 points)

Réponses : B, C, D

Commentaire On supplémente en calcium et en vitamine D.
La PTH participe en fait à l'hydroxylation de la vitamine D. Un traitement par un alpha-vitamine D est plus efficace.

- **Question 13** (10 points)

Réponse : E

Commentaire Si les parathyroïdes ont été rétirées, il est possible que la thyroïde ait également été retirée en totalité. Il faut doser la TSH afin d'éliminer une hypothyroïdie (la TSH sera augmentée).

- **Question 14** (10 points)

Réponses : A, C, E

Commentaire En cas d'insuffisance rénale chronique, il existe un défaut de phosphorylation de la vitamine D. Cela entraînera une hypocalcémie. La PTH tente de réagir en augmentant (hyperparathyroïdie secondaire).

On retient : deux hormones hypercalcémiantes : PTH et vitamine D.

ANNALES ECN : ICONOGRAPHIE

2001 - concours sud - QCM2

ITEMS ECN

N° 105. Mouvements anormaux

N° 264. Prescription et surveillance des diurétiques

N° 265. Troubles de l'équilibre acido-basique et désordres hydro-électrolytiques

RECOMMANDATIONS

Polycopié national de neurologie

Polycopié national de néphrologie

Iconographie

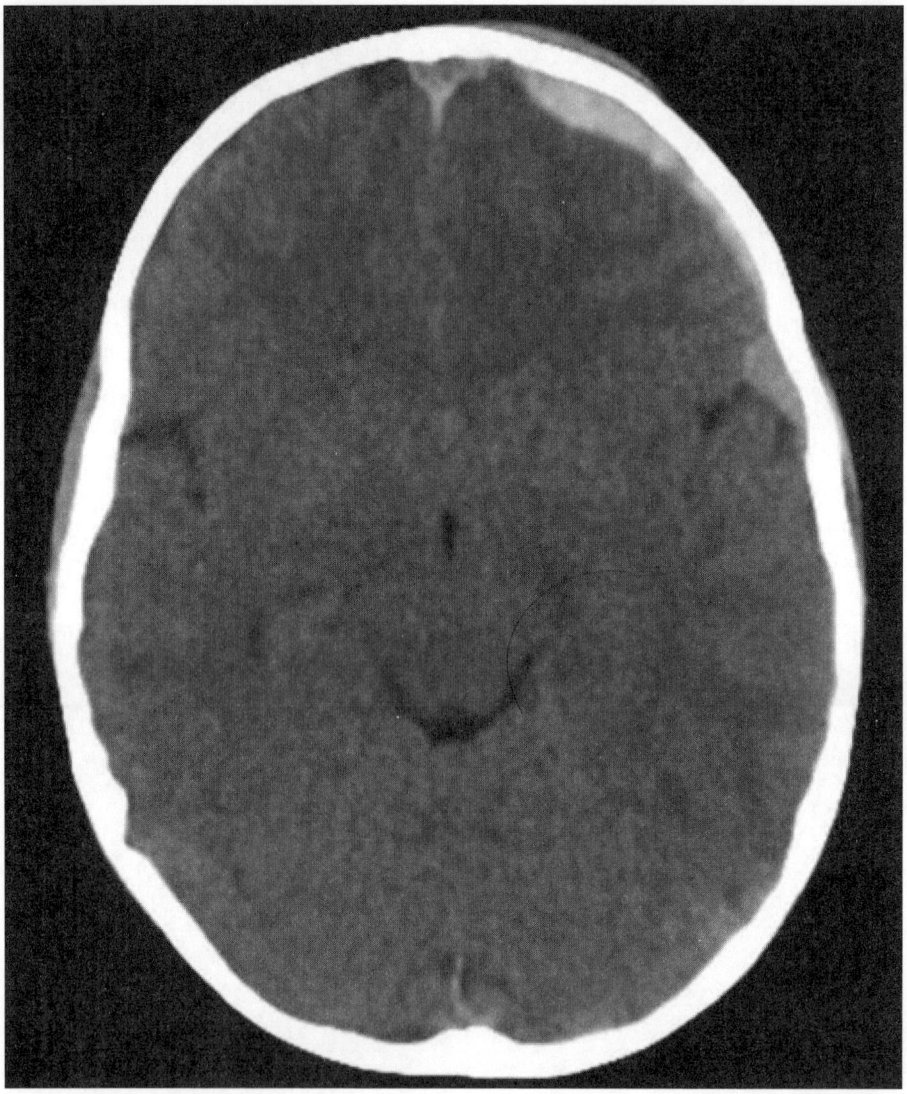

Dossier 9. Question 6

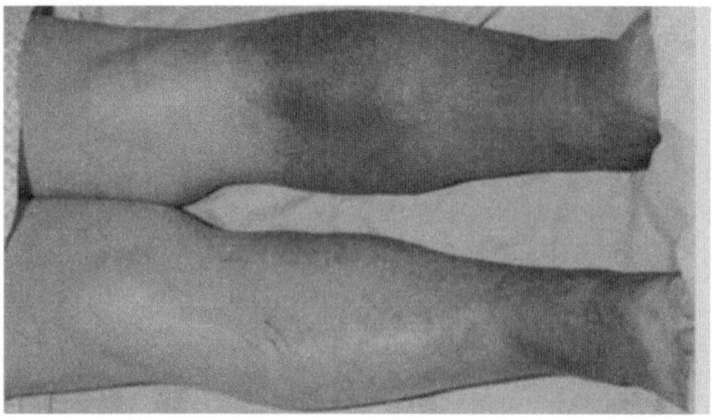

Dossier 19. Énoncé, question 7

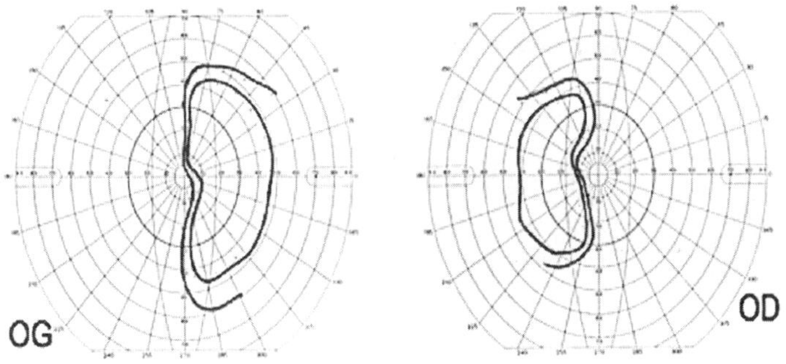

Dossier 5. Question 9

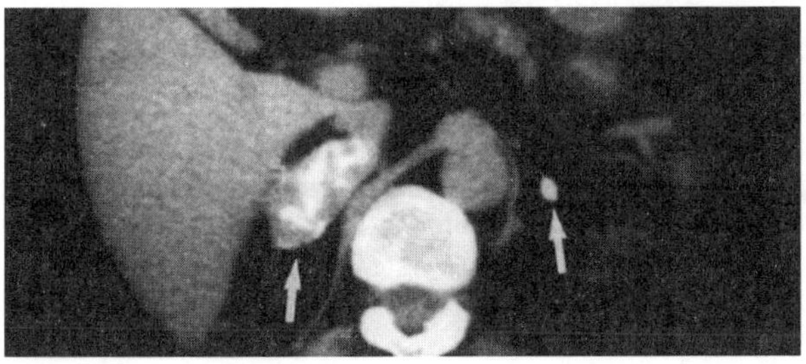

Dossier 24. Question 9

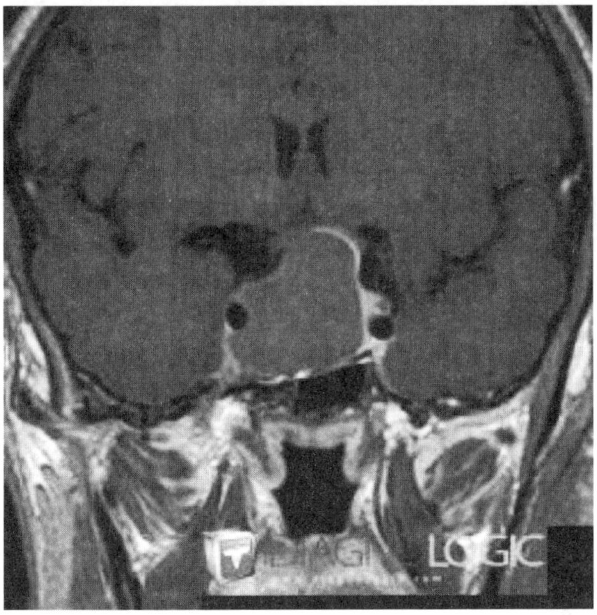

Dossier 32. Question 13

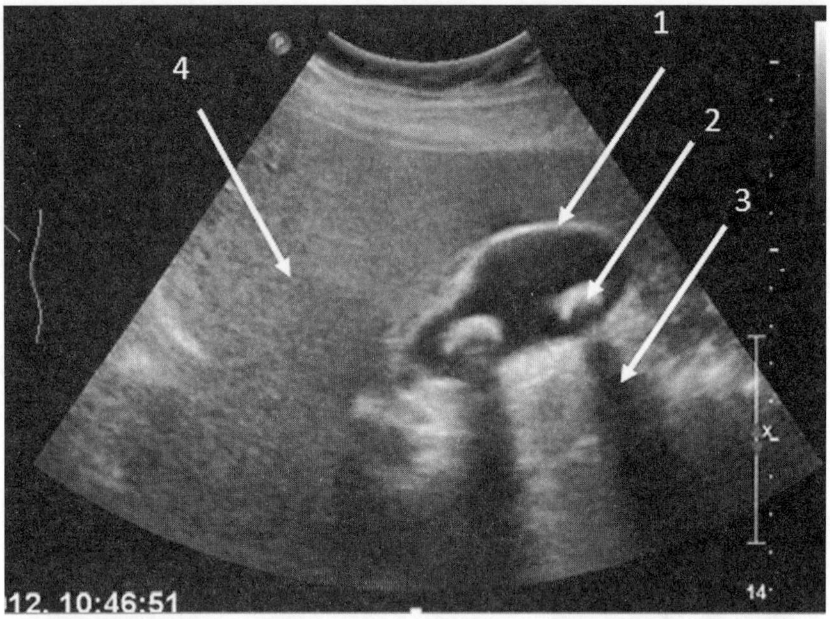

Dossier 18. Question 3

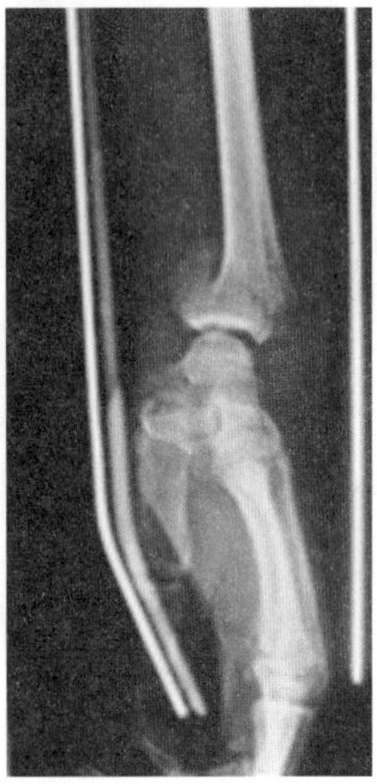
Dossier 26. Question 6

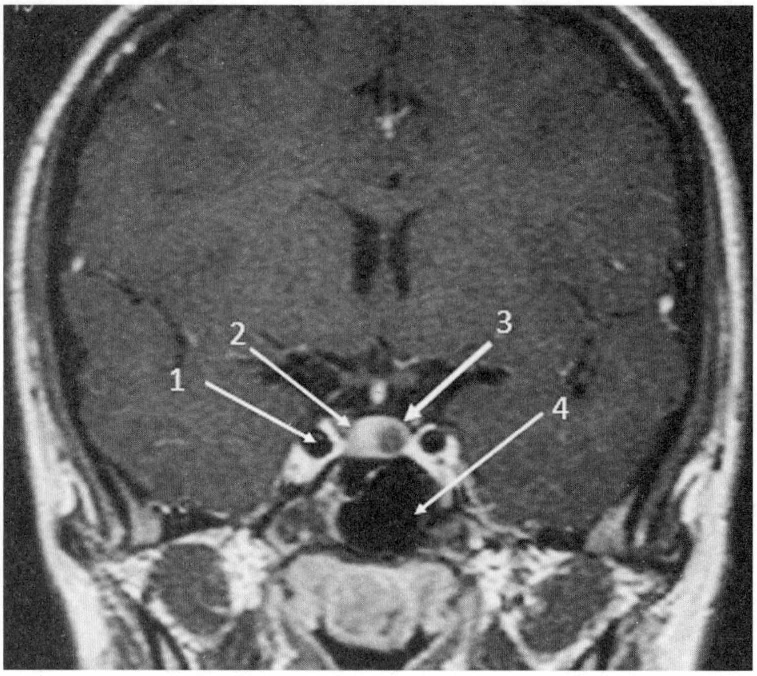

Dossier 15. Question 8

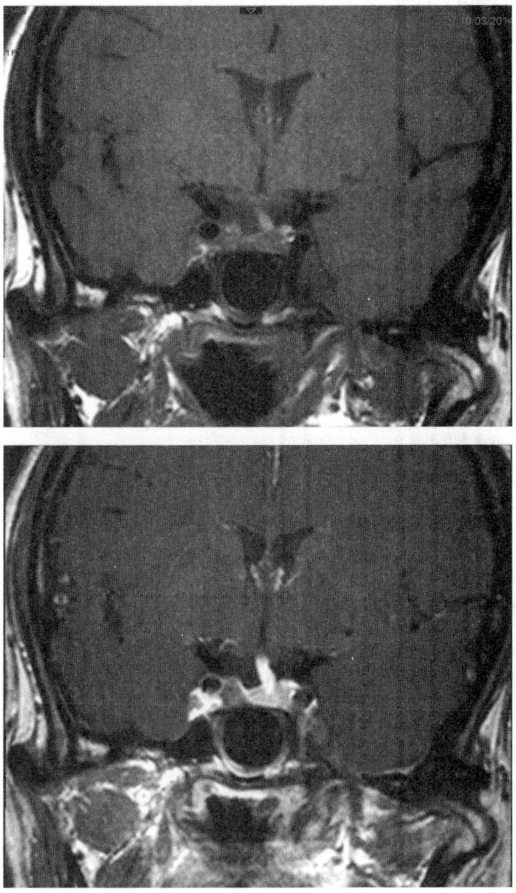
Dossier 16. Question 13

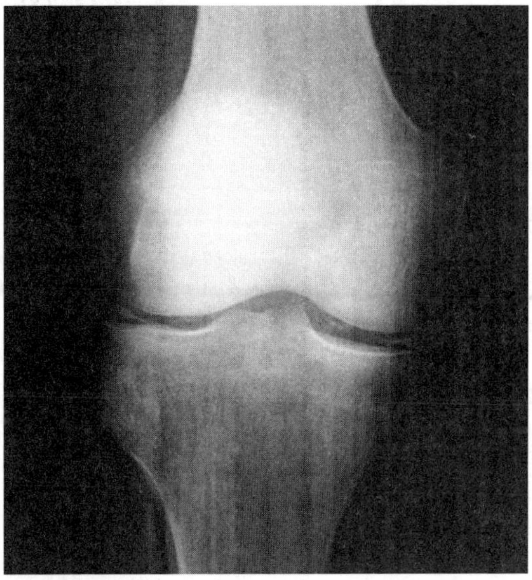
Dossier 39. Question 10

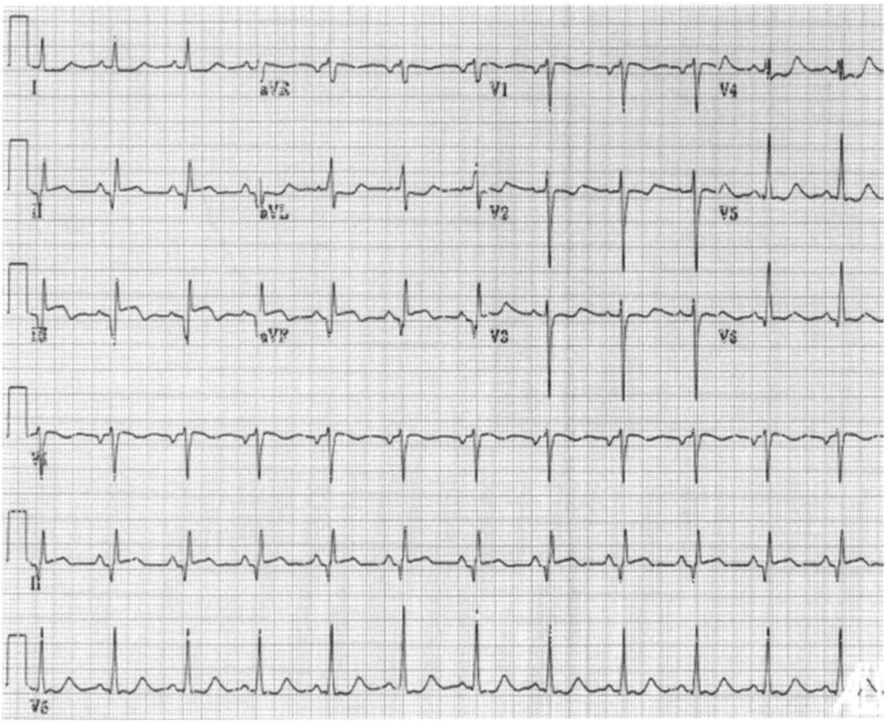

Dossier 37. Question 11

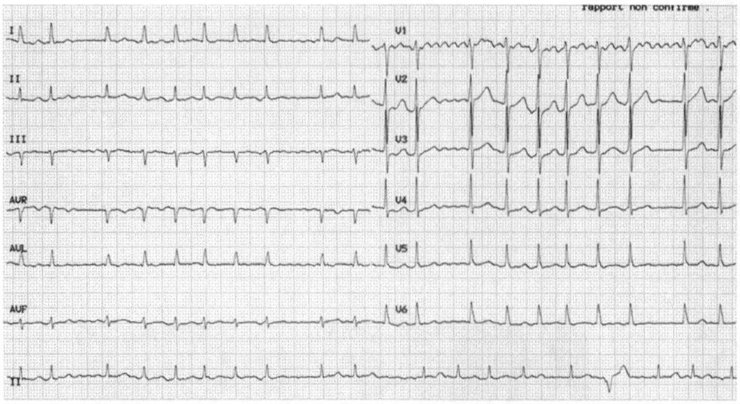

Dossier 29. Question 2

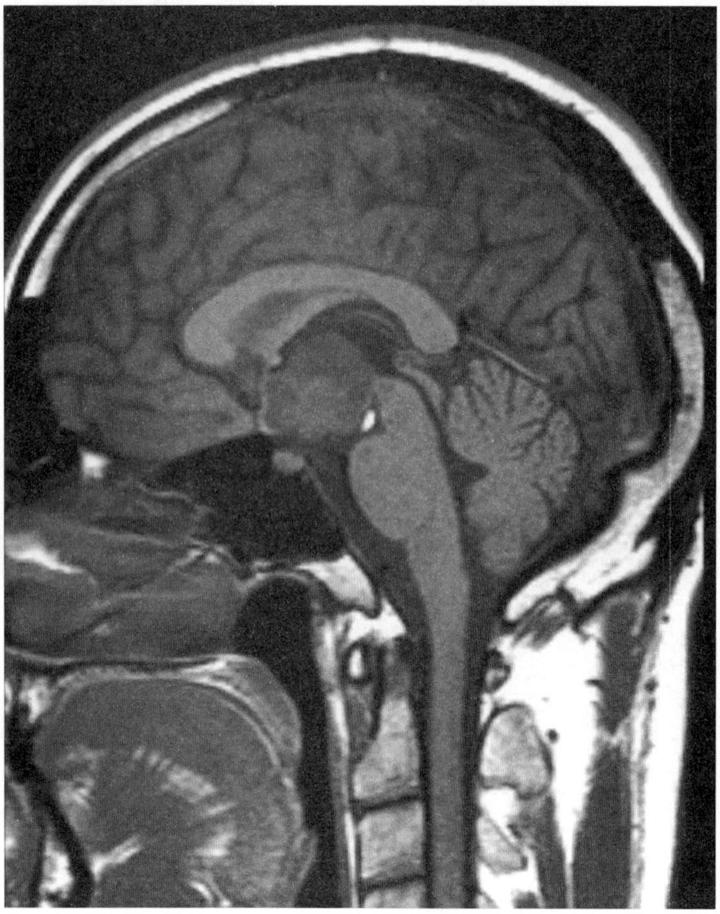

Dossier 30. Question 12

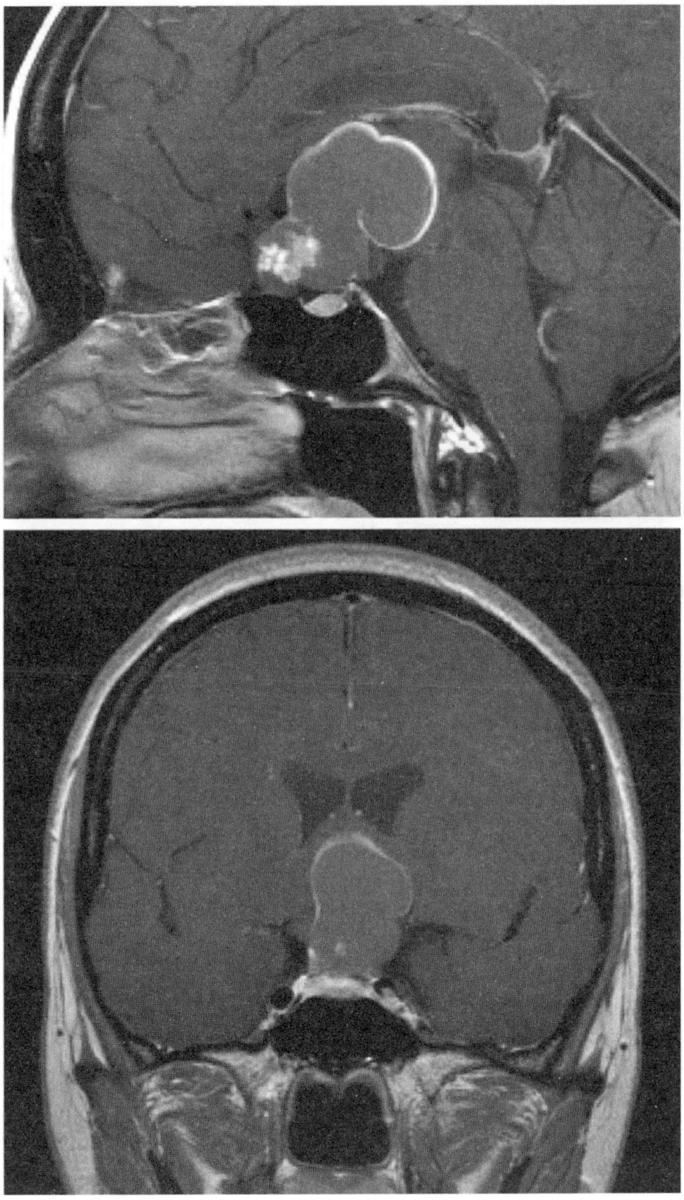

Dossier 36. Question 7

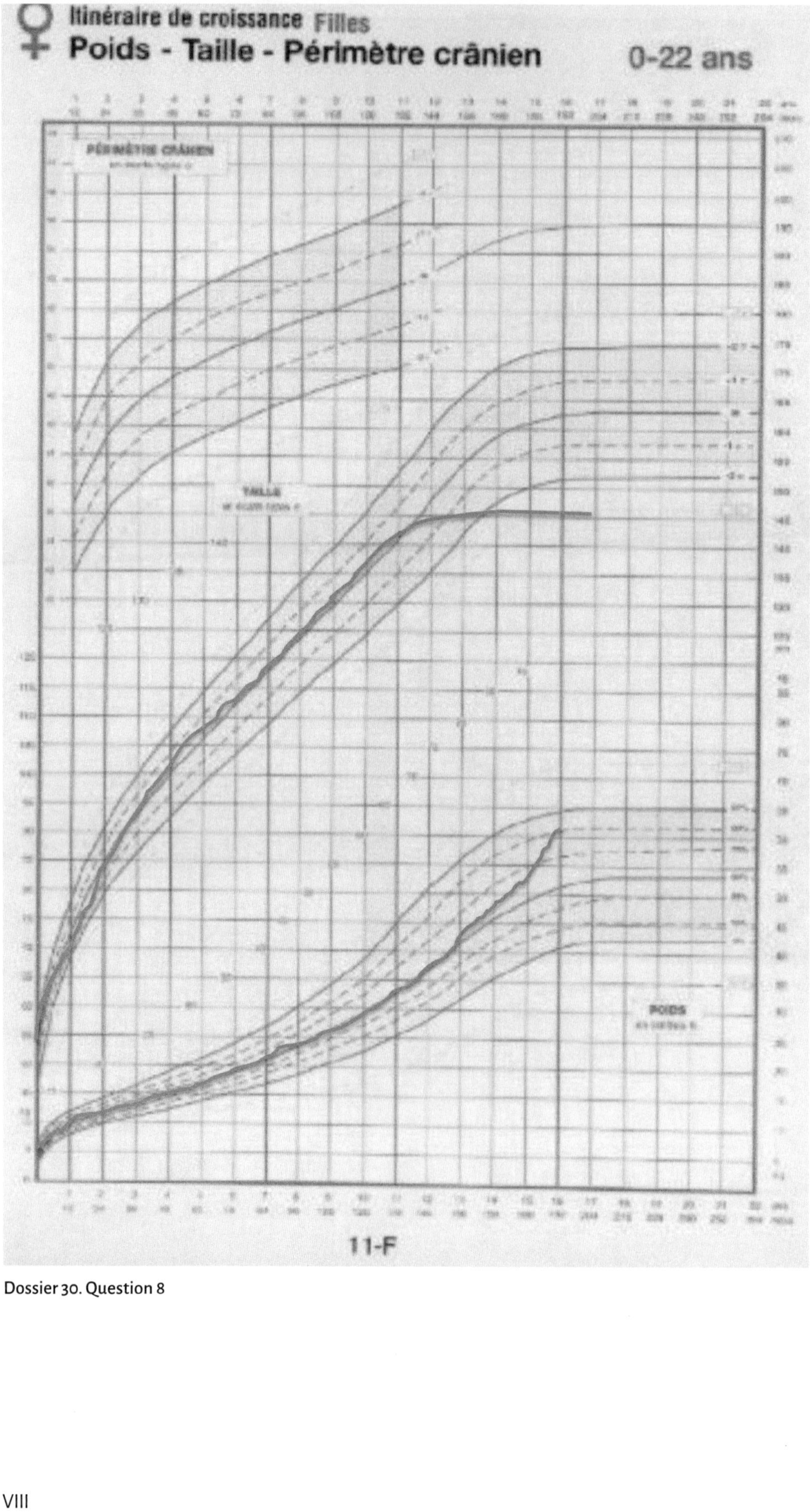

Dossier 30. Question 8

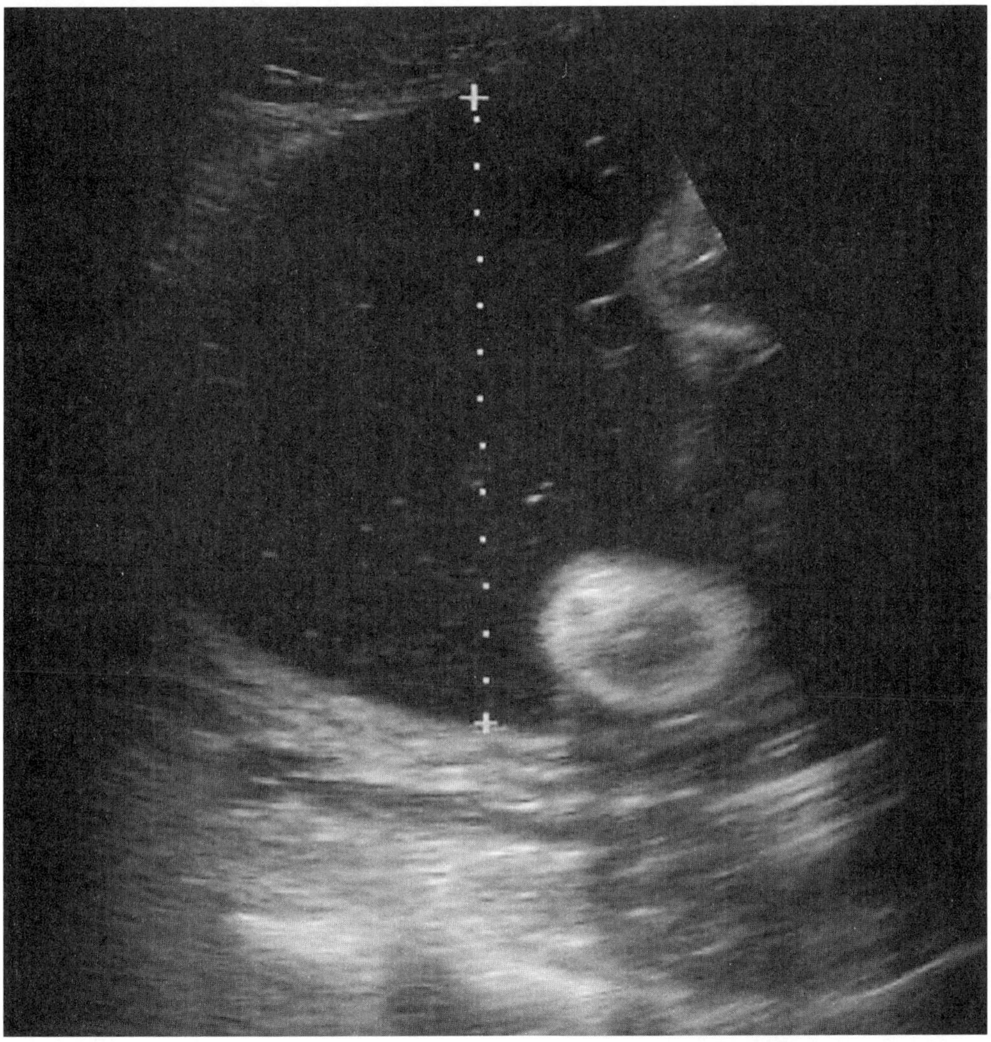

Dossier 6. Question 10

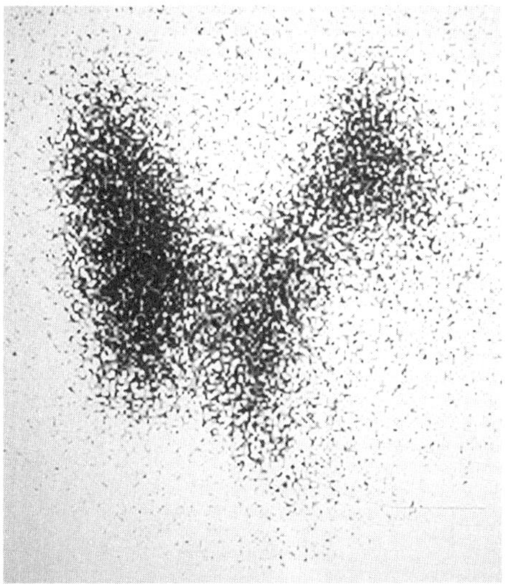

Dossier 7. Question 7

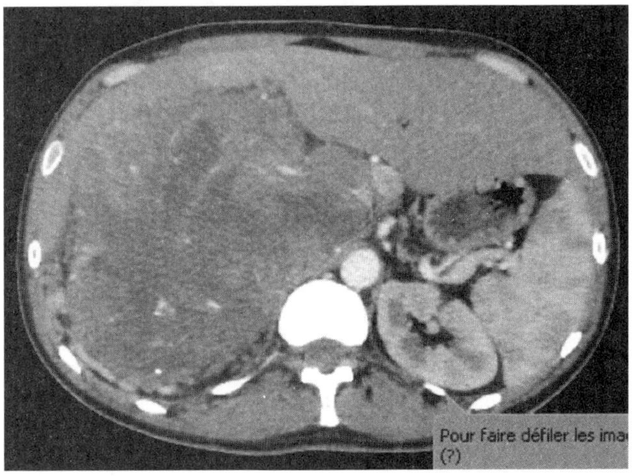

Dossier 33. Question 10

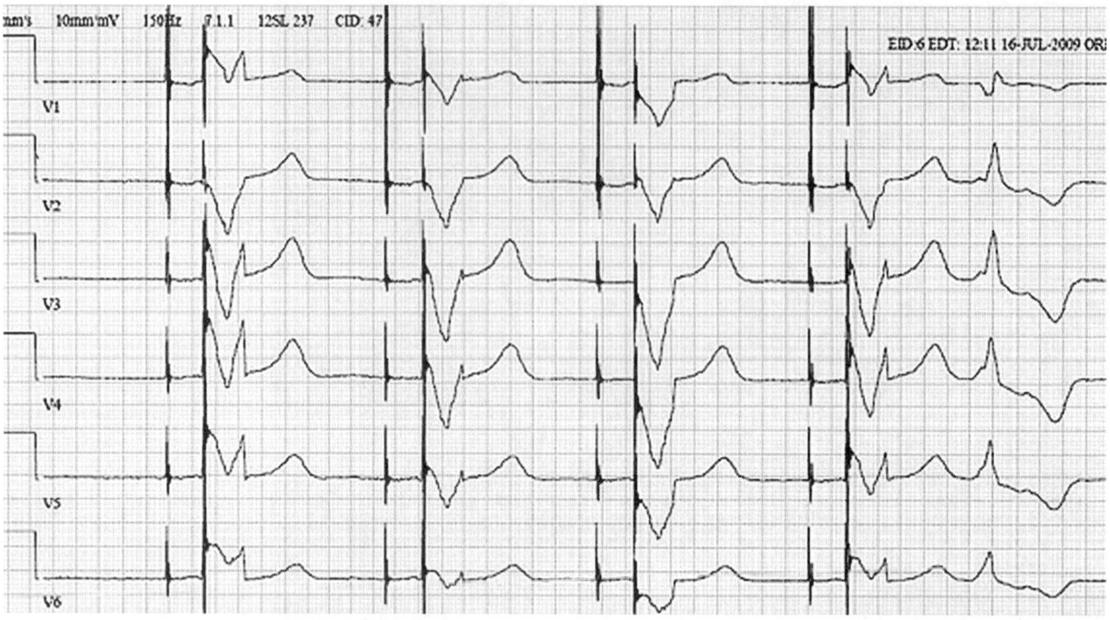

Dossier 22. Question 2

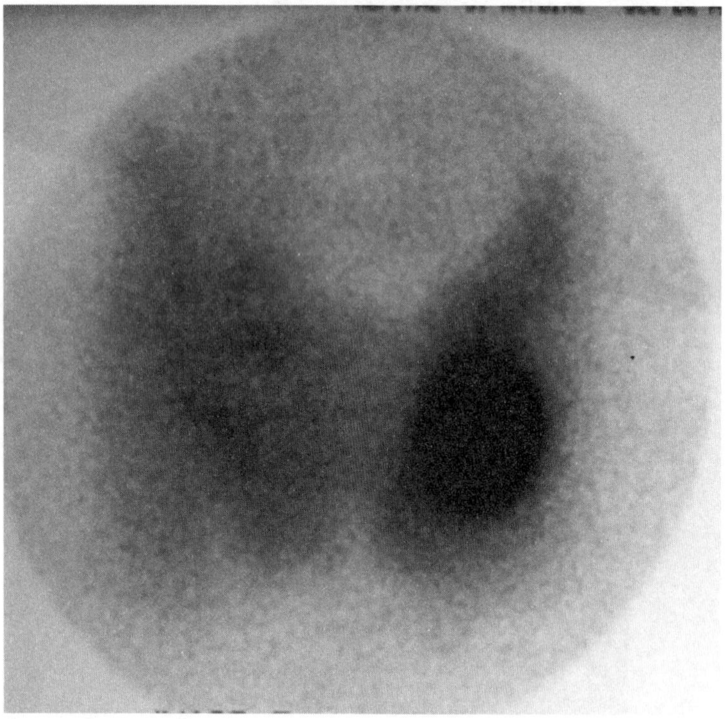
Dossier 38. Question 9

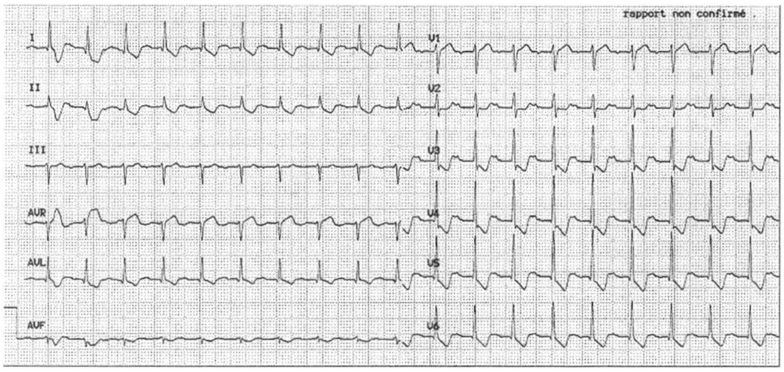

Dossier 11. Question 7

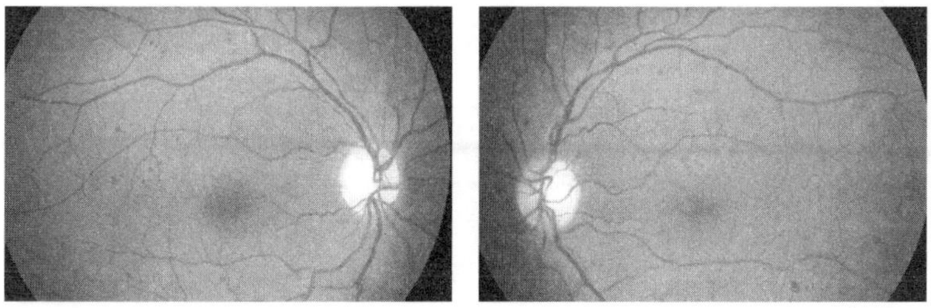

Dossier 25. Question 5

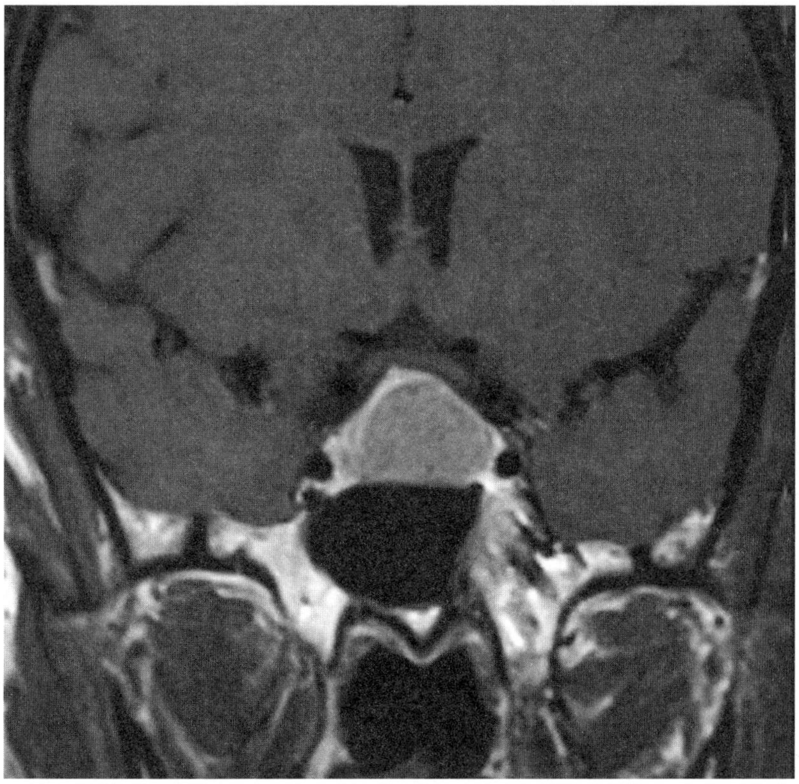

Dossier 12. Question 11

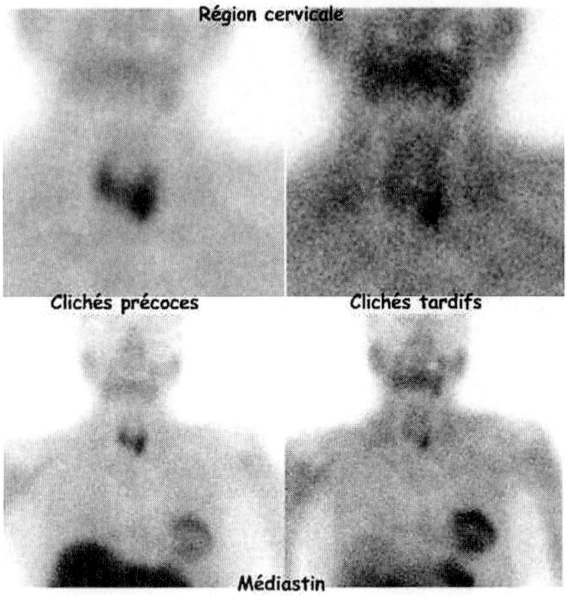

Dossier 17. Question 11

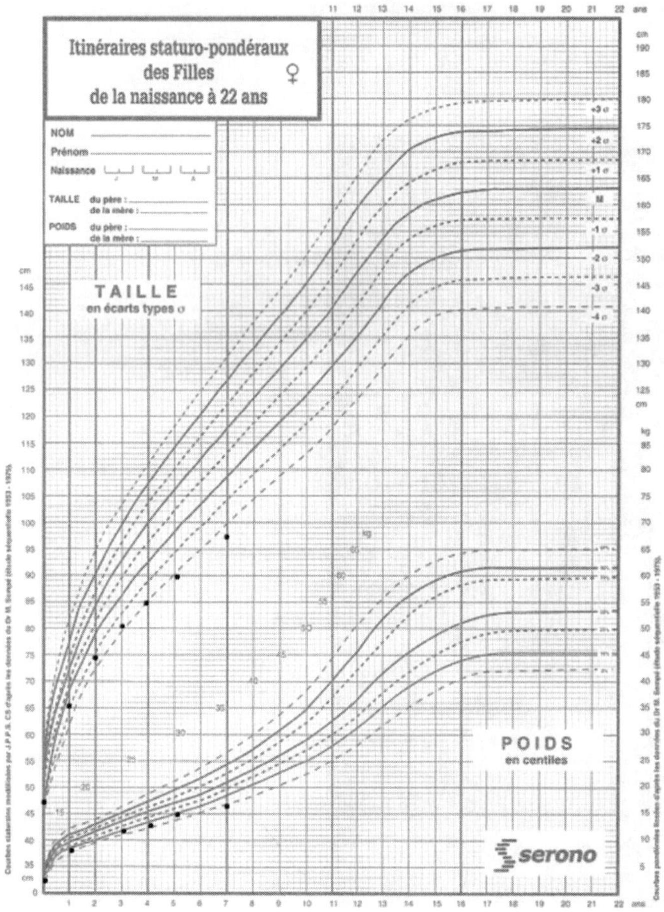

Dossier 14. Énoncé

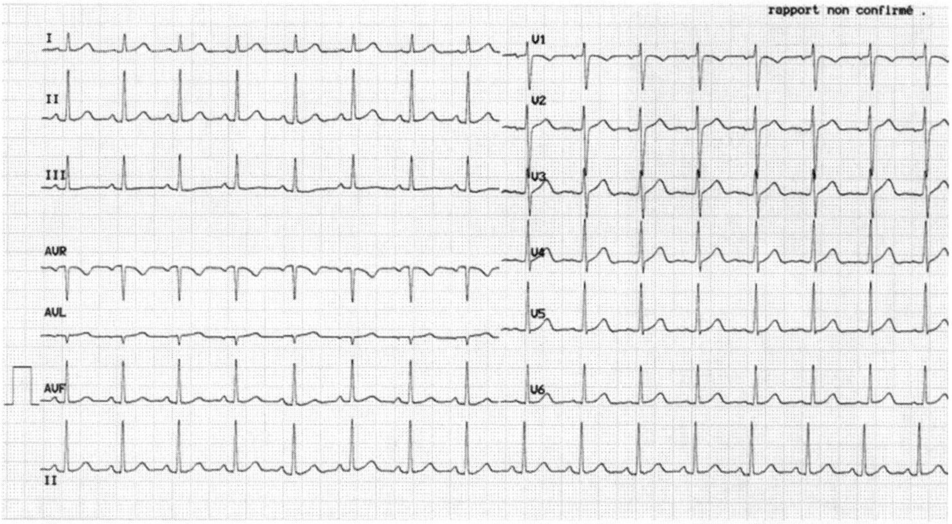

Dossier 28. Question 12

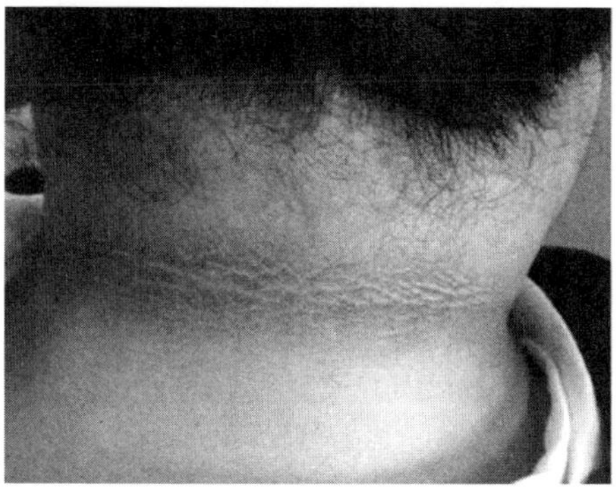

Dossier 8. Question 1

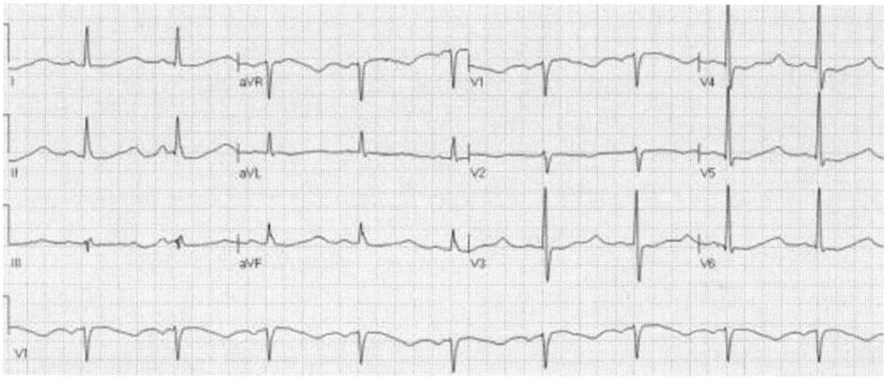

Dossier 40. Question 8

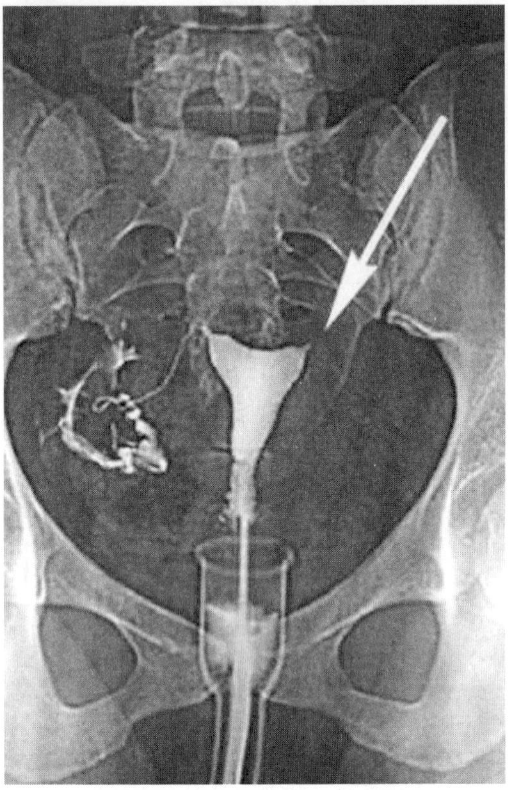

Dossier 23. Question 8

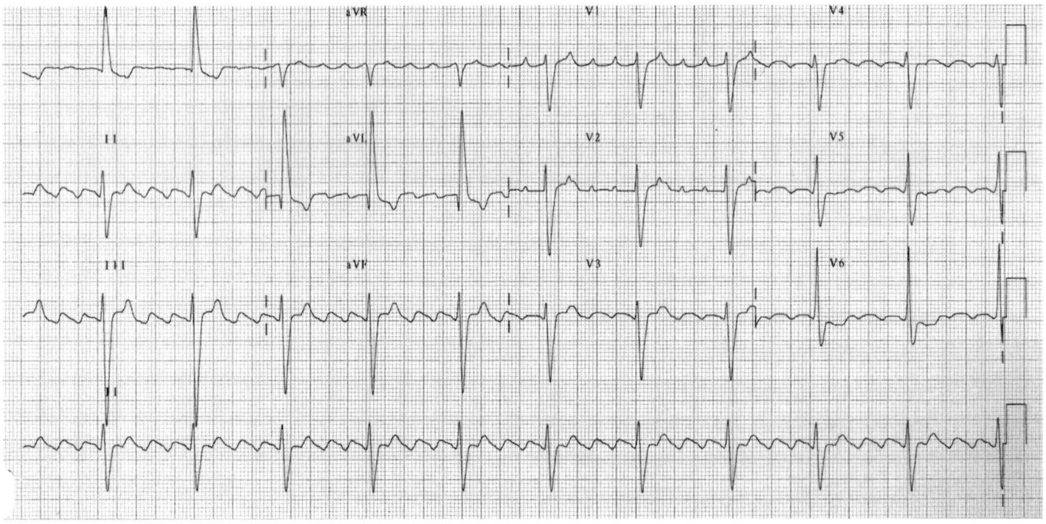

Dossier 2. Question 6

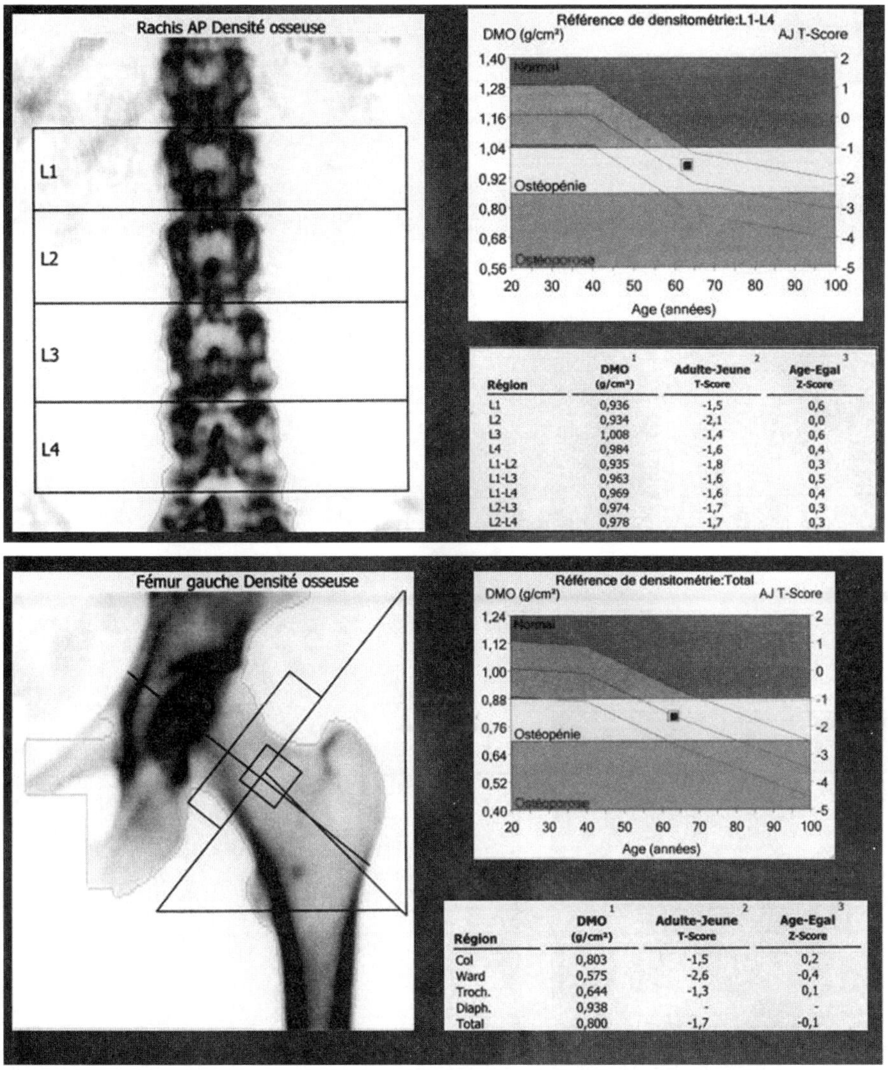

Région	DMO[1] (g/cm²)	Adulte-Jeune[2] T-Score	Age-Egal[3] Z-Score
L1	0,936	-1,5	0,6
L2	0,934	-2,1	0,0
L3	1,008	-1,4	0,6
L4	0,984	-1,6	0,4
L1-L2	0,935	-1,8	0,3
L1-L3	0,963	-1,6	0,5
L1-L4	0,969	-1,6	0,4
L2-L3	0,974	-1,7	0,3
L2-L4	0,978	-1,7	0,3

Région	DMO[1] (g/cm²)	Adulte-Jeune[2] T-Score	Age-Egal[3] Z-Score
Col	0,803	-1,5	0,2
Ward	0,575	-2,6	-0,4
Troch.	0,644	-1,3	0,1
Diaph.	0,938	-	-
Total	0,800	-1,7	-0,1

Dossier 26. Question 8

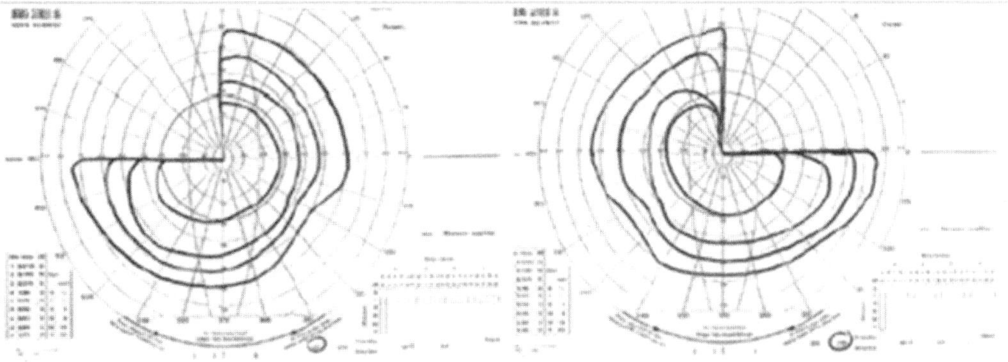

Dossier 18. Question 12

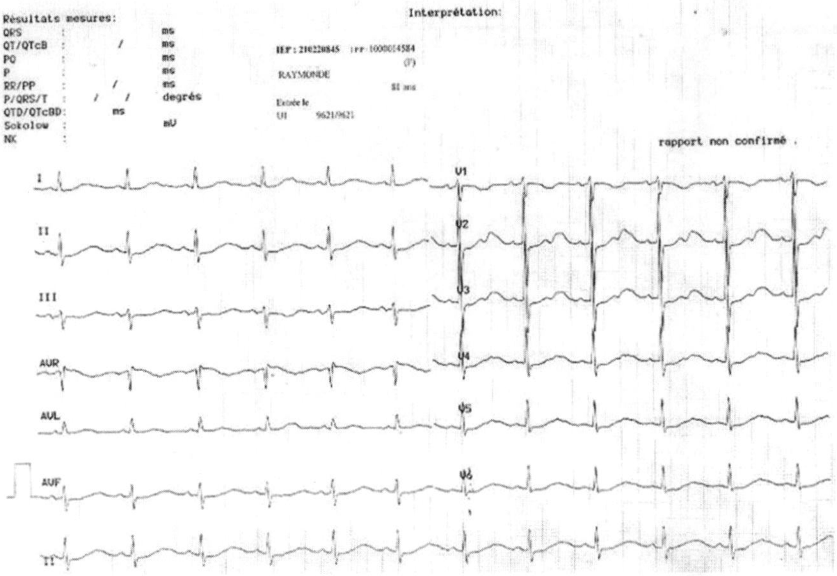

Dossier 34. Question 6

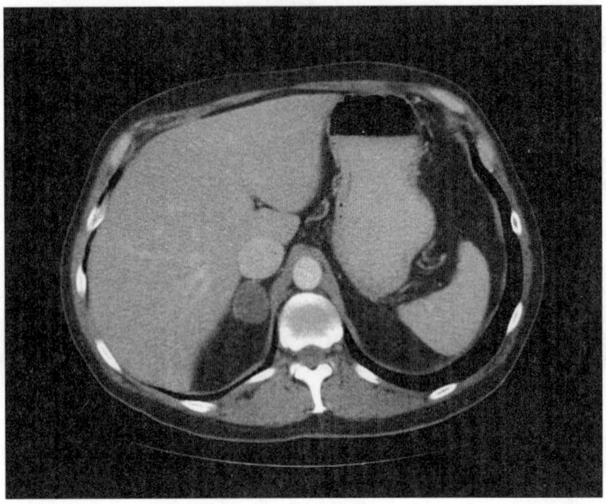

Dossier 4. Question 14

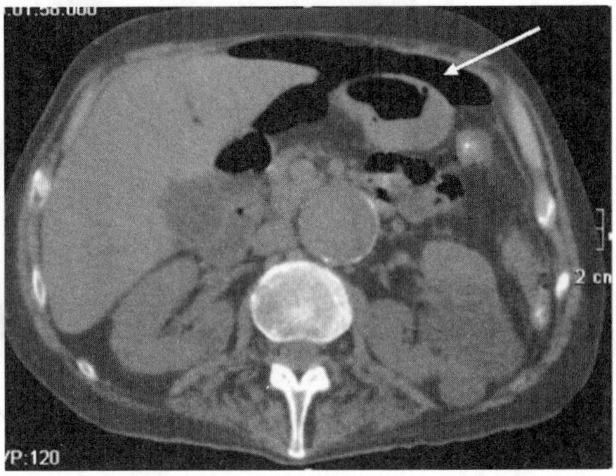

Dossier 39. Question 5

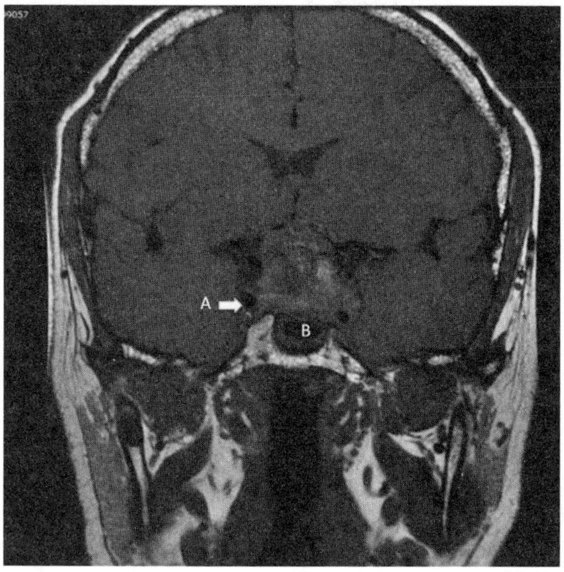

Dossier 5. Question 2

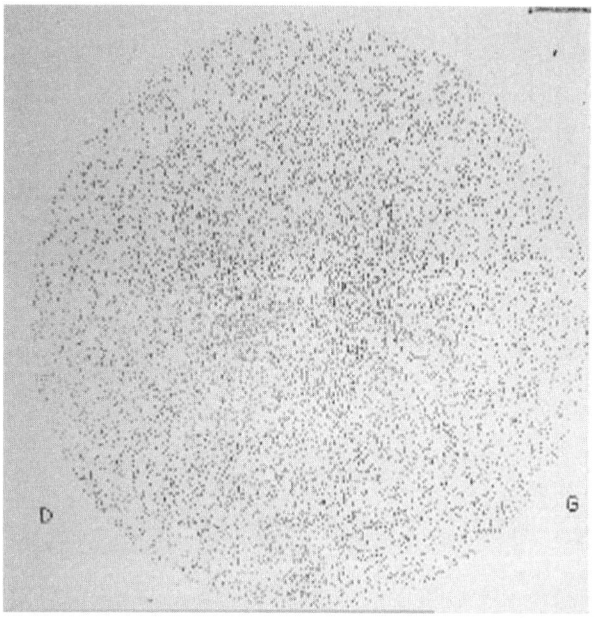

Dossier 29. Question 8

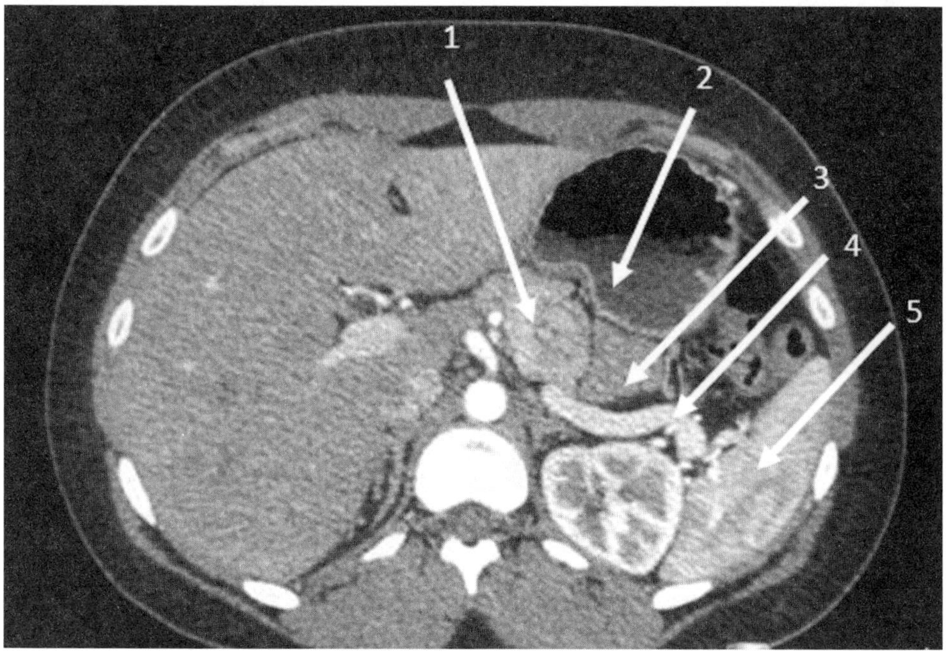

Dossier 27. Questions 10 et 11

Imprimé en Italie par «La Tipografica Varese Srl» Varese